Collection **marabout service**

Dr ROBERT MAIGNE

Mal de dos mal du siècle

marabout

Illustrations de **Henri Bernard**

Sommaire

POUR OUVRIR L'ENQUÊTE

Le mal de dos est un fléau social qui coûte des sommes énormes à la collectivité. C'est aussi, sur le plan individuel, un handicap qui peut se révéler très pénible. On n'en meurt pas, mais on en souffre beaucoup, et notre époque y est particulièrement vulnérable à cause des modes de vie à la fois sédentaires et crispés qui la caractérisent. Or la médecine du dos est une science encore mal définie, que se disputent diverses spécialités dont chacune voit midi à sa porte. Ce livre a l'ambition d'aider à clarifier le problème en fournissant les bases d'une nouvelle médecine du dos quotidien : il renverse un certain nombre d'idées reçues.

C'est qu'il s'agit ici d'un des problèmes les plus typiques, mais aussi les plus méconnus de notre époque. Les hommes ont toujours eu mal au dos; c'est un de leurs privilèges, si l'on peut dire, de vertébrés, qu'ils partagent avec leurs frères inférieurs; nous ne parlerons pas du mal de dos des chiens et des chevaux, mais il existe. Si l'on pouvait soumettre les fossiles humains de la préhistoire à un interrogatoire médical, peut-être auraient-ils à nous exposer des problèmes de douleurs dorsales ou lombaires. En tout cas l'Histoire s'y est fréquemment intéressée; Hippocrate en parle déjà et les chroniques récentes en sont pleines depuis le lumbago de Napoléon, jusqu'au « mal de reins » de nos arrière-grands-parents paysans. Mais le XXe siècle qui s'achève est sans doute celui qui aura vu fleurir le plus d'affections de ce type. Chaque époque cultive ses maladies spécifiques; celle-ci nous caractérise; c'est pour ainsi dire un de nos dossiers culturels, comme l'automobile et l'audiovisuel.

Une étude suédoise montre que 8 personnes sur 10 ont à affronter, au moins une fois dans leur vie, un problème lombaire; pour le tiers d'entre elles l'affaire dure moins d'un mois, pour un autre tiers elle se résoud en moins de deux mois, mais 6 % ont à la subir plus de six mois. En outre, la moitié de ceux qui ont connu une telle alerte récidiveront au minimum trois fois dans leur existence.

En Angleterre, la douleur lombaire est cause de 70 semaines d'absentéisme chaque année par groupe de 100 travailleurs, soit environ cinq jours par travailleurs, ce qui est considérable. Un auteur, Helander, considère, en s'appuyant sur de multiples statistiques, qu'on peut estimer à 1 % du total de jours travaillés le nombre de journées perdues pour ce motif!

Il faut considérer que nous disposons ici des seuls chiffres concernant les douleurs lombaires, qui sont les plus invalidantes. Il faudrait y ajouter les douleurs de cou et les douleurs dorsales. On aboutirait alors à un bilan considérable. Il le serait davantage encore si on y intégrait les problèmes qui trouvent leur origine au niveau de la colonne mais qui produisent leurs manifestations ailleurs, comme nous aurons l'occasion de le voir, et qui ne figurent pas comme tels dans les traités classiques. Toutes ces douleurs empoissonnent la vie des gens sans pour autant les mettre en invalidité.

Une autre façon de mesurer l'ampleur du problème est de considérer que la Sécurité sociale consacre 10 % de son budget aux « rhumatismes ».

Dans ce tableau, la responsabilité reconnue à la seule région lombaire est considérable : pour la région parisienne, d'après l'étude du Dr Charles Berlioz, elle représente 50 % des dépenses rhumatologiques, tant en arrêts de travail qu'en frais médicaux. Or, on classe couramment sous le nom de « rhumatisme » des douleurs vertébrales qui, sauf exception, n'ont rien à voir avec lui car elles sont de nature mécanique.

Si bien qu'en réalité le mal de dos mécanique mobilise, à l'intérieur du budget dit rhumatologique, une part sans doute plus importante que le vrai rhumatisme lui-même. Sous prétexte que ce n'est ni vital, ni paralysant, ce type d'affection est, sinon traité à la légère, du moins insuffisamment pris au sérieux quand il ne relève pas d'une lésion identifiable. Or ce fléau collectif, je maintiens le mot, peut constituer au plan individuel un véritable handicap, qui n'altère pas seulement l'intégrité physique du sujet, mais qui lèse son moral.

Même quand l'affection est bénigne, elle peut se traduire par une rupture dans la vie professionnelle ou domestique. C'est le chirurgien-dentiste, le comédien, le coiffeur, la secrétaire, l'artisan le manœuvre, le comptable, la maîtresse de maison qui se trouvent empêchés d'accomplir les gestes les plus fondamentaux de leur activité, ou qui ne les assument qu'au prix d'un effort de volonté constant; c'est le champion de golf qui soudain ne peut plus driver. Comment n'en seraient-ils pas entamés psychologiquement?

Notre époque apparaît comme particulièrement vulnérable à ces atteintes vertébrales. On peut accuser nos modes de vie sans aucun doute : la sédentarité conjuguée avec la tension nerveuse, et le désajustement qu'elle entraîne par rapport à certains gestes.

Les gens d'autrefois entretenaient leur corps à travers les tâches quotidiennes : marcher, courir, couper du bois, monter à cheval, effectuer les travaux de la maison. Cela ne les empêchait pas d'avoir mal au dos, mais cela les mettait en état d'adaptation permanente aux activités physiques, en particulier à des gestes programmés autour de l'exercice d'un métier et du maniement d'un outil auxquels on s'était habitué dès la prime adolescence.

Aujourd'hui, tout cela est bouleversé. D'une part, nous prenons moins d'exercice, grâce à un confort presse-bouton qui supprime l'usage du corps; nous nous déplaçons en voiture, avec une direction assistée et maintenant une boîte automatique; nous prenons l'ascenseur pour économiser nos jambes; nous confions à des robots domestiques le soin de laver le linge et la vaisselle; que survienne l'occasion ou la nécessité d'un effort individuel ou d'un geste insolite — porter une valise, changer une roue — et c'est la catastrophe.

Or nous avons de plus en plus tendance, sans doute pour compenser les frustrations nées de cette existence un peu molle, à vouloir sortir de notre trajectoire de gestes coutumiers et donc à jouer avec le feu vertébral si je puis dire; un menuisier ne risque rien tant qu'il accomplit des opérations inhérentes à la pratique de son métier; un comptable non plus; leurs muscles et leur colonne s'y sont patiemment entraînés; mais que l'un ou l'autre entreprenne de se transformer en Tarzan de week-end et les plus grands dangers les guettent — l'un comme l'autre — de connaître un incident vertébral.

J'ajoute que dans le contexte même des activités professionnelles, les données ne sont plus les mêmes, en raison de la mécanisation qui va grandissant. Il était relativement facile de trouver pour son corps des accommodements avec un rabot, une gouge, un marteau, une pioche, voire un manchon de charrue, car chacun de ces outils pouvait dans une certaine mesure se plier à l'homme dont ils étaient un prolongement technologique, se « faire » à sa main, à ses habitudes, à sa morphologie. La machine, elle, est impavide. Elle ne bouge pas. Elle ne fait aucune concession. C'est à l'homme de se plier à elle pour accomplir les gestes du travail. Au dialogue souple du corps avec les outils, a succédé un combat perdu d'avance avec des robots.

C'est vrai non seulement de l'univers professionnel mais de la vie en général, où nous subissons de plus en plus de contraintes nées de la série : sièges d'avions ou de voitures, meubles, surfaces de travail, etc.

Enfin, ne sous-estimez pas les pressions sociales qui caractérisent notre époque. Nous vivons un âge fiévreux et surpeuplé, où le train, le métro, le téléphone, la radio du voisin, la télévision, la publicité, les encombrements nous livrent à une espèce d'agression généralisée qui se traduit par une accumulation de stress. Cette vie à la fois facile et crispée est l'ennemi de notre colonne. Elle explique le développement du mal de dos à notre époque.

En fait, la colonne est aussi le miroir de nos tensions nerveuses.

Notre époque se caractérise aussi par de gigantesques progrès de la médecine. Elle a pu mettre au point des méthodes très élaborées, rendant possible la détection de certaines causes encore inconnues du mal de dos. Elle a permis de les traiter.

Mais il reste devant elle un grand champ encore mal défriché : celui des cas innombrables où aucune cause décelable ne peut être mise en évidence, et de ceux qui ne sont pas soulagés par les traitements classiques.

POUR OUVRIR L'ENQUÊTE

La médecine vertébrale se trouve au carrefour de diverses spécialités dont chacune voit midi à sa porte, et fait ce qu'elle peut avec ses moyens, mais dont aucune ne veut ou ne peut considérer l'ensemble du problème.

Imaginez des projecteurs, tous plus puissants et plus perfectionnés qui, braqués aux quatre coins d'une place, laisseraient au milieu une zone d'ombre d'autant plus épaisse. C'est dans ce no man's land que sont jusqu'ici reléguées la plupart des douleurs de dos bénignes. Je voudrais dans ce livre — c'est une grande ambition — éclairer, fût-ce d'une lumière modeste, ce secteur délaissé. Il le mérite. C'est là que sont relégués des millions de malades qui souffrent aussi, mais qui sont mal compris et mal soulagés.

De sérieuses remises en question sont nécessaires tant sur le plan des théories que sur celui des traitements.

Cela ne rend que plus évidente la nécessité d'une médecine spécifique des problèmes de mécanique articulaire de la colonne : de ceux qui ne sont ni chirurgicaux ni rhumatismaux vrais. Elle n'appartient pas plus à une spécialité qu'à une autre. Elle est à ceux qui s'y intéressent et qui ont le goût de la pratiquer, donc de la perfectionner.

Le présent ouvrage entreprend de donner un aperçu de ce que pourrait être une telle médecine. Il s'adresse à tous ceux qui souffrent ou ont souffert du dos, et qui veulent savoir pourquoi ils ont mal, comment on peut traiter et prévenir leurs douleurs, comment aussi ils peuvent « vivre avec » sans être trop gênés. Conçu à la manière d'une enquête policière, il peut se lire à quatre niveaux, qui correspondent à ses quatre parties essentielles :

1. Il évoque, à partir *d'histoires vécues,* quelques-uns des mystères petits et grands de la colonne, région où foisonnent les douleurs trompeuses et difficiles à identifier, donc à soigner (chapitres I et II).

2. Il vous fournit les *éléments de connaissance* qui vous permettront de comprendre comment fonctionne la colonne et comment elle se détraque (chapitres III à V).

3. *Il décrit les douleurs de dos* qui, du haut en bas de la

colonne, aiguës ou chroniques, évidentes ou masquées, constituent le catalogue de la pathologie vertébrale (chapitre VI).

4. Enfin il analyse les *traitements* qui permettent de venir à bout du mal de dos et vous fournit tous les *conseils pratiques* dont vous avez besoin pour vivre au jour le jour en bonne intelligence avec votre colonne (chapitres VII à IX).

Première partie

LES MYSTÈRES DE LA COLONNE

I

HISTOIRES DE DOS

Certaines affaires de dos sont sans surprise : là où on a mal réside l'origine de la douleur; lumbagos évidents, sciatiques ou dorsalgies qui ne sont que ce qu'elles ont l'air d'être. D'autres se révèlent un peu plus compliquées déjà : la douleur, sans cause visible, provient en fait d'un endroit différent de celui où elle se déclare. D'autres encore sont de véritables énigmes : la douleur met un « faux nez » et s'abrite derrière des radiographies qui font apparaître, là même où elle a son siège, des lésions réelles et pourtant sans relation avec elle. Enfin, il arrive qu'elle mette en jeu deux causes simultanées, localisées différemment. Ces quatre dossiers de difficultés croissantes sont illustrés dans ce chapitre, par quelques histoires vécues où vous retrouverez peut-être votre cas.

Voici donc quelques récits, empruntés à la vie courante, où se reconnaîtront, au hasard des cas types, ceux et celles qui souffrent ou ont un jour souffert du mal de dos. Ces récits en effet ont été choisis pour composer le florilège complet — à des nuances près — de la douleur vertébrale. Ils mettent tous en scène le même mal mais qui, dans la progression que j'ai composée, frappe de façon de plus en plus complexe : ici sans se dissimuler, là en masquant son origine, ailleurs en la combinant avec une autre, voire en se manifestant à des endroits qui n'ont rien à voir avec la colonne. Pour vous aider à vous y reconnaître, j'ai classé cette matière difficile en cinq catégories correspondant à cette diversité d'hypothèses.

1. — *OÙ L'AFFAIRE PARAÎT SIMPLE ET L'EST EN RÉALITÉ : LA DOULEUR A SON ORIGINE À L'ENDROIT MÊME OÙ ELLE EST PRODUITE*

Le sac de plâtre du V.R.P.

Jacques B., 43 ans, V.R.P., profite d'un de ses brefs loisirs entre deux déplacements pour faire quelques travaux dans sa remise. Au moment où il soulève un sac de plâtre, une douleur violente le coupe littéralement en deux. Soudé au sol, incapable de se relever, il gagne comme il peut sa chambre, où sa femme l'aide à se mettre au lit. Le médecin diagnostique un lumbago aigu. « C'est une déchirure du disque. Il faut rester allongé quelques jours. Je vais vous faire une infiltration, et vous prescrire quelques calmants. Comme c'est votre première attaque, il y a de bonnes chances pour que vous alliez mieux d'ici peu. » Effectivement, dès le lendemain, Jacques B. commence à pouvoir se retourner dans son lit. Le quatrième jour, il fait quelques pas. Une semaine plus tard, il reprend son travail. Rendu prudent par cette mésaventure, il ménage ses forces, évite les efforts inutiles et lorsqu'il doit soulever une charge, prend des précautions. Tout va bien. Le lumbago n'était qu'un accident, et ne se renouvellera pas. Happy end.

La fesse de l'empereur

Voici un autre malade, qui souffre également d'un lumbago aigu et qui va guérir de façon foudroyante. Comme il y a prescription au sens juridique du mot, son nom peut être révélé c'est un certain Napoléon Ier, empereur des Français. Son médecin, Corvisart, se place derrière lui et, lui ayant fait baisser culotte, lui administre une claque retentissante sur la fesse. L'Empereur indigné se retourne avec toute la vivacité que lui inspire un geste aussi sacrilège... et se trouve soulagé d'un coup. On frémit pour Corvisart à la pensée de ce qui se serait passé si son auguste client s'était retourné dans le mauvais sens — auquel cas son mal n'aurait fait qu'empirer dramatiquement !

Le vêtement du nomade

Une histoire du même ordre m'a été contée par un de mes patients libanais. En Orient vivent des nomades qui transportent avec eux toutes leurs richesses et dont les vêtements, souvent, constituent l'essentiel de leur avoir. L'un d'eux, souffrant d'un lumbago, vient consulter une sorte de rebouteux qui le fait se plaquer face au mur et qui, derrière son dos, déchire un morceau de tissu. L'autre, croyant qu'on saccage son vêtement, se retourne fou de rage... avec le même résultat que celui qu'avait obtenu Corvisart.

Sourions une seconde de ces deux anecdotes, mais gardons-nous d'y voir une procédure magique. Effectivement, ce genre d'exercice peut provoquer le décoincement, à la double condition que le patient se trouve en position parfaitement adéquate et que la torsion soit effectuée avec assez de précision et d'efficacité — ce qui n'est généralement pas le cas pour un mouvement spontané. Il faut donc que le blocage de l'Empereur, comme celui du nomade, ait été relativement léger, et que la claque de Corvisart ait été administrée du bon côté, l'étoffe du rebouteux déchirée au bon endroit. Cela suppose beaucoup de bonne fortune, et davantage d'inconscience de la part de qui entreprend de courir une chance aussi fragile. Je ne m'y risquerais pas.

La mésaventure du beau-frère

Voyez comment va la vie. Le beau-frère de notre V.R.P. de tout à l'heure, Jérôme C., 38 ans, cadre administratif dans une compagnie d'assurances, connaît quelques semaines plus tard la même mésaventure que lui. Les choses se présentent de manière presque identique si ce n'est que l'effort a été moins violent — il changeait une roue de sa voiture — et que la douleur n'a pas éclaté en coup de foudre. D'abord légère, elle est allée croissant, et c'est le lendemain matin, au réveil, que Jérôme s'est trouvé dans l'incapacité de se relever.

Appel au médecin, diagnostic de lumbago, infiltration, calmants, repos : le même scénario que dans le premier cas. Jérôme, qui avait suivi de près la maladie de son beau-frère, espère bien être soulagé aussi rapidement que lui. Il l'est. Tout va bien. Jérôme reprend le cours de ses occupations et, le dimanche, pendant le déjeuner de famille, échange avec son beau-frère, en plaisantant, des souvenirs d'anciens combattants du lumbago. Cette fois encore, tout est bien qui finit bien? Non. L'histoire a une suite.

Première récidive. Deux mois se passent. Un matin, en train de faire sa toilette dans la salle de bains, Jérôme éternue. Quoi de plus banal que cette brusque contraction des muscles expiratoires, provoquée par un réflexe d'origine généralement rhino-pharyngée et dont les priseurs de tabac, s'il faut en croire les bons auteurs, tiraient naguère une certaine volupté, sous prétexte que cela leur « dégageait le cerveau »? Or l'éternuement de Jérôme lui déclenche une douleur très vive, au même endroit que précédemment, mais dans un registre différent : il s'y mêle une sensation de déchirure profonde.

En outre, Jérôme a l'impression d'être complètement déhanché. Jetant un regard dans sa glace, il découvre qu'effectivement il se tient tout de travers, comme un arbre malmené par la tempête. Est-ce le lumbago qui récidive? C'est lui. Même diagnostic et même traitement. Cette fois, la guérison est plus longue à venir; il y faut toute une série d'infiltrations. Enfin la douleur cède et Jérôme retourne à son bureau. Est-ce tout? Pas encore.

Six mois sans autre problème. Les vacances arrivent. Jérôme a retrouvé la plénitude de ses moyens. Il nage, fait du volley, joue au tennis. Mais un jour, sortant de la piscine et se baissant pour ramasser sa serviette de bain, aïe! ça y est, la douleur est revenue. Jérôme commence à la bien connaître : elle est pour ainsi dire son ennemi intime. Il sait à l'avance comment les choses vont évoluer.

Quand frappe la sciatique. Pourtant le paysage, cette fois, se révèle différent. D'abord exclusivement lombaire comme au cours des deux premières attaques, le mal diminue à ce niveau — au point que Jérôme, un court instant se croit guéri — pour s'étendre à la fesse puis à la jambe. Très vite, la souffrance devient insupportable. C'est une douleur haute, aiguë à hurler, comparable à celle d'une crampe qui n'en finirait pas — une crampe permanente ! Et chaque seconde qui passe vous donne l'impression que vous n'en pourrez pas supporter davantage, jusqu'à ce que la seconde suivante vous emmène vers un nouveau paroxysme. « C'est une sciatique hyper-algique » (en super douleur), annonce le médecin à Jérôme, qui n'est que médiocrement flatté de cette performance. Son lumbago s'est transformé en sciatique sévère.

Que s'est-il passé? Comme nous le verrons, déchirant l'anneau fibreux déjà lésé, le disque a provoqué l'irritation du nerf sciatique et le trajet que suit la douleur n'est autre que le parcours de ce nerf, tout au long de la face postérieure de la jambe et jusqu'au pied.

Guérison de Jérôme. Jérôme dans son malheur a de la chance. Certes, il est atteint d'une forme particulièrement aiguë de cette maladie ; mais il s'agit d'une affection dont l'origine, on l'a dit, est sans mystère, et qui va céder progressivement aux traitements dont on la gratifie. Ce sont, comme précédemment, d'abord et avant tout le repos, et une série d'infiltrations anti-inflammatoires cortisonées, faites à proximité immédiate de la racine nerveuse qui est congestionnée, pour résorber l'enflure et donc supprimer l'irritation. Ces infiltrations sont accompagnées d'une médication calmante, qui a pour effet de mettre, autant que possible, la douleur entre parenthèses, en attendant que les choses s'arrangent là où elle est produite.

Peu à peu, Jérôme émerge de l'abîme de souffrances où il était plongé. Merveille ! Au bout de trois semaines, le voici qui se relève, avec pourtant une séquelle de douleur à la jambe. Il entreprend alors un traitement de rééducation, sous forme de massages et d'exercices thérapeutiques, auxquels il va se livrer deux fois par semaine chez un kinésithérapeute. Ça marche. Progressivement la douleur se résorbe. Deux mois plus tard, ayant appris à exécuter correctement ces mouvements qui le soulagent et le soignent, Jérôme est autorisé à poursuivre tout seul sa rééducation. Finalement, les dernières traces de la sciatique vont disparaître de sa vie. Il ne connaîtra pas de récidive. Après cette série d'incidents plus pénibles l'un que l'autre, il s'en tirera sans dommage, gardant seulement au fond de son esprit et de son corps le souvenir d'une douleur comme il n'imaginait pas qu'il pût en exister.

Sylviane et sa sciatique à épisodes

Tout autre est le sort de Sylviane M., une jeune femme de 28 ans, blonde, jolie, d'aspect fragile, qui s'efforce courageusement de mener de front ses obligations familiales — elle a une petite fille de trois ans — avec son métier de coiffeuse dans un institut de beauté. Pour elle, la sciatique va prendre les allures d'un cauchemar à épisodes. Non seulement Sylviane passe par des phases aiguës qui la clouent au lit, mais ces atteintes ne sont plus des séquences isolées entre lesquelles il serait possible de vivre : de l'une à l'autre s'installe une continuité, sous forme d'une fatigabilité anormale et d'une douleur lombaire qui se manifeste à la station debout prolongée. Imaginez le problème pour une coiffeuse! Chez d'autres malades atteints par la même forme de sciatique, c'est au contraire la position assise qui engendre la souffrance, alors que la station debout est plus tolérable.

Certains jours, Sylviane n'y peut plus tenir. Quand la douleur revient, il lui faut littéralement se cramponner au mur pour trouver un appui; elle prend alors prétexte d'un produit à chercher dans la réserve pour aller s'asseoir quelques instants et s'accorder un bref répit. L'angoisse se mêle à sa souffrance. Il est clair qu'elle ne pourra pas très longtemps poursuivre dans ces conditions l'exercice de son métier. Si une solution thérapeutique n'est pas trouvée, voilà une existence gravement handicapée.

Autres douleurs sans mystères

Du moins le mal de Sylviane, comme celui de Jérôme et, précédemment, de Jacques le V.R.P., est-il facile à identifier. La sciatique dont elle souffre a bien son origine à l'endroit où la douleur s'est déclarée et où elle a pris bail : dans ce disque trop démonstratif qui joue du violon sur le nerf. C'est aussi ce qui arrive avec certaines douleurs dorsales, ou dorsalgies, qui présentent la caractéristique — ce n'est pas la majorité des cas, nous aurons l'occasion de le souligner — d'être ressenties là même où se trouve le segment vertébral responsable.

Et à l'occasion de tel ou tel traumatisme — ou faux mouvement — va se déclarer une douleur cervicale sans mystère, bien honnête et qu'on n'aura pas de peine à repérer.

Avec cette évocation s'achève le catalogue de ce qu'on pourrait appeler les douleurs transparentes. A partir de maintenant nous entrons dans le domaine de l'insolite, du compliqué, voire de l'énigmatique; celui où l'on s'égare le plus facilement et où circulent chez les patients les plus absurdes légendes. C'est l'ambition essentielle de cet ouvrage que d'essayer d'offrir à ses lecteurs une approche claire, et donc rassurante, de ces problèmes.

2. — *OÙ LA DOULEUR DEVIENT DÉCONCERTANTE : ELLE N'A PAS DE CAUSE VISIBLE ET PROVIENT, EN FAIT, D'UN AUTRE TERRITOIRE QUE CELUI OÙ ELLE SE DÉCLARE*

La colonne d'Alexandre

Blond, mince, nerveux, musclé en finesse, Alexandre P., 33 ans, est un chercheur du C.N.R.S. spécialisé en archéologie. Son métier n'est pas de tout repos : il lui arrive de participer à des expéditions en Afrique noire, durant lesquelles il doit affronter les climats subtropicaux et fournir d'importantes dépenses physiques, dans l'inconfort d'un chantier de fouilles. C'est au retour d'une de ces missions qu'il commence à se plaindre de douleurs lombaires qui, d'abord épisodiques et rares, se font de plus en plus fréquentes.

Comme il a remarqué que ces douleurs sont favorisées par certaines positions et déclenchées par certains efforts, Alexandre, en évitant les unes et en rusant avec les autres, essaie d'abord de s'accommoder comme il peut de la situation. Il appartient à cette catégorie d'hommes qui détestent aller chez le médecin, et voudrait se convaincre que le temps arrangera les choses : d'autant qu'il connaît des périodes de rémission durant lesquelles il peut vivre et travailler sans gêne. Mais le temps passe et les douleurs, loin de s'effacer, précipitent leur cycle. Plus préoccupé qu'il ne le laisse paraître, Alexandre se décide à consulter.

Quand la radiographie reste muette. Le médecin lui trouve une colonne souple, et sans aucun signe d'irritation du nerf sciatique ou crural. « Rassurez-vous. Ce n'est rien de grave. Quelques séances de kinésithérapie et de massages, et tout rentrera dans l'ordre. » Soulagé, Alexandre accomplit à la lettre le programme qui lui a été prescrit. Et n'obtient aucun résultat. Les poussées douloureuses continuent comme si de rien n'était. L'une d'elles va le handicaper quinze jours durant, au point de l'obliger à annuler sa participation à un congrès de chercheurs dont il attendait beaucoup.

Est-ce que par hasard une quelconque lésion discale aurait échappé à l'attention du médecin? Mais non. Des radiographies effectuées à différentes reprises montrent invariablement la même colonne souple et apparemment sans reproche, avec des disques intacts. Exaspéré, Alexandre entreprend de consulter ailleurs et, collectionnant les avis, devient un de ces malades errants qui vont de spécialiste en spécialiste. En vain. Il recueille partout le même verdict : « Vous n'avez rien. »

Tant et si bien que les médecins auxquels il raconte ses malheurs s'orientent peu à peu vers un diagnostic psychosomatique « C'est moral. » Le fait est qu'Alexandre se montre littéralement obsédé par cette douleur insaisissable et pourtant si présente. On le serait à moins. Mais est-ce son psychisme qui est à l'origine du mal, ou le mal qui a détérioré ses humeurs? L'entourage d'Alexandre, parents, amis et jusqu'à sa fiancée, chercheuse comme lui au C.N R.S., penchent pour la première hypothèse : il a toujours été si sensible, si anxieux, si tourmenté! Lui, pas convaincu, s'entête. Et finit par dénicher un médecin qui, passant outre aux idées reçues, lui fait en s'entourant des précautions requises une série de manipulations dont la première l'améliore et dont la troisième le délivre. Explication : « Vous n'aviez effectivement aucune lésion apparente, mais un coincement entre deux vertèbres — non visible à la radio — était responsable de cette douleur rebelle. » Naufrage de la thèse psychomatique. Elle avait bon dos, c'est le cas de le dire

L'écheveau d'Ariane F.

Ariane F., 43 ans, est une femme très active, qui est venue un beau jour grossir la cohorte des conducteurs tamponnés à l'arrêt devant un feu rouge.

Les accidents de ce type, pas forcément spectaculaires, parfois ne faisant même pas l'objet d'un constat — à partir du moment où la carrosserie de la voiture n'a rien — allongent quotidiennement la liste de ceux qui souffrent de la colonne. Ils font partie de ces innombrables petits faits de la vie moderne qui passent inaperçus, mais dont le coût social est très élevé.

Dans le cas d'Ariane, il ne s'agit de rien de plus que d'une gêne cervicale; dont chacun s'accorde à lui affirmer qu'elle cédera rapidement. « C'est une entorse bénigne. Ça va se tasser. » Or ça ne se tasse pas du tout. La gêne se transforme en douleur que déclenchent certaines positions allongées, le fait d'avoir à effectuer une marche arrière en voiture, le port d'un paquet, voire du seul sac à main. Et la douleur devient mal de tête, qui irradie jusqu'au front. Le pire est sans doute cette impression d'une présence constante qui vous habite, qui pèse lourd, et qui provoque en vous un inexprimable malaise.

A la radio, pourtant, aucune lésion; aucune perturbation apparente de la mobilité de la colonne. Un, deux, trois consultants successifs aboutissent au même constat : « Rien. »

Nouvelle apparition du psychosomatique. L'entourage d'Ariane, qui avait déjà tendance à estimer qu'elle accordait un peu trop d'importance à ses petits problèmes, s'en trouve conforté dans son opinion. « Elle exagère. C'est une femme toujours sous pression, qui s'est fait un monde de cette douleur et polarise sur elle toutes ses angoisses. » Jusqu'à ce que la formule fatidique soit prononcée : « C'est psychosomatique. » On entreprend des investigations dans cette voie. Mi furieuse, mi résignée, Ariane se laisse entraîner chez un spécialiste, qui l'interroge sur sa vie sexuelle. Mais la douleur tient bon.

La mésaventure d'Ariane se termine comme celle d'Alexandre. Un de ses consultants — un de plus, mais celui-là sera le dernier — considère son cas sous un angle et d'un œil différents. Au lieu de la renvoyer à ses radiographies si désespérément normales, il décide de chercher avec attention la trace d'une lésion et, grâce à cet examen systématique, découvre qu'elle a une articulation cervicale très sensible. Il entreprend alors de faire disparaître cette sensibilité par une infiltration précise, atteignant l'articulation responsable. Pour cela, il fait prendre à sa malade une posture adéquate, assise tête penchée, appuyée sur le rebord de la table. Après avoir bien repéré l'endroit incriminé, il peut y enfoncer l'aiguille sans provoquer de douleur:

Ariane se relève, le cou engourdi, mais capable de tourner la nuque sans difficulté. Une deuxième injection et quelques manipulations (pratiquées dans quelles conditions, c'est ce que nous dirons bientôt) vont suffire à la soulager définitivement. Cette fois encore, on avait dérangé le psychosomatique pour rien.

Le haut-parleur du corps. Est-ce à dire que le facteur psychique ne compte pas? Ce serait absurde. On peut même affirmer qu'il est toujours présent et donc doit toujours être pris en considération : mais rarement comme la cause des phénomènes constatés. Il existe des douleurs d'origine purement psychogènes; elles restent l'exception, du moins au niveau des consultations courantes. Le plus souvent, l'élément psychologique est un amplificateur, ou un haut-parleur, qui ne fait que traduire sur un autre registre un élément caché, d'ordre bel et bien mécanique, dont il faut savoir chercher et trouver la cause précise. « Soulage-moi », demande le corps à l'esprit. Et l'esprit impuissant de se répandre en clameurs qui vont masquer le vrai problème tout en l'aggravant. Il appartient au médecin de ne pas s'en laisser conter par ces subterfuges et, démêlant l'écheveau des causes et des effets qui retentissent inextricablement les unes sur les autres, de remonter à la source du dérangement.

Le mal de dos de la dactylo

Un des cas où le psychosomatique me semble le plus abusivement appelé à la rescousse comme origine du mal est celui de la dorsalgie dite des jeunes femmes. Il est vrai que cette douleur dorsale, située entre les omoplates, est plus souvent l'apanage des femmes que des hommes et qu'elle se manifeste surtout, et de façon plus pénible, chez celles qui exercent un certain type de métier. A telle enseigne qu'on l'appelait autrefois le mal de dos des couturières, ou des dactylos — on pourrait ajouter aujourd'hui : des mécanographes. Si l'on ajoute qu'il s'agit de jeunes femmes insuffisamment musclées, peu résistantes, qui ont généralement des problèmes psycho-affectifs et qui manifestent un certain nervosisme, voire un certain degré d'anxiété, on a sous la main tous les éléments d'un tableau qui fait dire : « C'est typiquement d'origine psychique. Elles somatisent quelque chose. »

Comme un fer rouge. Françoise G., 40 ans, était une de ces secrétaires martyres, que la douleur — une douleur très particulière — venait régulièrement visiter. Au bout d'un certain temps passé devant sa machine à écrire, elle ressentait immanquablement entre les omoplates, une sensation de tension et de cuisson qui peu à peu devenait intolérable. C'était une espèce d'énorme fatigue, tantôt diffuse, tantôt localisée en un point qu'on aurait dit vrillé par la brûlure d'un fer rouge. Bientôt elle n'y tenait plus. Il lui fallait arrêter son travail de frappe, se redresser, s'étirer, puis ayant trouvé un soulagement momentané dans cet exercice, elle se remettait à son clavier... où le fer rouge ne tardait pas à la rejoindre.

Quand elle est venue me consulter, Françoise G. traînait depuis dix ans cette dorsalgie lancinante. Entre-temps elle avait changé de profession et s'était faite vendeuse pour essayer d'échapper à la douleur; mais celle-ci était provoquée tout autant par la station debout prolongée.

Françoise, qui adorait faire du tricot, avait dû y renoncer faute de pouvoir tenir les aiguilles sans que son fer rouge commence à lui chauffer le dos. Ce petit malheur, ajouté aux autres, contribuait à lui donner le sentiment d'une existence gâchée.

Elle était allée ainsi de traitement en traitement et de rééducation en rééducation, qui tantôt la soulageaient, tantôt irritaient le mal au contraire. Tous ces hauts et ces bas, l'espoir sans cesse déçu de voir son état s'améliorer, le sentiment de fatalité qu'en éprouvait Françoise, composaient un ensemble moins dramatique certes que dans le cas d'une sciatique discale, mais qui ne retentissait pas peu sur son état nerveux. De là à conclure que c'était son état nerveux qui conditionnait les douleurs lombaires, il n'y avait qu'un pas, certes facile à franchir.

Guérison de Françoise. — Eh bien, Françoise a été guérie par un traitement manipulatif portant sur le segment vertébral responsable, qui se trouvait, non pas dans la région douloureuse, mais dans la partie cervicale, au ras du cou. Traitement manipulatif dont il est temps de souligner qu'il doit être précédé d'une recherche méthodique pour trouver la manœuvre appropriée. Il s'agit, en fait, d'un ensemble de gestes complexes, qui ne peuvent être décidés qu'après un examen attentif; et une fois la décision prise, il faut procéder à un test qui permettra de sélectionner les angles de mouvements souhaitables. Nous reviendrons souvent et longuement sur ces manipulations, qui ne sont pas synonymes, répétons-le, de chiropraxie. Elles ne sont efficaces que si elles s'inscrivent dans une procédure méthodique et ne constituent ni une recette miracle ni une panacée, mais donnent d'excellents résultats quand elles sont correctement utilisées : à la fois dans de bonnes conditions et à bon escient, pour des cas relevant bien de cette technique.

Le cas de Françoise G. était de ceux-là. Sa dorsalgie n'avait rien à voir avec la fragilité de son psychisme, sinon pour y trouver une résonance particulièrement vive; ce qui se conçoit fort bien. Et sa douleur avait une origine cachée, située ailleurs qu'à l'endroit où le fer rouge se manifestait : alors qu'elle avait mal au dos, c'était sa nuque qui était responsable!

J'aurai l'occasion de développer plus loin les conclusions que j'ai été amené à tirer de ce type de cas, et la méthode que j'ai mise au point pour les élucider. Qu'il suffise pour l'instant de dire que la recherche systématique du segment vertébral concerné m'a conduit à retrouver, dans presque tous les cas de ce type, un étage douloureux de la colonne cervicale inférieure. Non sans souligner que le fait de manipuler le cou dans le bon sens faisait disparaître la douleur, mais l'augmentait si le mouvement était effectué dans le mauvais sens : ce qui montre bien l'origine cervicale de ces dorsalgies.

3. — *OÙ LA DOULEUR SE CRÉE DES ALIBIS : ON LUI ATTRIBUE COMME ORIGINE DES LÉSIONS RÉELLES MAIS QUI SE TROUVENT ÊTRE SANS RELATION AVEC ELLE — DE FAUSSES COUPABLES*

La longue souffrance de l'inspecteur Guillaume P.

Guillaume P., 36 ans, est inspecteur des ventes dans un grand quotidien régional. Tout comme le V.R.P. dont nous avons évoqué l'histoire, il parcourt de nombreux kilomètres au volant de sa voiture. Et tout comme lui, il a subi une crise douloureuse de lumbago. C'était il y a huit ans, en jouant au basket. Cet épisode a duré une quinzaine de jours avant de s'achever, instantanément, grâce à une manipulation effectuée par un médecin très compétent. Par la suite, Guillaume a connu quelques incidents d'ordre mineur, nettement moins intenses que le premier, et qui se sont résorbés d'eux-mêmes en quelques jours. C'est un bon vivant, doué d'un robuste sens de l'humour, et qui se montre toujours disposé à prendre la vie comme elle vient Il s'est empressé d'oublier ses ennuis vertébraux et se considère comme tout à fait guéri. Pourtant, un soir, se penchant par-dessus l'épaule de sa femme qui l'invitait à lire avec elle un article intéressant, Guillaume éprouve comme un début de douleur. Rien de sérieux, semble-t-il. Or les vingt-quatre heures qui suivent vont voir la situation s'aggraver de façon spectaculaire. Le lendemain matin, Guillaume éprouve des difficultés à se lever. Le soir, il en est à ne pouvoir sortir de sa voiture qu'à grand-peine. Complètement bloqué, il renonce à son dîner pour aller se coucher aussitôt, mais sans l'aide de sa femme ne parviendrait pas à se déshabiller. C'est la grosse crise. Cloué au lit. Guillaume y reçoit classiquement antalgiques, anti-inflammatoires, puis une série d'infiltrations que pratique sur lui un rhumatologue, et qui le soulagent quelque peu. Entre-temps, le plus dur de la bourrasque est passé. Au bout de quinze jours, Guillaume peut se lever, et reprendre le cours de ses occupations. Guéri ? Loin de là. Il lui reste comme un sillage de douleur, assez sévère pour le handicaper au point de rendre ses journées particulièrement pénibles.

Le mystère s'épaissit. Se tisse alors pour Guillaume, comme pour beaucoup d'autres, la chaîne sans fin des traitements dont chacun déçoit à la mesure des espoirs qu'il avait fait naître. Le mal de dos, souvent, ressemble à un calvaire où l'on va de station en station : de consultant en consultant.

Guillaume commence par tâter des infiltrations et de la rééducation. Résultats tout à fait négligeables, si ce n'est que les calmants lui permettent plus ou moins bien de tenir le coup, jour après jour.

Puis il consulte un manipulateur qui par trois fois exerce son art sur lui, sans succès.

Guillaume s'en va trouver un acupuncteur vietnamien, dont un ami lui avait dit merveille, mais qui lui non plus n'apporte pas d'amélioration notable.

Sur ces entrefaites, un autre ami lui recommande un nouveau médecin, qui le manipule à son tour. Échec.

Enfin Guillaume s'adresse à un médecin de médecine physique, véritablement spécialisé en rééducation, qui entreprend un traitement très progressif par exercices et massages et lui apporte un soulagement réel mais incomplet. Le problème n'est toujours pas résolu. Quel mal capricieux est-ce donc là?

C'est alors qu'on m'adresse Guillaume P. Je constate que ce patient présente sur ses radios un disque L4-L5 (entre la quatrième et la cinquième lombaire) qui est effectivement très dégénéré : sans doute la trace des premiers lumbagos, huit ans auparavant. Aussi est-ce cet étage que, très logiquement, on a rendu responsable de tous les maux de Guillaume, et tenté d'atteindre par toute une panoplie de moyens, en infiltrant, piquant, massant, manipulant, sans jamais apporter au malade le soulagement qu'il attendait.

La clé du problème. Il est certes étonnant qu'aucun de ces traitements n'ait eu d'action favorable, au moins passagèrement. C'est ce que je me dis en commençant mon examen. Je vais donc explorer la colonne segment par segment, avec des pressions diverses, en commençant par le bas. Or, curieusement, je constate que l'étage L4-L5 qu'on avait incriminé est insensible à mes différentes manœuvres. Il y a donc bien peu de chances pour qu'il soit à l'origine de la douleur. En revanche, remontant plus haut, je découvre une vive sensibilité de l'étage D12-L1, c'est-à-dire de la zone charnière entre la colonne dorsale et la colonne lombaire.

— Mais je n'ai jamais mal là: ma douleur est beaucoup plus bas, objecte Guillaume.

— Et ici, avez-vous mal?

Disant cela, je malaxe entre mon pouce et mon index la peau de la partie supérieure des fesses. Cri de surprise et de souffrance.

— C'est horriblement douloureux à droite.

A droite, du côté de la douleur lombaire habituelle.

Or le nerf qui innerve ce territoire de peau et le rend sensible est précisément la branche postérieure du premier nerf lombaire, qui émerge de la colonne entre la douzième dorsale (D12) et la première lombaire (L1). C'est donc bien l'étage D12-L1 qui est à l'origine de la douleur ressentie quinze bons centimètres plus bas.

Quelques gouttes d'anesthésique injectées au contact de la racine nerveuse responsable, juste à sa sortie de la colonne, provoquent un effet immédiat, confirmant s'il était besoin que, c'est bien là que le bât blesse. Au bout de cinq minutes, en effet, je peux pincer la peau sans réveiller de douleur. Et le patient se trouve en mesure de se plier jusqu'à toucher ses pieds, de se retourner sur la table d'examen, de se relever avec aisance après s'être assis dans un fauteuil profond; tous mouvements qui lui étaient interdits depuis des mois. Des radios vont vérifier l'état de la zone coupable. Comme souvent, elle est normale.

Comme un volcan mort. Cette rapide éclaircie dans une si longue suite de douleurs reste provisoire; il faut maintenant faire disparaître non plus seulement la manifestation du mal, mais le mal lui-même. Ce sera l'affaire de quelques infiltrations, désormais faites au niveau de la douzième dorsale, c'est-à-dire là où elles ont quelque chose à soigner, de quelques manipulations et d'une série de conseils. Fin des tourments de Guillaume P. Par prudence, je lui demande de revenir me voir deux fois l'an pendant les deux années à venir, pour vérifier que tout est en ordre. Apparemment, c'est le cas.

En réalité, Guillaume P. avait souffert durant des années de lumbagos et de lombalgies dont le disque L4-L5 était responsable. Puis celui-ci s'était desséché, devenant aussi inoffensif qu'un volcan éteint. Mais la charnière dorso-lombaire avait pris le relais. Et c'est elle qui était devenue la source de la douleur.

4. — *OÙ LA DOULEUR SE TROUVE DES COMPLICES : ELLE PROVIENT DE DEUX ENDROITS A LA FOIS ET IL FAUT SOIGNER LES DEUX SI L'ON VEUT OBTENIR LA GUÉRISON*

Le cas de Bruno R.

Une variante de l'histoire précédente, mais plus complexe, est le cas de Bruno R., directeur d'une firme de produits d'entretien. Ambitieux, remuant, sportif, c'est un homme qui mène sa vie tambour battant et s'impose des performances toujours à la limite de ses moyens, qu'il s'agisse de conquérir un marché ou de disputer un match de tennis contre un adversaire mieux classé.

Un soir, Bruno est assailli par une vive douleur en sortant de sa voiture. Il regagne son appartement avec difficulté, se met au lit et fait appeler le médecin, qui diagnostique un lumbago, pour lequel il prescrit anti-inflammatoires et calmants. « Et reposez-vous au maximum. » C'est la période des vacances, Bruno est à quelques jours des siennes. Il va pouvoir profiter de ce répit pour se refaire une santé.

Malheureusement, les choses ne s'arrangent pas du tout comme prévu. Les vacances s'écoulent sans apporter la guérison. Au retour, la douleur est toujours là. Et Bruno connaît de surcroît une mésaventure assez fréquente dans son cas : les anti-inflammatoires, qui le soulageaient, lui provoquent désormais de violents maux d'estomac; le voilà devenu intolérant à ce genre de médicaments; son principal recours contre la douleur disparaît.

Bruno consulte alors un rhumatologue qui décide de recourir à d'autres moyens, et pratique sur lui une série de tractions vertébrales. Sans résultat. La douleur est aussi lancinante que jamais. Et les semaines, puis les mois passent. Bruno a repris vaille que vaille le cours de ses occupations, mais le handicap dont il souffre perturbe aussi bien sa vie professionnelle que son existence privée. Comment donner l'image d'un jeune cadre bourré d'énergie et d'avenir, quand le moindre mouvement brusque vous arrache une grimace de douleur? L'humeur de Bruno s'en ressent. Il devient sauvage. cesse de fréquenter ses amis, et chez lui donne à sa femme comme à ses deux enfants le spectacle d'un homme qui s'enferme dans son problème.

Quand le feu se rallume deux fois. L'histoire de Bruno est certes trompeuse. Elle a pour origine un premier incident qui s'est produit quelque treize ans auparavant, et que révèle l'entretien clinique. Voulant soulever la 2 CV embourbée d'une amie — toujours son goût de la performance — Bruno a déclenché un lumbago aigu qui a duré huit jours, puis disparu sans laisser de trace visible. Le feu n'était pas éteint pour autant. Il sommeillait, et s'est rallumé, comme il arrive parfois, à l'occasion d'un mouvement en apparence inoffensif. Mais il s'est rallumé en *deux* endroits, qui concourent ensemble à la production de la douleur.

L'examen systématique montre en effet que deux étages sont responsables des souffrances de Bruno : d'une part la charnière entre la colonne lombaire et le bassin (L5-S1) de l'autre la charnière dorso-lombaire (D12-L1). Mais on n'a traité jusqu'alors que la première. D'abord parce qu'elle seule présentait une anomalie à la radiographie et surtout parce que la charnière dorso-lombaire n'est pas considérée comme une cause habituelle des douleurs lombaires basses.

Le traitement simultané des deux étages incriminés, par infiltrations strictement faites à l'endroit précis et par manipulations, soulagera Bruno en trois séances. Dire que sa colonne est devenue impeccable serait faux. Mais il peut de nouveau mener une vie normale et retrouver l'expression de tout son dynamisme, à la seule condition de prendre quelques précautions d'ordre mineur, comme de placer une petite planche sous ses fesses quand il conduit — nous en reparlerons au chapitre des conseils pratiques.

Première constatation : en matière de pathologie vertébrale, il ne faut jamais s'en tenir aux évidences. La douleur n'est pas cartésienne : sa logique obéit à des lois parfois cachées, et que seul un examen conduit dans un esprit véritablement scientifique, sans a priori *et sans culte excessif de la radiographie, peut contribuer à mettre en évidence. Ici, ce n'est pas forcément ce qu'on voit qui est vrai!*

II

AUTRES HISTOIRES DE DOS

Il existe des douleurs de dos assez perverses pour se manifester ailleurs que dans la région vertébrale et pour y prendre des déguisements très accomplis : pseudo-tendinites, fausses affections abdominales ou gynécologiques, simili-« vraies migraines » installées à l'état chronique, devant lesquelles le diagnostic hésite et trébuche. On procède à des examens qui se révèlent négatifs et qui conduisent à en faire d'autres, on essaie des traitements qui ne donnent rien, et on finit quasi inévitablement par conclure que c'est psychosomatique : mais le patient n'en souffre pas moins! Voici une collection d'histoires où le vrai coupable — un dérangement intervertébral — a fini par être démasqué, et d'autres où, sans un heureux hasard, il serait resté impuni.

Nous n'en avons pas fini avec les subterfuges de la douleur de dos. Les histoires vécues qui vont suivre, complétant celles du chapitre précédent, vont vous introduire à la partie probablement la plus étonnante de ce roman vrai de la souffrance. Elles mettent en scène, sous des aspects divers, une douleur vertébrale qui, pour reprendre la métaphore utilisée au début de cet ouvrage, se donne tous les moyens de commettre un crime parfait. Non seulement elle n'a pas pour origine l'endroit où elle se manifeste, comme précédemment, mais cet endroit est situé hors du territoire de la colonne vertébrale. Autrement dit, c'est une douleur qui s'expatrie. Elle ressemble au « cerveau » d'un gang qui combinerait ses coups en France pour les faire exécuter en Suisse ou en Angleterre. Comment s'étonner, dans ces conditions, qu'il soit difficile de remonter la piste et, démolissant un alibi si parfait, de découvrir le vrai coupable pour l'empêcher de nuire?

5. — *OÙ LA DOULEUR SE DÉGUISE ET FRAPPE A DISTANCE : D'ORIGINE VERTÉBRALE, ELLE PRODUIT DES MANIFESTATIONS NON VERTÉBRALES*

La pseudo-tendinite du champion

Henri X. est un ancien champion dont le nom a brillé d'un illustre éclat au firmament du tennis français, comme disent les chroniqueurs sportifs qui sont nos modernes aèdes, et peut-être les derniers représentants du lyrisme populaire, en cette époque si prosaïque. Henri, un jour, trébuche dans un escalier et, voulant se rattraper à la rampe, ressent à l'épaule une douleur extrêmement vive. Il se fait examiner par un médecin très qualifié qui découvre qu'un des tendons de l'épaule est irrité. « C'est une tendinite. » Quoi de plus logique? Infiltrations, et soulagement considérable, mais pas au point qu'Henri soit en mesure de rejouer. Et s'il peut désormais vivre en bonne intelligence avec sa douleur, c'est à la condition de ne pas aller la « chercher » en tirant sur l'épaule pour effectuer un service. Même à la retraite, que devient un champion de tennis privé de service, quand il continue de se passionner pour le sport qui lui a apporté tant de joies?

La douleur exquise. Amené par un ami commun, Henri X vient consulter. Fidèle à mon système, après avoir vérifié quels tendons et quels muscles sont le siège de la douleur, je recherche les atteintes possibles de la colonne cervicale, en insistant tout particulièrement sur le segment d'où part la racine nerveuse qui innerve ce tendon.

Ce faisant, je découvre que l'articulation entre la 5e et la 6e vertèbre cervicale présente à la palpation une sensibilité exquise — c'est le terme consacré en médecine pour désigner une douleur particulièrement aiguë en un point particulièrement précis. Mais elle n'existe que du côté de l'épaule endommagée.

Les radiographies montrent par ailleurs des signes d'arthrose modérée. Mais qui n'a pas d'arthrose, passée la cinquantaine? Et faut-il attribuer à ce phénomène la responsabilité des ennuis de notre patient? Fidèle à une des idées qui me sont chères, je préfère considérer qu'il existe vraisemblablement une relation entre la douleur du tendon et cette souffrance cervicale : la suite des événements le confirmera. Non seulement, en fait, les tendons de l'épaule ont dû être tiraillés par le geste d'Henri pour se rattraper à la rampe, mais simultanément a dû se produire un petit coincement cervical, et l'irritation minimale du nerf qui s'est ensuivie a suffi à entretenir et renforcer la douleur d'un des tendons.

Les précautions usuelles étant prises, je cherche quelle manœuvre manipulative va pouvoir améliorer cette souffrance articulaire. L'ayant trouvée, je l'effectue. Une minute après, à mon grand plaisir et à son étonnement, le patient découvre que son épaule va mieux : elle est le siège d'une moindre douleur et autorise une plus grande amplitude de mouvement. Deux autres manœuvres complètent alors le traitement du jour, afin d'apporter une chance supplémentaire d'amélioration. Lorsque je revois Henri une semaine plus tard, je constate que son épaule va déjà mieux. Elle se libérera complètement avec quatre autres séances, au point de lui permettre de reprendre sans problème ses services et ses smashes.

Ainsi la douleur du tendon provenait peut-être de son étirement — et les infiltrations l'avaient partiellement soulagée — mais trouvait aussi son origine dans le fait que le nerf qui l'innervait était irrité à sa sortie de la colonne cervicale, par une cause mécanique; et cela aurait aussi bien pu se traduire par une douleur de cou.

L'odyssée médicale d'Alain N.

Voici plus étonnant. C'est l'extraordinaire odyssée d'Alain N., un cadre de l'E.D.F. En octobre, il subit la première atteinte d'une douleur sourde affectant toute la partie gauche de l'abdomen et irradiant jusqu'au testicule gauche. Cette douleur se manifeste dès le lever et ne cesse pratiquement plus de la journée, avec une tendance à s'amplifier en fin d'après-midi et après la marche à pied. La seule façon de la faire disparaître est de se mettre au lit; elle s'efface alors progressivement. Ajoutons qu'elle est accompagnée, lorsqu'elle se produit, de manifestations déconcertantes, telles qu'une sensation de chaud alternant avec une sensation de froid, et différents malaises qui ne laissent pas d'inquiéter Alain N.

Ses médecins partagent son anxiété. Aussi procèdent-ils, en décembre, à toute une série d'examens dont je ne cite que les principaux. Radiographie de l'intestin : une colite banale. Fond d'œil, électrocardiogramme, vérification des artères dans les jambes : rien. Urétrographie : on constate un rétrécissement du canal de l'urètre, mais dont les spécialistes estiment qu'il est sans relation avec la douleur ressentie.

L'affaire se complique. D'autant que la douleur s'intensifie à la limite du supportable. Dans un grand service hospitalier, des radiographies digestives orientent le diagnostic en direction d'une tumeur carcinoïde de l'intestin. Autrement dit, d'un cancer. Pour étayer le verdict, on procède à une artériographie mésentérique (artère de l'abdomen) qui se révèle parfaitement normale. Du coup on refait un transit d'intestin grêle : il ne présente pas la moindre trace de tumeur. Les premières radios, cela peut arriver, prêtaient à confusion, et l'inquiétude des consultants était louable. Comme aussi leur souci de vérifier. Mais on est quitte pour la peur. Fin de l'épisode « tumoral ».

D'examen en examen. La douleur, elle, se porte bien. Aussi les examens reprennent-ils de plus belle. Début mars, dans la ville d'origine d'Alain N., nouvelle radiographie de la colonne lombaire : toujours rien. Tomographie de D12, à la charnière de la colonne dorsale : rien non plus; on avait formulé cette hypothèse à cause du trajet de la douleur, mais comme la colonne est radiologiquement normale, on élimine le problème. Retour à Paris, dans un grand hôpital où Alain N. va rester trois semaines. Ponction lombaire qui semble montrer une anomalie et conduit les médecins à demander une myélographie gazeuse, consistant à introduire de l'air dans le canal rachidien pour rendre visible la moelle épinière et ses racines — ce qui n'a rien d'une plaisanterie. Résultat négatif. Absence de toute lésion. Un nouveau contrôle du liquide céphalo-rachidien montre que celui-ci est normal. On n'est pas plus avancé. Et on recommence! Lymphographie (injection des vaisseaux lymphatiques : rien. Laparoscopie (un tube éclairé qui permet de regarder à l'intérieur de l'abdomen) : rien. Cependant la douleur continue de mener bon train. A n'y rien comprendre.

« Quand en avril je suis sorti de l'hôpital, raconte Alain N., il était convenu que si je me trouvais dans le même état en juillet, je réintégrerais le service afin de subir une laparatomie (intervention chirurgicale exploratoire afin de vérifier de visu que l'abdomen est exempt de problèmes). En attendant, je devais prendre chaque jour onze comprimés [1]. Ce traitement n'avait guère d'effet sur les douleurs, mais me mettait dans un état bizarre, tellement désagréable que je l'ai arrêté de moi-même. »

Découverte du pot aux roses. Alain N. souffrait aussi de lombalgies gauches. Elles passaient au deuxième plan devant l'intensité de ses souffrances abdominales et testiculaires, et devant la difficulté du diagnostic de celles-ci. Mais elles le gênaient

C'est à leur sujet que son médecin traitant me l'adressa. Dans la lettre qu'il m'écrivit il me racontait depuis le début l'odyssée de son patient, en se demandant, et en me demandant si toutes ces douleurs d'abdomen dont on recherchait l'origine, ne venaient pas aussi de la colonne.

J'examinai Alain N. dans cet esprit, bénéficiant donc du terrain si magistralement déblayé par la rafale d'examens qui s'étaient succédés. Je commençai par la région lombaire. Je ne trouvai rien au niveau de la partie inférieure de la colonne, mais réveillai une vive douleur par des manœuvres de pression variées sur la douzième dorsale. Je retrouvais ce faisant les mêmes signes que ceux que j'avais déjà notés chez l'inspecteur Guillaume P.

1 Il s'agissait d'antidépresseurs, d'anxiolytiques et d'antalgiques.

dont nous avons évoqué le cas précédemment : une zone de peau de la partie supérieure de la fesse gauche était très sensible à la manœuvre du pincé-roulé. Je conclus à une irritation de la branche postérieure du premier nerf lombaire. Là encore, il s'agissait d'une lombalgie qui trouvait son origine au niveau de la charnière dorso-lombaire.

J'entrepris alors d'examiner de la même manière, en malaxant entre pouce et index, la peau de la partie inférieure de l'abdomen. C'était horriblement pénible et provoquait une douleur épouvantable qui irradiait jusqu'à l'aine ; le haut de la face interne de la cuisse gauche était extrêmement sensible, alors que la même zone ne l'était pas du côté droit. C'était le territoire de peau innervé par la branche antérieure du nerf qui sort entre la première lombaire et la douzième dorsale. Nous retrouvons là un signe que nous avons déjà évoqué à diverses reprises (Guillaume P., Bruno R.) car sa recherche fait partie de la routine de mon examen, mais qui n'appartient pas au système classique. Lorsqu'un nerf subit une irritation légère à son départ vertébral, le territoire de peau qu'il innerve se trouve fréquemment être le siège d'une sorte d'épaississement de la peau ; quelque chose comme une plaque de cellulite très douloureuse si on la pince, mais qui ne l'est pas spontanément au niveau local. Les douleurs dont elle est parfois responsable sont, curieusement, perçues comme internes, profondes, jamais superficielles.

En réalité, je revenais à l'hypothèse émise par certains médecins de l'hôpital de la ville d'origine d'Alain N., puis à Paris, lorsqu'on avait pensé qu'il pouvait s'agir d'une névralgie du premier nerf lombaire, avant d'abandonner cette explication faute d'avoir trouvé des signes « objectifs » pour la confirmer sur les radios et la myélographie. Quant à moi, j'avais donc d'autres raisons de persister.

Tout convergeait, et tout conduisait à envisager un traitement par manipulation, propre à supprimer le petit problème mécanique radiologiquement indécelable, et pourtant susceptible de provoquer un si grand remue-ménage loin de son territoire d'origine. En cinq séances de manipulations, Alain N. ne souffrait plus.

Moins dramatiques en apparence sont les cinq cas qui vont suivre. J'y attache cependant un intérêt particulier et sans doute en ferez-vous autant, car ils touchent à ce fléau dont tant de personnes sont frappées et qui, si souvent méconnu, incompris, méprisé, les expose à se voir traiter de malades imaginaires ou les entraîne parfois dans des investigations aussi compliquées qu'infructueuses. Je veux parler du mal de tête, ce cauchemar éveillé.

Le mal de tête de Mme D.

Mme D. est une commerçante de 41 ans qui souffre depuis 10 ans de maux de tête rebelles à allure migraineuse. Non seulement elle n'a trouvé aucun soulagement à ses douleurs mais les crises vont se rapprochant et s'amplifiant, au point que son existence professionnelle est devenue un martyre.

Huit ans avant le début de ces migraines, à l'âge de 23 ans, donc, Mme D. a eu un accident de voiture, provoquant un traumatisme cervical qui durant quelques mois lui a valu une gêne dans la région du cou, compliquée de maux de tête. Mais ces séquelles ont si bien disparu qu'elle les a complètement oubliées. Il faudra l'entretien clinique, appuyé sur des questions précises, pour les faire revenir à sa mémoire.

La migraine de Mme D. est vraiment typique : logée dans la région du front, toujours à gauche, avec l'impression qu'on lui tire l'œil en arrière. Elle est accompagnée d'une obstruction de la narine gauche qui au plus fort de la crise se met à couler abondamment, tandis que l'œil — toujours du même côté — rougit et larmoie; il lui semble alors que sa douleur s'atténue. Il lui arrive de vomir, et d'en retirer la sensation que cela améliore son état. Très vite, les crises deviennent quotidiennes. C'est l'enfer : un enfer nauséeux, éblouissant, lancinant où l'on s'imagine avoir le cerveau passé au presse-purée.

La tournée des spécialistes. Le médecin traitant de Mme D. ne reste pas inactif. Après lui avoir vainement prescrit divers calmants, il l'envoie faire la tournée normale des spécialistes. D'abord l'otorhino et l'ophtalmologiste : mais les examens d'oreille et d'œil ne donnent strictement rien. Puis le neurologue; celui qu'elle consulte lui prescrit un antidépresseur, qu'elle avale une année durant sans le moindre effet. On se tourne alors vers le stomatologue. Celui-ci découvre une dent de sagesse mal plantée, du côté gauche, qui pourrait bien être à l'origine de cette céphalée rebelle. Condamnation de la présumée coupable. Extraction sans délai. Aucun résultat. La migraine persiste comme si de rien n'était.

Si seulement Mme D. signalait à un de ses consultants l'épisode du traumatisme cervical, qui gît au fond de sa mémoire! Mais elle n'y pense pas et personne ne l'y fait penser. Aussi la ronde des examens se poursuit-elle au prorata des crises : ils deviennent, comme celles-ci, de plus en plus fréquents et de plus en plus profonds. Un deuxième neurologue éminent, spécialiste de ces problèmes, pose un diagnostic de migraine vraie, et prescrit un traitement approprié. Résultat nul. Pas tout à fait cependant : le gynergène à forte dose, pris dès la menace de crise, et associé au pyramidon sous forme d'optalidon, exerce un effet nettement atténuateur, mais la malade découvre que le pyramidon seul se montre tout aussi efficace. Et le problème demeure.

Un troisième neurologue demande l'hospitalisation de Mme D. dans son service; là, devant la violence des crises, on procède à une artériographie. Rien. Le neurologue prescrit alors de la dihydroergotamine sans optalidon. Aucun succès. D'elle-même, Mme D. revient à l'optalidon, à des doses très fortes, qu'elle se débrouille pour obtenir par ses propres moyens et contre l'avis de son médecin. L'optalidon ne résoud rien mais il a au moins le mérite d'atténuer la douleur et de lui permettre de travailler. Mais les crises vont encore s'aggravant. Aussi décide-t-on de lui faire subir une encéphalographie gazeuse, examen déjà très sérieux. Rien encore.

L'hypothèse allergique. Un quatrième neurologue, qui est une des compétences internationales de la migraine, a l'idée de conduire ses investigations en direction des composantes allergiques. Des tests sont faits, qui se révèlent positifs aux moisissures et aux poussières. Victoire? Hélas non : une année entière de traitement désensibilisant n'influence en rien la migraine, qui conserve tous ses caractères.

Mme D. se désespère. Elle a recours à un guérisseur, qui conseille bains de bras et bains de siège avec des plantes. Six mois, sans le moindre résultat. Mme D. se tourne vers un cinquième neurologue, qui confirme le diagnostic de migraine et institue un traitement fondé sur un médicament spécifique de cette affection. Ce médicament, qui, durant plusieurs mois, lui apporte une légère amélioration, présente un inconvénient : il risque de rendre fibreux les tissus situés derrière le péritoine. Aussi est-il indispensable, quand on l'administre, de vérifier régulièrement son innocuité, par une urographie intraveineuse. Précisément, la troisième urographie de contrôle montre chez Mme D. un début de fibrose rétropéritonéale. Arrêt obligatoire du traitement.

Ce nouvel échec coïncide avec la période des vacances et Mme D. s'inquiète d'avoir à les passer sans secours. « Eh bien, reprenez de l'optalidon », lui conseille en désespoir de cause son médecin généraliste. « Nous en serons quittes pour surveiller votre formule sanguine. On verra bien. » Effectivement, Mme D. parvient, d'un optalidon à l'autre (dix à huit par jour!) à tenir sa migraine en laisse jusqu'à la rentrée. Puis retourne voir le service de neurologie qui lui avait apporté un mieux-être provisoire grâce au traitement spécifique de la migraine. Qui sait si un autre médicament miracle...

Le dada psychosomatique. Mais là se produit l'inévitable, dont on peut s'étonner qu'il ne soit pas survenu plus tôt. Déconcertés, peut-être un peu découragés devant ce cas insaisissable, qui depuis bientôt deux ans mobilise leurs efforts, et qu'ils ont pu soulager passagèrement sans lui apporter de solution véritable, les médecins cèdent à la tentation de se demander : « Et s'il y avait dans tout cela un élément d'ordre affectif? »

Voici le dada psychosomatique enfourché. Quand on fait appel à lui, ce n'est jamais en vain. Il y a toujours, dans un coin de vie une bonne raison prête à tout expliquer. Dans le cas de Mme D., c'est la présence au foyer de sa vieille mère. « Vous somatisez votre conflit avec elle », lui dit-on. « Ah! bon », répond Mme D. un peu étonnée, qui pensait n'avoir aucun problème majeur de cet ordre. « Si, si, vous allez voir. » Elle voit. Un événement parfaitement fortuit entraîne le départ de la vieille mère. Et la migraine persiste rageusement. Avec ou sans mère, c'est toujours la même migraine, qui fait de la suite des jours une sorte de martyre!

C'est alors que Mme D. ne sachant plus à quel saint se vouer, m'est envoyée par un medecin consulte durant un séjour de vacances, qui lui a dit : « Puisque tous les examens ont été négatifs, et les traitements inopérants, a-t-on regardé du côté de votre colonne cervicale? J'ai bien l'impression qu'elle est responsable. Elle est douloureuse quand on la palpe à sa partie supérieure, du côté de votre mal de tête. Voici une adresse. Essayez. »

En fait, les précédents consultants ont bien pensé à examiner la colonne de Mme D. Mais ils l'ont fait, comme toujours, à travers des radiographies qui sont apparues normales et ont donc écarté l'hypothèse.

Un test significatif. Le médecin traitant avait raison. La palpation de la colonne cervicale de la patiente allongée sur le dos réveille une vive sensibilité au niveau de l'articulation gauche, entre la deuxième et la troisième vertèbre cervicale. A droite, rien. Je pince et malaxe alors la peau des sourcils et y trouve le même phénomène : à droite rien, à gauche peau épaissie et manœuvre très douloureuse. Il s'agit là d'un signe curieux que j'ai noté, au début, par hasard, avant de constater à quel point il était fréquent dans les céphalées que je soulageais en traitant la colonne. Ce signe se trouve toujours du côté du mal de tête, et toujours du côté de la sensibilité vertébrale à l'examen. Il disparaît quand le traitement a calmé l'irritation de la colonne et le mal de tête. Dans le cas présent, il vient apporter un argument à l'hypothèse cervicale.

A titre de test, j'infiltre contre l'articulation quelques gouttes d'anesthésique et de dérivés cortisoniques. Soulagement immédiat de la douleur au pincé du sourcil. Les conditions requises étant remplies, je décide de recourir à la manipulation. Après la première séance, comme il arrive fréquemment dans un cas aussi ancien, Mme D. fait une vive réaction, qui se traduit dans la nuit suivante par une forte crise : mais dès le lendemain une éclaircie se produit et la migraine, déjà, cède du terrain. La deuxième séance de manipulation se passe sans réaction et l'éclaircie devient plus franche. Après la troisième, on enregistre une nette régression des crises, qui se font plus rares et moins violentes, se réduisant à un certain endolorissement qu'un comprimé d'optalidon suffit à chasser. Après la cinquième séance, les signes ont disparu à l'examen; on ne trouve plus de douleur à la palpation de l'articulation; le pincé-roulé du sourcil est redevenu libre et neutre.

Mme D. est complètement soulagée. Elle aura quelques légères rechutes mais de moins en moins fréquentes et de moins en moins fortes ; et sachant désormais où gît le mal, elle viendra se faire « réparer » sans appréhension.

Récidive? Cette histoire a une suite, non moins significative. J'ai vu un jour revenir Mme D. désespérée, disant : « Je récidive d'une manière horrible : c'est épouvantable ! J'ai cherché à vous joindre mais vous n'aviez pas de rendez-vous libre. Alors j'ai vu un de vos confrères qui m'a manipulée. Çà ne m'a apporté aucun soulagement. Je sens que je deviens folle ! »

Je l'examine. Rien au pincé-roulé du sourcil. Rien non plus à l'articulation postérieure. Ou bien le confrère a enlevé la douleur, ou bien elle n'a jamais été là. Par contre, une sensibilité très vive se manifeste à l'examen de l'articulation de la mâchoire gauche.

— Est-ce que ce sont les mêmes migraines ?

— Non. Elles sont situées du même côté, mais il s'agit d'une souffrance un peu différente.

J'infiltre dans l'articulation sensible deux gouttes de novocaïne et de cortisone qui amènent un soulagement immédiat et total. Puis je demande :

— Avez-vous récemment fait effectuer des travaux dentaires ?

— Oui. Une couronne il y a quatre mois.

— Eh bien, allez voir votre stomatologue et demandez-lui de vérifier « l'articulé dentaire ».

A la vérification, un petit jeu faisait travailler à faux l'articulation, et avait suffi à redéclencher, dans cette zone sensibilisée à vif par un long passé, des maux de tête d'un style nouveau.

Dix ans de migraine ininterrompue pour Jacqueline !

J'ai raconté tout au long cette aventure banale et surprenante. J'irai plus vite pour les autres, qui procèdent du même système de douleur. Ainsi pour Jacqueline G. 38 ans, secrétaire, qui souffre depuis l'enfance de violents maux de tête accompagnés de nausées, parfois de vomissements. La première crise dont elle se souvienne a eu lieu quand elle avait 7 ans ! Si l'on considère que chaque crise dure deux jours, parfois trois, et qu'elles se produisent au rythme d'une au moins par semaine, on peut estimer que Jacqueline G., depuis cette alerte initiale, a connu l'équivalent de dix à douze années de migraine ininterrompue! Elle vit, comme dans le cas présent, à grand renfort d'optalidon, qui la soulage et dont elle consomme 2 à 4 suppositoires par jour depuis 20 ans! Compte tenu de la toxicité possible de ce médicament à l'égard de certaines cellules du sang, Jacqueline a bien de la chance d'avoir réussi, à ce régime, à conserver les siennes intactes.

Naturellement on a tout vu et revu plusieurs fois : otorhino, ophtalmo, tests d'allergie, sans oublier les radios — désespérément normales — de la colonne. Rien de tout cela n'a jamais donné le moindre résultat. Mais à l'examen, quand Jacqueline G. vient me consulter, je trouve une sensibilité très vive d'une articulation cervicale supérieure du même côté que ses maux de tête, ainsi qu'un pincé-roulé douloureux du sourcil. Injection de quelques gouttes de cortisone et test manipulatif. Après la deuxième séance, un net soulagement se produit. Après la troisième, les signes d'examen disparaissent et les maux vieux de 31 ans s'évanouissent. Pas de rechute depuis.

Une barre et un étau pour Philippe C.

Philippe C., 48 ans, contremaître dans une fabrique de cartonnage de la région parisienne, est lui aussi un vieil habitué des maux de tête. Au début, ils ne le gênaient que modérément, mais il y a deux ans, sans cause apparente, la situation s'est brutalement aggravée. C'est une barre, ici, au-dessus du front et un étau là, derrière la nuque.

— Des deux côtés?

— Des deux.

Philippe C. a commencé, comme son entourage le lui conseillait, par modifier son régime alimentaire, supprimant tantôt le vin blanc, tantôt le rouge et tantôt la viande. Sans résultat. Puis il a entrepris, comme tant d'autres dans son cas, la tournée des consultations, et comme tant d'autres en vain. Rien en neurologie. Rien en otorhino. Rien nulle part.

A l'examen, sensibilité de l'articulation cervicale supérieure d'un seul côté, pincé-roulé douloureux d'un seul côté — en contradiction avec l'impression que ressentait Philippe d'une souffrance diffuse; mais cette erreur de perception est fréquente. Une série de manipulations a parfaitement soulagé ce malade.

La dame aux 102 manipulations

Ghyslaine L., 43 ans, me déclare :

« Je viens vous trouver parce que j'ai des maux de tête. » Je l'interroge sur leur nature. Ils sont à la fois occipitaux et frontaux, toujours situés du même côté. L'examen fait apparaître les signes que désormais nous connaissons bien.

— Madame, dis-je, il y a neuf chances sur dix pour que vos ennuis soient d'origine vertébrale.

— Ça, docteur, sûrement pas!

— Pourquoi donc?

— Parce que je viens de subir, en deux ans, 102 séances de manipulations vertébrales.

— Grands dieux, 102!

— Oui, docteur, à raison de deux par semaine au début, puis d'une séance hebdomadaire et enfin d'une tous les quinze jours.

— Et le traitement vous a soulagée?

— Jamais.

— Aggravée?

— Je ne saurais pas vous dire. Mais vous comprendrez que je sois sceptique quant à l'origine vertébrale de mes ennuis. Les manipulations ont été effectuées par un " professeur " d'ostéopathie, songez!

Il s'agit, en réalité, comme je le découvrirai, d'un masseur kinésithérapeute qui s'est octroyé le titre de professeur. L'ostéopathie qu'il prétend enseigner est une technique d'origine américaine qui a été, historiquement, la première codification d'une méthode de manipulation et qui reste, nous le verrons, d'une grande utilité, quelles que soient les réserves que l'on peut faire sur les théories qui la sous-tendent. Manifestement, ce « professeur » a encore beaucoup à apprendre dans la discipline dont il se réclame.

Je n'arrive pourtant pas à en croire mes oreilles, ni mes yeux. Voyons, j'ai toutes les pièces en mains : cette douleur précise de l'articulation, ce pincé-roulé du sourcil unilatéralement douloureux, tout me confirme l'évidence d'un facteur cervical; hypothèse que consolide le caractère négatif de tous les examens que Mme L. avait subis à différentes reprises dans le passé avant de voir son masseur « ostéopathe ». Mais 102 manipulations sans résultat!

Une séance orageuse. — Madame, dis-je, j'aimerais quand même essayer de vous manipuler à mon tour. Je suis persuadé que nous y verrons plus clair.

La première séance provoque des réactions un peu inattendues chez quelqu'un qui a subi 102 manipulations. La deuxième entraîne une légère éclaircie. A la troisième, je me fais proprement engueuler :

— J'ai été soulagée trois jours, oui. Mais si vous croyez que c'est ça qui va me faire plaisir!

— Eh bien! ça me fait plaisir à moi, parce que cela prouve qu'il existe au moins une petite relation de cause à effet entre l'articulation que je traite et vos maux de tête.

— Croyez ce que vous voudrez. Je n'en suis jamais qu'à 105 séances!

— Permettez-moi de ne pas comptabiliser avec les 102 précédentes celles que j'ai entreprises. Elles ne seront peut-être pas plus efficaces. Mais donnez-moi une chance de vérifier.

A la quatrième séance, Ghyslaine L. était beaucoup plus souriante. Une nette amélioration avait eu lieu, et les signes se trouvaient atténués. Deux mois plus tard, on ne parlait plus de maux de tête. Un petit traitement complémentaire a stabilisé la situation. J'ai revu la malade dans l'année. Elle continuait d'aller bien.

Tout de même, 102 manipulations dont aucune n'avait ni aggravé nettement ni soulagé un peu, c'est bizarre! Ce « professeur » avait au moins le mérite d'intituler manipulations des gestes parfaitement anodins.

La migraine de Simone

Le dernier cas que j'évoquerai pour illustrer cette douloureuse épopée du mal de tête se trouve être celui d'une de mes cousines, Simone. Elle souffrait depuis toujours, dans ses périodes prémenstruelles, de migraines violentes, ponctuées de vomissements, qui la laissaient exténuée, rompue, avec l'impression d'avoir navigué des jours durant sur une mer démontée.

Un jour déjà lointain de mes débuts dans un service de gynécologie, où l'on voyait défiler beaucoup de cas de ce genre, je conseillais à Simone de se faire faire, au 23e jour du cycle, une injection de progestérone, l'hormone du corps jaune. Il semblait que ce fût la solution : les migraines démissionnèrent spectaculairement.

J'avais depuis longtemps oublié cet incident lorsque, quelques années plus tard, le hasard voulut qu'au cours d'une réunion familiale, je me misse à bavarder avec Simone de sa santé.

— Tu sais, me dit-elle, que mes migraines ont disparu grâce à toi. Mais il suffit que j'oublie ma piqûre pour qu'elles reviennent.

L'affaire me parut intéressante et je proposai à Simone de l'examiner. Naguère, je ne l'avais pas fait, me contentant de glisser au fil d'une conversation ce conseil qui semblait s'être révélé précieux. Eussé-je procédé à cet examen que je n'y aurais peut-être vu que du feu : j'étais loin de posséder, à l'époque, le système d'investigation dont je me suis muni depuis ; loin aussi de connaître comme maintenant les ruses de la douleur.

L'examen fit apparaître une souffrance très vive d'une articulation cervicale supérieure.

— D'ailleurs, souligna Simone, j'ai parfois aussi mal à la nuque qu'à la tête.

Je fis faire des radios. Normales. Alors je décidai d'entreprendre un traitement manipulatif, qui se traduisit par le résultat espéré. Au bout de trois séances, une rémission très nette s'était produite. Un mois plus tard, les symptômes revenaient, mais très atténués, et quelques séances plus espacées suffirent à en venir à bout. Simone, certes, restait fragile du côté de l'articulation cervicale supérieure, où si longtemps la douleur avait habité. Mais plus besoin de progestérone pour qu'elle pût vivre normalement.

Ainsi, là encore, deux facteurs interféraient. Cette phase prémenstruelle congestive venait en quelque sorte mettre le feu à la mèche, mais la mèche était là, prête à se consumer — pour déclencher, *ailleurs,* l'incendie de la douleur. Et dans ma première préconisation, faute d'avoir pu examiner le terrain, j'avais moi aussi confondu l'allumette avec le foyer.

Trois histoires qui ne ressemblent pas aux précédentes. Je ne voudrais surtout pas que cette série de cas vécus s'achève sur une note de triomphalisme. On ne réussit pas toujours. La douleur vertébrale réserve bien des surprises. Les médecins ont beau le savoir et s'en méfier, lequel d'entre eux peut se vanter de n'avoir jamais commis d'erreur de diagnostic?

Dans les exemples que je viens d'évoquer, l'histoire débouchait sur une « happy end », dans laquelle le médecin de la colonne jouait un peu les redresseurs de tort. On avait cru à une affection grave, et déclenché à sa recherche les examens les plus sophistiqués. Finalement, le diagnostic était apporté par un geste simple, et qui conduisait à un traitement non moins rapide et efficace.

Il est juste de souligner que l'inverse peut aussi se produire : ce qu'on a de bonnes chances de croire bénin, parfois, ne l'est pas.

Certes, le fait que le traitement ne réponde pas dans le sens souhaité, ou l'apparition d'un signe nouveau dans le tableau clinique, permet en général de redresser le diagnostic. Mais il arrive aussi que ce soit un confrère qui le fasse, ayant comme toujours en pareil cas, l'avantage de venir « après » vous.

J'ai réservé pour illustrer ce type de situation, trois histoires qui ne ressemblent pas aux précédentes.

Lucien F. ou la sciatique qui n'en était pas une

Un de mes patients fort sympathique, Lucien F., avait eu à souffrir d'une série de sciatiques de plus en plus sévères. La dernière avait conduit à une intervention qui s'était traduite par un beau succès. Fin de la sciatique, mais persistance d'un reliquat de douleurs lombaires qu'améliorait bien la gymnastique quotidienne que j'avais prescrite. Malheureusement, la passion de Lucien F. pour le jardinage et le bricolage entraînait de temps à autre une crise de lumbago aigu. J'intervenais alors pour le soulager, pratiquant selon le cas infiltration ou manipulation. Et lorsqu'il était par trop bloqué, je lui faisais porter durant une dizaine de jours un petit corset plâtré qui lui réussissait très bien.

Nous étions devenus de vieilles connaissances, lorsque après une longue période de tranquillité, Lucien F. vint me trouver pour une crise particulièrement rebelle. C'était, je m'en souviens, la veille de mon départ en vacances. Je prescrivis des calmants, fis faire le corset plâtré habituel, et pour la suite du traitement confiai Lucien F. à un de mes collaborateurs. A mon retour, celui-ci m'apprit que, la douleur ne cédait décidément pas, il avait demandé de nouvelles radiographies et différents examens : Lucien F. souffrait d'un cancer de la prostate, responsable cette fois-ci de la douleur lombaire. Nous n'étions plus dans les problèmes mécaniques!

J'ai revu Lucien F. il y a peu. Suivi par un urologue et traité en conséquence, il n'a plus mal et, depuis trois ans, va bien.

Bernard V. ou le hasard manipulé

Un autre de mes patients, Bernard V., cinéaste de son métier, souffrait lui aussi de lumbagos à répétition, pour lesquels la manipulation se révélait souveraine dans son cas. Se trouvant un jour éloigné de Paris pour plusieurs semaines, il ressent les prémices d'une crise, se met en quête d'un médecin susceptible de le traiter manuellement, le trouve, parvient à se faire recevoir par lui en fin de journée et lui explique son histoire. Manipulation. Brillant succès. Bernard V. reprend aussi aussitôt ses activités — y compris du sport. Quinze jours plus tard, le mal récidive. Même traitement. Les résultats sont bons mais moins complets que la fois précédente.

Revenu à Paris, Bernard V. vient me voir. Tout paraît simple. Pourtant, une surprise m'attend lorsque je procède sur lui aux tests habituels pour juger de l'opportunité d'une manipulation. Ces tests ne sont pas très favorables. Je ne manipule donc pas. Mais ce seul examen a sensiblement irrité la douleur. Je prescris un traitement médical, recommande le repos au lit pour une semaine et propose une infiltration, que mon patient refuse : il appartient à la catégorie des gens qui craignent beaucoup ce genre de traitement, bien qu'il soit le plus souvent indolore. Mais le repos ne calmant qu'assez imparfaitement sa douleur, il finit par réclamer l'infiltration dont il ne voulait pas. Elle ne le soulage pas pour autant.

Comme ses dernières radios étaient déjà vieilles de deux ans, j'en demande de nouvelles. Résultat : ce patient souffrait d'une spondylodiscite, c'est-à-dire d'une infection : abcès d'une vertèbre et d'un disque. Il guérira grâce à un traitement médical énergique, et par le repos.

La manipulation n'était certes pas le traitement idéal pour Bernard V. Cependant, par un hasard comme il s'en rencontre en médecine, celle que mon confrère lui avait faite de confiance l'avait, curieusement, fort bien soulagé. C'est l'exemple d'un concours de circonstances qui sans doute est rare mais qui peut arriver, et certes ne contribue pas peu à embrouiller une situation.

Marcel A. ou la double souffrance

Enfin voici le cas de Marcel A., 45 ans, qui m'arrive de notre Auvergne natale, adressé par son médecin, un ami. Il vient me consulter pour des douleurs lombaires, anciennes, rebelles, devenues quasi permanentes et qui, généralement supportables, prennent de temps à autre une tournure aiguë.

De nombreuses radiographies ont été faites. Marcel A. m'en apporte la collection. Elles montrent qu'un disque lombaire est abîmé, qui semble bien être le responsable de tous ces ennuis; hypothèse d'autant plus vraisemblable que, parfois, la douleur irradie selon un trajet qui est celui du nerf sciatique.

Après avoir examiné ce patient, et comme les tests sont favorables, je décide de le traiter par manipulation. Au bout de trois séances, il va beaucoup mieux et entre dans une période d'équilibre presque satisfaisant. La douleur chronique est nettement atténuée. Les crises deviennent plus rares. Quand elles se produisent, une seule séance suffit à en venir à bout. Marcel A. fait régulièrement la gymnastique que je lui ai prescrite et prend soin de ménager son dos comme je le lui ai recommandé. Le voilà tranquille?

Non. Après plusieurs mois de répit, la douleur revient, tenace. Cette fois, elle touche plus nettement le nerf sciatique et se fait pénible surtout la nuit, en position allongée, à telle enseigne que Marcel A., n'y tenant plus, doit se lever et faire quelques pas pour trouver un soulagement passager.

Lorsqu'il me raconte ce qui lui arrive, je l'incite aussitôt à consulter un neurochirurgien. Dire qu'il se montre enchanté serait offenser la vérité. Il s'y décide pourtant. Après examen, on l'opère : c'était un neurinome, tumeur bénigne à évolution lente. L'intervention le guérit parfaitement.

Plus tard, je discute de son cas avec le chirurgien qui l'a si bien opéré. Et nous tombons d'accord pour considérer que les douleurs de Marcel A. avaient deux origines : d'abord un problème mécanique discal, que les premiers traitements avaient bien influencé; ensuite, grandissant dans le silence puis avec moins de discrétion, la tumeur bénigne du nerf, heureusement guérie par le chirurgien.

C'est sur ces trois histoires que s'achève la collection d'exemples par laquelle nous avons ouvert notre recherche. Ajoutées aux autres, elles montrent bien dans quel esprit nous l'entreprenons. En fait, elles constituent trois points de modestie : il y a des points d'exclamation, d'interrogation, de suspension; pourquoi n'y en aurait-il pas de modestie?

S'agissant d'identifier, de décrire et de traiter des douleurs d'origine mécanique et de caractère bénin, qui sont pour ainsi dire les mal aimées de la pathologie vertébrale, nous n'entendons pour autant ni les considérer hors de leur contexte, ni les mettre systématiquement en avant pour tout expliquer, encore moins prétendre à je ne sais quelle infaillibilité d'ordre magique. Notre approche de la médecine du dos quotidien ne prétend ni à la solitude ni à l'impérialisme; se défendant aussi bien de tout expliquer que de tout traiter, elle prend seulement le relais de la doctrine classique, dont elle constitue un complément. Cette tâche lui suffit. Les cas qui relèvent d'elle — ceux qui ont échappé aux filtres habituels — sont suffisamment nombreux.

L'homme qui avait un zona

Qu'on m'autorise une dernière anecdote, pour achever de montrer à quel point il est difficile d'être prophète en son cabinet. C'est l'aventure d'un homme qui vint un jour me voir pour une douleur lombaire et vaguement sciatique, qui le « brûlait ». Il se déshabilla. J'aperçus aussitôt sur la fesse, et derrière la cuisse, une éruption caractéristique.

— Vous avez un zona, lui dis-je.

— Ah! s'écria le patient, je vous félicite. Voyez-vous, je souffre depuis plusieurs années de douleurs lombaires et sciatiques pour lesquelles j'avais pris l'habitude de consulter un de vos confrères, qui me soulageait généralement très bien. Mais cette fois-ci, il est passé complètement à côté.

— Quand l'avez-vous vu?

— Il y a cinq jours.

— Voyons, il y a cinq jours, l'éruption n'était pas sortie. Il est bien compréhensible que mon confrère ait pu penser qu'il s'agissait d'une douleur analogue aux précédentes. Si vous l'aviez vu aujourd'hui, il vous aurait dit la même chose que moi.

— Ça m'étonnerait bien, dit le malade Ma douleur est exactement la même

Je tentai de le raisonner. Rien n'y fit. Aux yeux de cet homme pourtant intelligent et cultivé, la cause était entendue. Il ne voulait plus voir « l'autre » — dont il m'avait dit le nom, et qui se trouvait être un de mes amis, un médecin des plus compétents. Il ne le revit plus en effet, et devint mon patient attitré, venant me consulter deux ou trois fois l'an pour de petits incidents lombaires.

Sic transit gloria medici!

Ces douleurs insaisissables qu'on traite souvent par le mépris parce qu'en vérité on n'arrive pas à les cerner ni donc à les soigner vraiment, suffisent à empoisonner la vie de ceux qui en sont victimes. Elles mettent en évidence la nécessité d'ajouter à la médecine du dos traditionnelle, qui se cantonne trop facilement dans les « grands classiques » que sont lumbagos aigus et sciatiques, tout un secteur consacré au dépistage et au traitement de ces douleurs « autres ». C'est un des objectifs de ce livre. Pour cela, il vous faut d'abord savoir ce qu'est une colonne vertébrale, et comment elle fonctionne.

Deuxième partie

POUR COMPRENDRE LA PATHOLOGIE VERTÉBRALE

III

VOYAGE AUTOUR DE LA COLONNE

La colonne vertébrale est un empilement osseux de vingt-quatre vertèbres, incurvé en forme de S déroulé, qui sert de mât central au corps humain : la tête, les membres, les vicères y sont accrochés. C'est un chef-d'œuvre de robustesse souple, capable de supporter des pressions de plusieurs centaines de kilos au cm². Elle accomplit des mouvements d'inclinaison avant-arrière, de flexion gauche et droite, de rotation, grâce aux cinq charnières dont elle est équipée (séparant respectivement tête-cou, cou-dos, dos-lombes, lombes-sacrum et sacrum-coccyx), grâce aussi à la structure particulière des vertèbres dont elle est constituée. La vertèbre type se compose d'un corps vertébral *semblable à une brique ronde et d'un* arc vertébral *en forme de fer à cheval, dont le trou central loge la moelle épinière et dont les excroissances osseuses ou* apophyses *servent à supporter les articulations et à accrocher les muscles. Entre les vertèbres sont disposés des amortisseurs épais, qui encaissent les chocs et rendent possible le mouvement : les* disques, *composés d'un* noyau *central gélatineux et d'un* anneau *fibreux. Des* ligaments, *sortes de rubans très robustes, maintiennent en place ces différents éléments. Point capital : la colonne est placée sous le signe de* l'automaticité absolue; *pour exécuter les mouvements que lui commande le cerveau, elle fonctionne comme un ordinateur qui répartit les pressions, dose les efforts et envoie les ordres aux muscles concernés. Une notion essentielle en matière de pathologie vertébrale est celle* d'unité fonctionnelle, *qui désigne l'ensemble constitué par deux vertèbres adjacentes et tout ce qui les unit : disque, articulations, ligaments, muscles — cet appareillage intermédiaire étant lui-même baptisé* segment mobile. *Il y a dans la colonne vingt-trois unités fonctionnelles et vingt-trois segments mobiles.*

Si nous voulons comprendre comment les douleurs d'origine vertébrale peuvent se produire de façon aussi diverse et parfois aussi déconcertante, il nous faut examiner avec soin le territoire où elles prennent naissance : la colonne. Son anatomie, son fonctionnement, la relation qu'elle entretient avec les autres régions du corps, constituent des données indispensables à la suite de notre enquête. En quelque sorte, et si vous n'êtes pas fatigués de cette métaphore, nous allons passer au peigne fin les lieux du crime afin d'y découvrir d'autres indices et, si possible, d'éviter de nouveaux méfaits. Car c'est bien de cela qu'il est question en fin de compte dans ce livre : vous donner à saisir ce qui se passe en vous pour vous aider à trouver les modes de vie, les précautions, voire les recettes pratiques qui vous permettront de vivre en bonne intelligence avec votre colonne. Au fait, avez-vous remarqué qu'on utilise un même mot en matière d'action sanitaire et d'action sociale : prévention?

Et si la maladie était une délinquance du corps?

Les nuits où nous rentrons en nous-mêmes. Avant d'entreprendre notre visite des lieux, nous allons nous mettre à l'échelle. C'est Gaston Bachelard, dans « La Terre et les rêveries du repos » qui développe avec bonheur le lyrisme de l'intimité des choses. Il explique comment une des fonctions les plus normales de l'imaginaire est de nous faire pénétrer par effraction poétique à l'intérieur des objets, des fruits, des fleurs, des substances et des structures — un trou de souris, un rayon de miel, un terrier, une fourmilière — en nous rêvant assez petits pour les explorer commodément. Il s'agit là d'un des jeux immémoriaux de l'homme, comme en témoignent de nombreux contes de fées, sans parler de « Gulliver », d' « Alice au pays des merveilles », ni des poètes. « Je mets une pomme sur ma table, écrit Henri Michaux cité par Bachelard. Puis je me mets dans cette pomme. Quelle tranquillité! » Or cette miniaturisation peut s'exercer sur notre propre corps. « Il est des nuits, constate Bachelard, où nous rentrons en nous-même, où nous allons visiter nos organes. »

Eh bien, je vous propose d'en faire autant. La seule manière de saisir toutes les dimensions d'un problème est de s'y introduire pour de bon. Et la colonne vertébrale constitue un problème suffisamment complexe pour qu'on ait envie d'opérer selon cette méthode. Nous rapetissons donc, nous prenons la taille, disons d'un ongle, ou d'une plume de stylo, et nous partons à la découverte. Qu'est-ce que vous dites? Qu'il ne va pas être facile de cheminer à l'intérieur du corps humain, encombré comme il l'est de muscles, de graisse, de vaisseaux, de ligaments et de nerfs? Bien sûr, nous nous dotons du privilège de supprimer par la pensée tout ce qui gênerait notre marche; de celui, aussi, de rentrer et sortir pour modifier notre angle de vue, de nous éloigner ou de nous rapprocher, d'être à la fois dedans et dehors, en haut et en bas En fait, nous avons tous les privilèges, puisque nous rêvons. Assez discuté: vous êtes prêts? Allons.

1. — *VUE D'ENSEMBLE DE LA COLONNE*

Nous sommes pour l'instant au niveau de la dernière vertèbre lombaire, au-dessus du sacrum, et d'en bas considérons par l'arrière le développement de la colonne. La justesse du mot nous apparaît dans toute sa force. Considérez cet empilement osseux de 24 étages dont chacun est constitué par une vertèbre : on dirait un monument saisi de vertige, quelque tour de Pise en train de faire la génuflexion. Car la colonne n'est pas strictement verticale; vue en coupe, elle s'incurve à deux reprises en forme de S déroulé, dont les creux inverses seraient l'un au niveau des reins, l'autre à la hauteur de la nuque (voir croquis page 68).

L'édifice dégage, d'où nous sommes, une impression d'équilibre baroque, avec ses encorbellements osseux superposés comme des gargouilles : ce sont les arêtes ou apophyses, les unes latérales, les autres postérieures qu'on appelle épineuses — celles qui font saillie sous vos doigts lorsque vous suivez sur votre dos le tracé de la colonne. Reliefs et creux, volumes qui de bas en haut se modifient insensiblement dans une sorte de continuité harmonieuse, espèce d'architecture flamboyante et pourtant rigoureusement conçue, où chaque détail, nous le découvrirons, a sa raison d'être.

Comme le mât d'un navire. Encore voyons-nous le système au repos, comme font les anatomistes. Mais commandons au corps de s'animer, de se mouvoir, de marcher, s'asseoir, se relever, courir, sauter. Alors la vérité éclate : ce n'est pas une colonne, c'est le mât d'un navire fait pour affronter tous les temps. Baudelaire, avec l'intuition des poètes, l'avait compris. « Quand tu vas balayant l'air de ta jupe large, tu fais l'effet d'un beau vaisseau qui prend le large, et va roulant... ».

Charpente ultra-perfectionnée en vérité, pivotante, pliante et flexible, équipée d'amortisseurs, dûment lubrifiée, faite pour accompagner chacun de vos mouvements, et dont l'inventeur — Dieu, le hasard ou la force évolutive, selon la famille d'esprit dont on se réclame — a conçu toutes les pièces avec un mélange de virtuosité nonchalante et d'élégance dans l'efficacité qui stupéfie.

Votre tête en équilibre sur deux facettes de la taille d'un ongle. Savez-vous, par exemple, quelle pression vous faites subir à votre disque lombaire, celui qui unit les deux dernières vertèbres, lorsque vous vous penchez en flexion avant? Cinquante-huit kilos au cm^2. Pour un athlète qui soulève du sol, jambes raides, une charge de 80 kg, les pressions qui s'exercent sur ce même disque peuvent atteindre 7 à 800 kg. Et vous doutez-vous sur quoi, au sommet de l'édifice, repose en équilibre le crâne, où s'abrite ce que nous avons de plus précieux : pensées et affects, projets et souvenirs, perceptions et connaissances? Sur deux petites facettes de la dimension d'un ongle, taillées dans la première vertèbre cervicale qui est un anneau osseux de 5 cm de diamètre, dont la section ne dépasse pas 5 mm. Et c'est par deux autres facettes de même calibre que cette première vertèbre cervicale repose sur la deuxième. On dirait un de ces échafaudages défiant les lois de l'équilibre, que les acrobates construisent sous les yeux du public pour l'escalader à mesure, avec des assiettes, des chaises, des rondins, des cannes de bambou. Mais cet échafaudage est permanent. C'est sur lui que pivote sans heurts cette boule de 5 kg qu'est la tête, capable de porter, en plus de son propre poids, des fardeaux qui peuvent atteindre 30 à 40 kg. Le maître d'œuvre, s'il y en a un, n'a pas reculé devant la difficulté!

Il lui est même arrivé de faire des fioritures. L'endroit par où nous avons choisi de commencer nos investigations, le sacrum, est le produit de la fusion de cinq vertèbres soudées entre elles pour former un seul os triangulaire et il se termine, en bas, par le coccyx, petit os de forme triangulaire également, qui est peut-être le résidu (ou le brouillon) d'un appendice caudal, et qui dans l'état actuel de l'espèce humaine, ne présente pas d'utilité apparente. Coquetterie d'artiste qui « gâche » la matière ou organe atrophié témoignant en faveur des thèses évolutionnistes?

2. — *LES MOUVEMENTS DE LA COLONNE : FLEXION, INCLINAISON, ROTATION*

L'essentiel reste de comprendre comment la colonne peut répondre aux sollicitations conscientes ou inconscientes de notre volonté, à travers les commandements que lui transmettent les nerfs et que les muscles exécutent. Pour obtenir ce résultat, nous allons suivre une démarche inhabituelle. Au lieu d'aller classiquement de la partie à l'ensemble, et de la description type d'une vertèbre au fonctionnement de la colonne, nous allons commencer par enregistrer les mouvements qu'exécute celle-ci, et par étudier la façon dont ils sont produits. Autrement dit, regardons d'abord la charpente en action, et ne démontons ses pièces qu'ensuite, pour mieux pouvoir les remonter et saisir dans toute sa complexité ce chef-d'œuvre de mécanique vivante.

Que fait-elle donc, cette colonne, dont nous venons de nous écarter pour l'apercevoir dans son entier? Elle se penche vers l'avant et se redresse. Elle s'incline à gauche ou à droite. Elle pivote sur elle-même. Soit trois types de mouvement qui, bien entendu, se combinent : 1) flexion-extension; 2) flexion latérale ou latéroflexion; 3) rotation ou torsion. Ces mouvements s'accomplissent sous nos yeux, dans la position de guetteurs microscopiques où nous nous sommes placés, avec une perfection majestueuse que nous sommes pour l'instant incapables d'analyser. Mais dès à présent nous pouvons constater qu'ils sont modulés différemment, selon l'endroit de la colonne que nous considérons. En fait, ils sont orchestrés par la présence de cinq charnières que je vous demande de mémoriser avec soin car elles jouent, ainsi que nous le constaterons au chapitre suivant, un rôle essentiel, encore qu'inégal, dans la formation des douleurs (croquis pages 68 et 69).

3. — *CINQ CHARNIÈRES ET TROIS TYPES DE VERTÈBRES*

La première de ces charnières, en commençant cette fois par le haut, est celle dont nous avons déjà souligné la merveilleuse complexité ainsi que la précision sans défaut et, sous son apparente fragilité, la robustesse. Dite *cervico-occipitale,* elle joint comme son nom l'indique, l'occiput à la 1re des vertèbres cervicales que l'on nomme : C1, C2, C3, C4, C5, C6, C7. Avec une précision qui a son importance : C1 et C2 sont couramment surnommées Atlas et Axis. On comprend pourquoi, et quel beau symbole reflète cette appellation.

L'Atlas en effet s'articule à l'occiput, et comme dans l'antique légende porte sur ses épaules la Terre, autrement dit la tête, ce globe où est enclos notre univers à nous. Et l'Axis est ainsi désigné parce que l'anneau qu'il forme est muni à sa partie antérieure et supérieure d'une sorte de dent qui, chez nos très lointains ancêtres, constituait le corps de l'Atlas et s'en est détachée pour lui servir de pivot. C'est ce qui explique sans doute qu'entre ces deux vertèbres n'existe pas de disque amortisseur. Tout se passe par contact direct. Cela n'empêche pas cet ensemble de posséder une extrême mobilité, ni d'être capable d'adapter le regard à toutes les visées, quelle que soit la position du corps. Capacité d'autant plus impressionnante qu'au centre du double anneau que forment l'Atlas et l'Axis se trouvent le bulbe rachidien et la moelle, et que par les trous latéraux dont sont munies les vertèbres cervicales passe de chaque côté une artère vertébrale assurant l'irrigation de toute la partie postérieure du cerveau!

La deuxième charnière, dite *cervico-dorsale*, marque la transition entre les 7 vertèbres cervicales ci-dessus mentionnées et les vertèbres dorsales qui sont au nombre de 12 : soit de haut en bas D1, D2, D3, D4, D5, D6, D7, D8, D9, D10, D11, D12. Cette partie de la colonne, si elle possède une mobilité moins remarquable que celle de la région supérieure, est encore libre dans toutes les directions; elle peut se plier en avant, se redresser, fléchir latéralement à gauche ou à droite, pivoter.

Voici la troisième charnière, *dorso-lombaire*, qui délimite les vertèbres dorsales des vertèbres lombaires, au nombre de 5 : L1, L2, L3, L4, L5. Cette région possède une bonne aptitude à la flexion et à l'extension, mais ne peut pratiquement accomplir aucune rotation.

Quatrième charnière, la *lombo-sacrée*, entre les cinq lombaires et le sacrum — lequel, nous l'avons vu, est d'une seule pièce, donc fixe.

Cinquième charnière, enfin, la *sacro-coccygienne*, la mobilité du coccyx étant symbolique et surtout très inconsciente.

Une échelle inverse de robustesse et de mobilité. Nous reviendrons longuement, je l'ai dit, sur le rôle propre de ces charnières et sur les problèmes qu'elles posent. Ce qui nous importe pour l'instant, c'est de bien souligner à quel point les zones qu'elles délimitent développent des mouvements différents, à la fois en amplitude et en nature. Et d'où viennent ces différences? Tout simplement de la spécificité de constitution des diverses catégories de vertèbres, dont la structure définit avec précision le type de mobilité qu'elles autorisent.

Dans l'ensemble, plus on va vers le bas et plus les vertèbres sont grosses, robustes, munies d'amortisseurs et d'articulations à toute épreuve, hérissées d'arêtes qui ressemblent à des crans de sûreté : cela pour répondre aux besoins particuliers d'une région du corps où les charges à assumer sont très lourdes et les pressions très fortes; en revanche, ces vertèbres basses ne disposent que d'une mobilité relative. Plus on monte dans la colonne, par contre, plus les vertèbres s'affinent et se libèrent.

La colonne apparaît ainsi comme une échelle de robustesse et de mobilité, celle-ci étant en proportion inverse de celle-là. Mais cette modulation s'accomplit tout au long du parcours, avec une

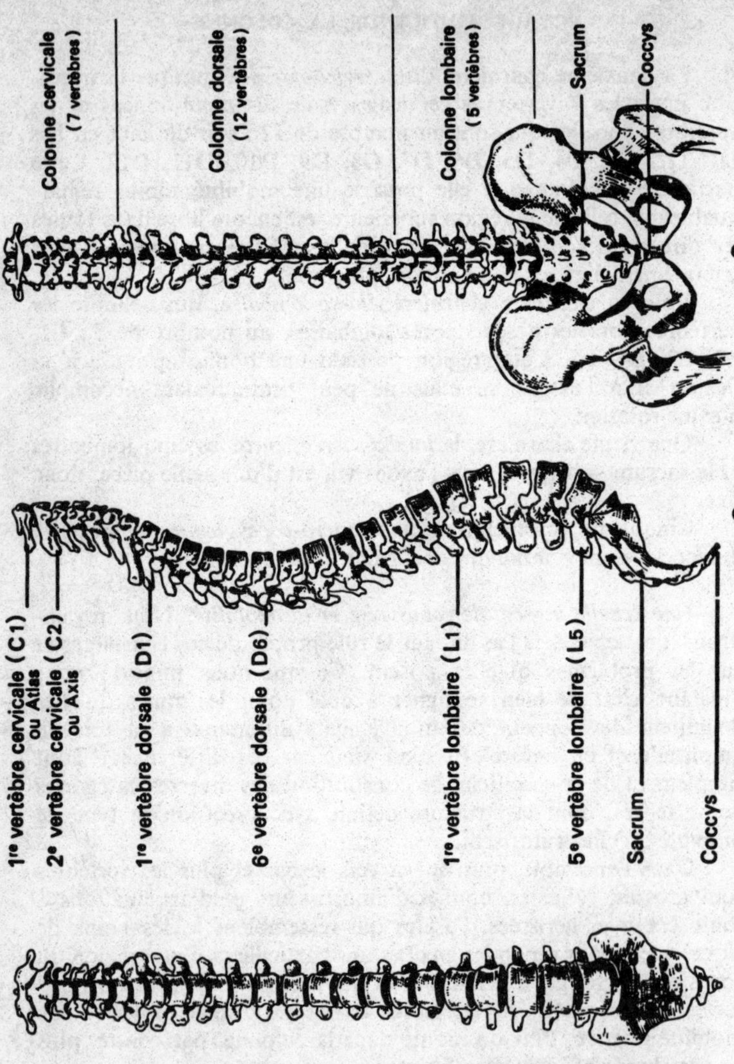

LA COLONNE VERTÉBRALE SOUS SES TROIS ASPECTS

1) *Vue de face.*
2) *Vue de profil (noter les courbures)*
3) *Vue de dos*

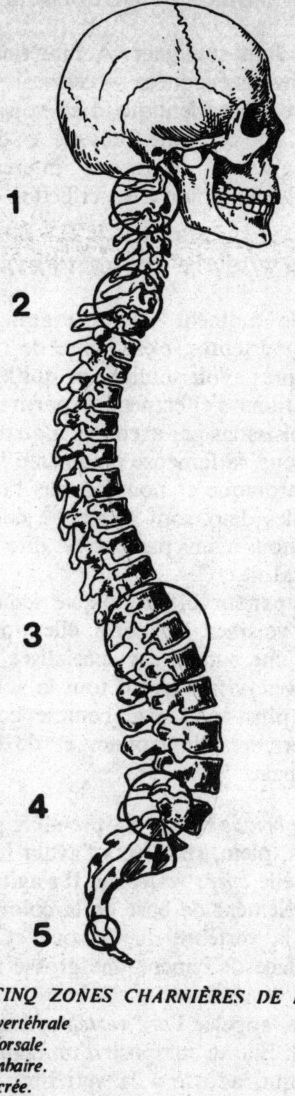

LES CINQ ZONES CHARNIÈRES DE LA COLONNE

1) *Charnière occipito-vertébrale*
2) *Charnière cervico-dorsale.*
3) *Charnière dorso-lombaire.*
4) *Charnière lombo-sacrée.*
5) *Charnière sacrococcygienne.*

La croix figure l'emplacement de l'articulation sacro-iliaque progressivité qu'il faut souligner. A l'intérieur des trois grandes familles que nous avons évoquées — cervicales, dorsales, lombaires — aucune vertèbre n'est identique à sa voisine. De la cinquième lombaire à la troisième cervicale (puisque les deux premières sont à part, avec leur absence de disque intercalaire), s'opère une transition insensible qui ajoute à la perfection de l'ensemble.

4. — *DESCRIPTION D'UNE VERTÈBRE TYPE*

Voici venu le moment d'aller examiner de plus près la structure type des vertèbres, c'est-à-dire de rassembler ce qu'elles ont de commun, après avoir souligné ce qui les différencie. En fait, toutes leurs variations s'effectuent à partir d'un même schéma. Pour l'étudier, choisissons par exemple la quatrième lombaire; avec sa voisine du dessous, la fameuse cinquième lombaire, elle défraye couramment la chronique et nous aurons l'occasion de constater plus tard que toutes deux sont souvent victimes de ces « erreurs judiciaires » dont nous avons parlé; c'est dire que notre choix n'est pas entièrement gratuit.

Commençons par survoler cette quatrième lombaire, en faisant abstraction de ses voisines. Vue ainsi, elle montre bien sa structure en deux parties, l'une simple car spécialisée dans la transmission des pressions et donc visant avant tout la solidité et la souplesse; l'autre beaucoup plus complexe, comme constituant le système d'ajustage aux vertèbres limitrophes et de fixation des muscles moteurs (croquis pages 72 et 73).

Une espèce de brique ronde. La première partie est un morceau de cylindre osseux, plein, situé vers l'avant (donc en direction des viscères) et nommé le *corps vertébral.* Il s'agit en fait de la vertèbre proprement dite, élément de base de la colonne, espèce de brique ronde posée sur la vertèbre du dessous et supportant celle du dessus, avec en place de ciment une grosse rondelle élastique : le disque.

L'autre partie, appelée l'*arc vertébral* est implantée à l'arrière du corps vertébral. Elle se compose d'un demi-anneau (ou d'un fer à cheval) osseux qui, adossé à la vertèbre, délimite avec elle un trou, le trou *vertébral;* c'est une des sections du long canal vertébral formé, comme un conduit de cheminée avec ses éléments superposés, par l'empilement de 24 vertèbres; il contient la moelle épinière, véritable câble axial où circulent les transmissions nerveuses, et d'où s'échappent à chaque étage deux nerfs rachidiens, un à droite, l'autre à gauche, par deux trous latéraux situés entre deux vertèbres.

Du travail de précision. C'est ce demi-anneau qui a été façonné avec une précision fantastique, pour servir de support à des pièces destinées à deux usages. D'une part, deux petites colonnes osseuses le traversent verticalement, dépassant vers le haut et vers le bas, qui portent à chacune de leurs extrémités une facette articulaire — soit deux facettes supérieures (droite et gauche) et deux inférieures (droite et gauche), pour s'ajuster aux surfaces homologues des vertèbres du dessus et du dessous : ce sont les *apophyses articulaires,* points d'appui des articulations dites postérieures. D'autre part, l'anneau est hérissé de deux excroissances sur les côtés et d'une à l'arrière, dont nous savons déjà que les unes s'appellent *apophyses* transverses, l'autre *apophyse épineuse :* ces apophyses servent de points d'accrochage aux muscles (croquis page 76).

A quoi comparer l'ensemble? Vu de dos, à un drôle de papillon accroché à une boîte, par l'aspect. Vu de profil, à un avion par la structure : un avion baroque dont le corps vertébral serait le nez (disproportionné et déformé), et où l'anneau tiendrait lieu d'habitacle, avec les apophyses articulaires comme train d'atterrissage et comme antennes, les apophyses transverses en guise d'aile, et l'apophyse épineuse jouant le rôle d'une queue ou plutôt d'un gouvernail de direction surbaissé vers l'arrière. Bien entendu, cette image n'a d'autre intérêt que de vous aider à visualiser la façon dont les différents éléments se situent dans l'espace les uns par rapport aux autres. Pour le reste, il faut revenir à la vérité anatomique. Et ce n'est pas d'aéronautique qu'il s'agit, mais de mécanique humaine.

5 — *DES AMORTISSEURS TRÈS ROBUSTES : LES DISQUES*

Or, comme tout système de type mécanique voué à recevoir des pressions, à subir des heurts, des à-coups, des trépidations, des étirements, celui-ci a besoin d'amortisseurs. Ce sont les *disques,* que nous avons déjà eu l'occasion de mentionner à plusieurs reprises, et

A

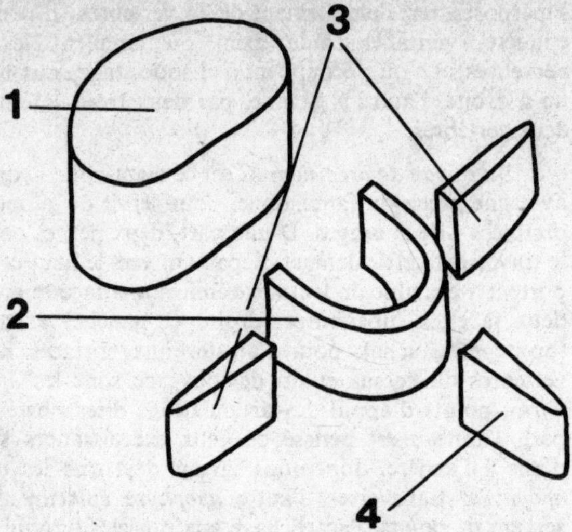

A) *VUE SCHÉMATIQUE D'UNE VERTÈBRE*

Les composants sont séparés et très schématisés :

1) *Le corps vertébral.*
2) *L'arc postérieur.*
3) *Les apophyses transverses droite et gauche.*
4) *L'apophyse épineuse.*

B

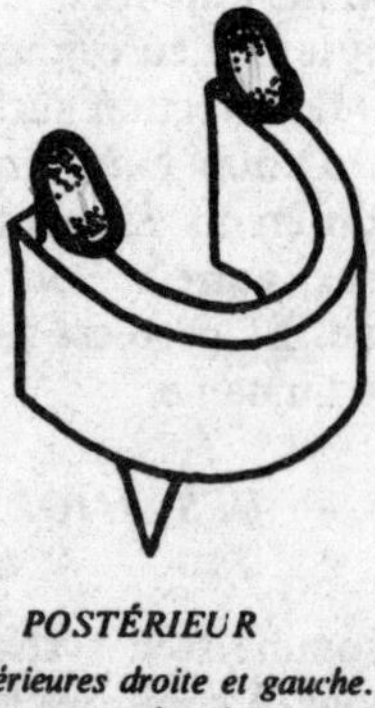

B) *GROS PLAN SUR L'ARC POSTÉRIEUR*

L'arc postérieur avec les apophyses articulaires supérieures droite et gauche. On entrevoit en bas l'apophyse articulaire inférieure gauche, la droite n'est pas visible sur le schéma.

LA VERTÈBRE DÉMONTÉE

C

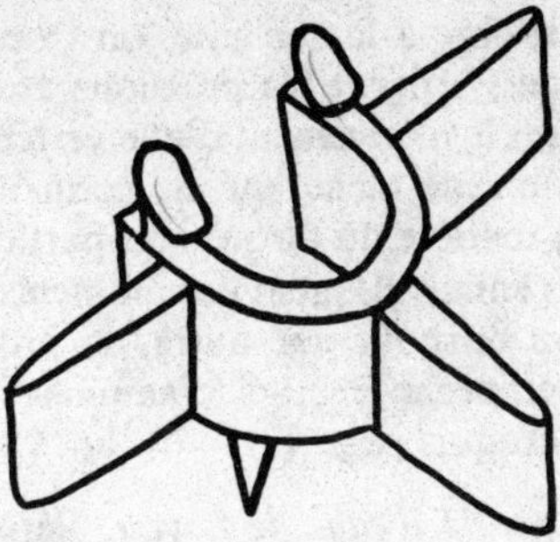

C) *L'ARC POSTÉRIEUR AU COMPLET*

C'est-à-dire équipé des apophyses transverses et de l'apophyse épineuse.

D

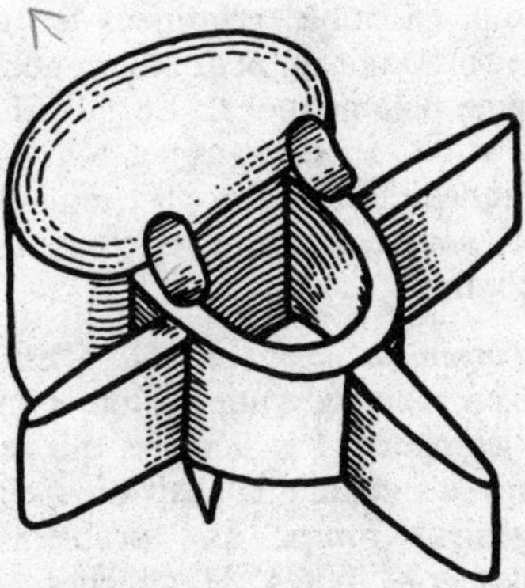

D) *LA VERTÈBRE DÉFINITIVE*

L'arc postérieur et le corps limitent le canal vertébral vertical qui va contenir la moelle et, à la terminaison de celle-ci, la « queue de cheval ».

LA VERTÈBRE REMONTÉE

dont nous savons qu'ils sont placés entre les corps vertébraux, dont ils épousent très exactement la forme. A chaque étage, et pour passer d'une vertèbre à la suivante, on trouve donc un disque qui encaisse les chocs, répartit les pressions et constitue une sorte de rotule permettant le mouvement d'une vertèbre sur l'autre.

C'est là une rude tâche, qui ne connaît guère de répit et qui nécessite que la matière du disque soit particulièrement élastique et résistante. Et les ennuis risquent de commencer précisément lorsque, pour une raison ou pour une autre, se produit une *détérioration du disque* qui empêche celui-ci d'assumer parfaitement son rôle d'amortisseur (croquis page 77).

Un ballon gonflé d'eau : le noyau. Vérifions-le, puisque nous sommes sur place, en examinant le disque qui unit la quatrième lombaire à la cinquième. Nous apercevons en son milieu un noyau central, enchassé dans un anneau fibreux qui, avec le « plafond » qu'est le plateau inférieur de la quatrième lombaire et le « plancher » que représente le plateau supérieur de la cinquième, forme une sorte de logette étanche où le noyau est solidement maintenu. En vertu des privilèges que nous nous sommes conférés, touchons-le, ce « *nucleus pulposus* » — c'est son nom savant; nous le découvrons tout ensemble gélatineux et ferme, déformable et incompressible; on dirait un petit ballon gonflé d'eau qui conserve toujours le même volume global. En fait, il ne retranche rien des pressions qu'il subit. Il les transmet tout au contraire dans leur intégralité à l'anneau fibreux, et c'est celui-ci qui est chargé de les absorber avec souplesse, tout en maintenant solidement les vertèbres au contact.

Un truc d'ingénieur pour l'anneau. C'est que l'anneau fibreux, « *annulus fibrosus* » possède une texture remarquablement conçue pour amortir les chocs. Les lamelles qui le constituent, concentriquement disposées comme la chair d'un oignon, bénéficient d'un « truc » d'ingénieur rompu aux problèmes de résistance des matériaux; elles sont faites de couches superposées de fibres obliques dont l'inclinaison s'inverse d'une couche à l'autre; résultat : lorsqu'une couche se relâche dans les mouvements de torsion, l'autre se tend et assure une résistance maximale.

Là où nous sommes placés, vous pouvez constater à l'œil nu que le disque n'est traversé par aucun de ces vaisseaux sanguins qui constituent le réseau nutritif des tissus. Serait-il condamné à un jeûne éternel? Non, mais il se nourrit grâce au pouvoir osmotique du noyau, par imbibition, à travers des petits pores ménagés dans le plateau des vertèbres. Cela lui fournit la possibilité de se réhydrater rapidement lorsqu'il a perdu un peu de son eau à la suite d'un effort soutenu. Autre particularité remarquable : le disque n'est pas innervé, ce qui le rend insensible à la douleur. Vous pourriez impunément le pincer, le couper, le broyer, sauf dans la partie très superficielle de l'anneau fibreux; encore n'est-ce surtout que dans la section postérieure de celui-ci.

6. — *POUR TENIR L'ENSEMBLE EN PLACE : DES LIGAMENTS*

Reste à maintenir en place tous ces éléments à la fois si complexes, si robustes et si exposés. C'est le rôle du quadruple système de *ligaments* qui enserre fortement l'ensemble de la colonne pour assurer sa protection et son équilibre. A l'avant et sur les côtés, disques et vertèbres sont armurés par le *ligament commun antérieur,* vaste ruban qui se déroule sur toute la longueur du parcours. A l'arrière du corps vertébral passe le *ligament commun postérieur,* beaucoup plus étroit, qui renforce la partie fragile du disque et s'épaissit à son niveau pour lui servir de bouclier. Entre les apophyses articulaires est tendu le *ligament jaune* (il doit sa couleur à une substance, l'élastine), également appelé ligament interapophysaire; élastique, épais, robuste, il tient ainsi fermé le canal vertébral, dont il achève de faire un tube clos. Enfin le *ligament interépineux,* comme son nom l'indique, est déployé entre les apophyses épineuses dont il tapisse les intervalles, jouant un rôle important dans la stabilité de l'ensemble, et d'ailleurs renforcé au niveau des lombes et du dos par un ligament surépineux. De petits ligaments dits intertransversaires, situés latéralement, complètent le système, étonnant d'efficacité.

7. — *POUR MAINTENIR ET ANIMER LE TOUT : LES MUSCLES MOTEURS*

Quelle étrange machine, décidément. Sortis du jargon spécialisé, les mots sont très insuffisants à rendre compte de sa perfection.

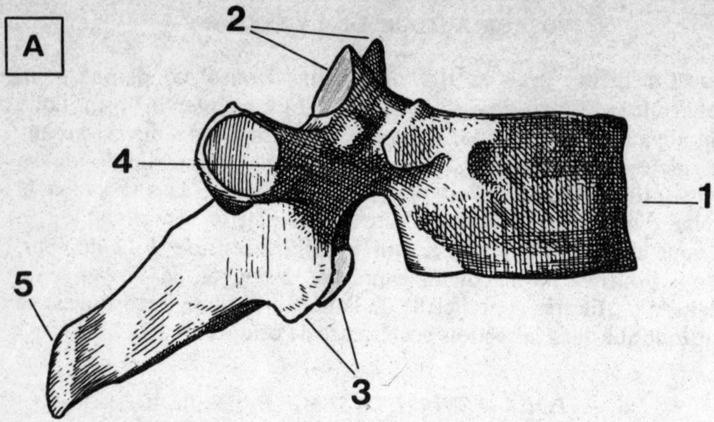

A) *LA VERTÈBRE TELLE QU'ELLE EST (ici c'est une vertèbre dorsale) :*

1) *Le corps vertébral.*
2) *Les apophyses articulaires supérieures. On voit ici la surface articulaire supérieure droite, revêtue de cartilage.*
3) *Les apophyses articulaires inférieures. On aperçoit la surface articulaire inférieure gauche revêtue de cartilage.*
4) *L'apophyse transverse.*
5) *L'apophyse épineuse.*

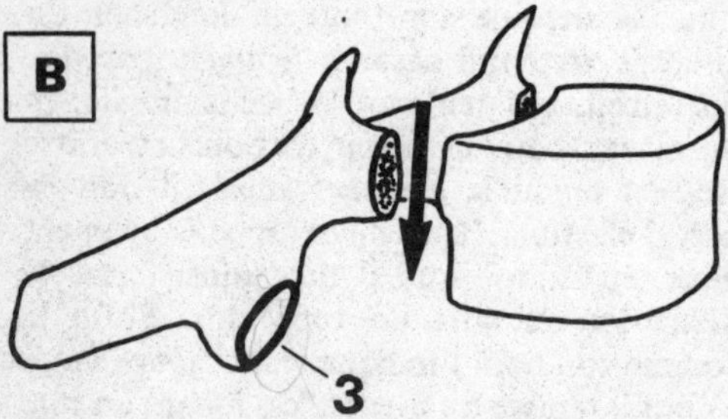

B) *LA MÊME VUE DE TROIS QUARTS AVANT : comme en A, mais avec l'arc postérieur détaché (flèche verticale) : on voit les surfaces articulaires inférieures* (3).

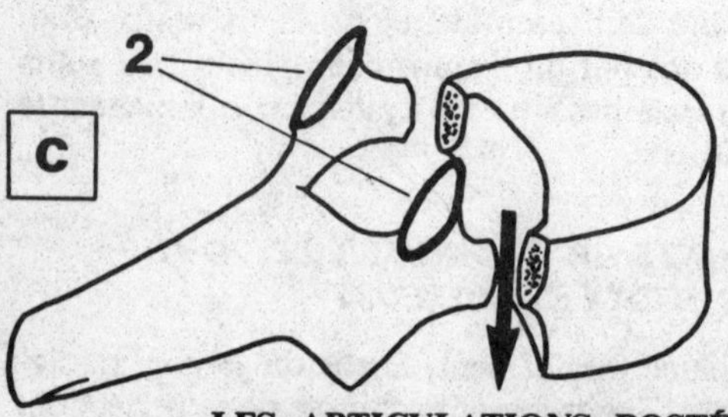

C) *LA MÊME VUE DE TROIS QUARTS ARRIÈRE : on voit les surfaces articulaires supérieures* (2)

LES ARTICULATIONS POSTÉRIEURES

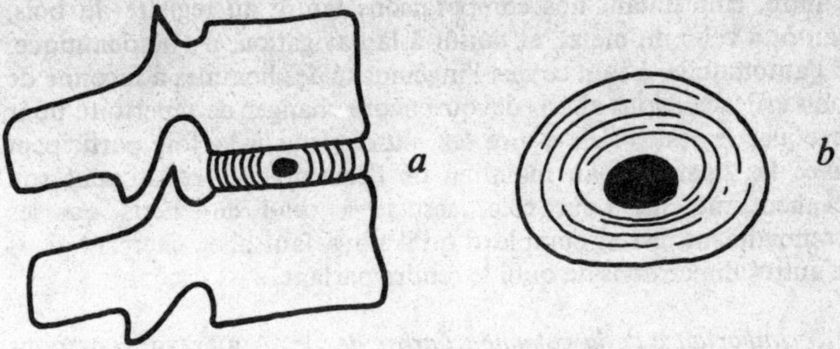

DISQUE NORMAL

a) *Vu en coupe.* b) *Vu de dessus.*

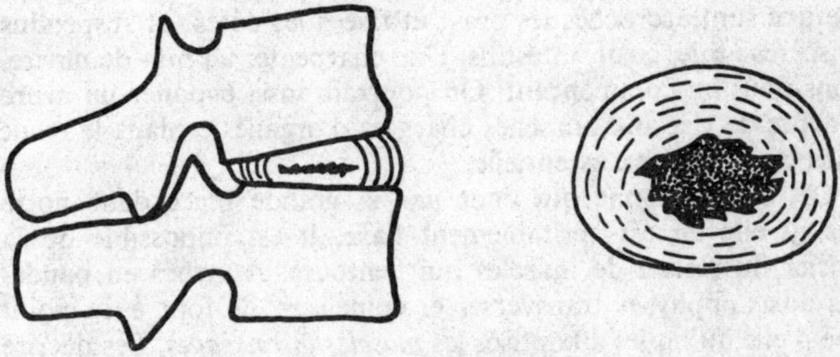

LA DÉTÉRIORATION DISCALE

— l'anneau fibreux se fissure ;
— le noyau gélatineux se déshydrate et se fragmente.
Le disque ne remplit plus son rôle d'amortisseur parfait.
Cela retentit sur les articulations postérieures qui ne fonctionnent plus en bon équilibre.
Cet état est généralement bien toléré mais peut être source de douleur.

Voilà pourquoi nous sommes obligés de passer d'un vocabulaire à l'autre, empruntant nos comparaisons tantôt au registre du bois, tantôt à celui du métal, et tantôt à la navigation, à l'aéronautique, à l'automobile, à tout ce que l'ingéniosité des hommes a façonné de plus efficace. Nous allons devoir encore changer de répertoire pour évoquer le reste, c'est-à-dire les *muscles* qui à la fois participent avec les ligaments au maintien de l'ensemble et constituent son élément moteur. Leur rôle, associé à celui des nerfs qui les commandent, est si complexe qu'il nous faut aller chercher dans d'autres dimensions de quoi le rendre parlant.

Importance de la colonne : l'arbre de vie. Auparavant, prenons conscience davantage encore de l'importance éminente de la colonne, et pour cela contemplons-la dans toute sa splendeur, c'est-à-dire en relation avec les parties du corps qu'elle soutient. Nous avons vu qu'elle porte la tête, cette cabine de pilotage où sont toute connaissance et toute dignité humaines. Mais regardez : c'est aussi à elle que sont accrochés les bras; et fixées les côtes; et suspendus les viscères : foie, cœur, intestins. Une charpente, un mât de navire, disions-nous en commençant. On pourrait aussi évoquer un arbre — l'arbre de vie, aux branches chargées d'organes et dans le tronc duquel circule la sève essentielle.

Or, cette colonne qui tient une si grande place dans notre corps qu'elle en est véritablement l'axe, il est impossible de la dissocier du réseau de muscles qui l'entoure. Attachés en bandelettes aux apophyses transverses et épineuses, ils font à ce point partie d'elle qu'on les a baptisés les *muscles intrinsèques*. Les décrire par le menu dépasserait les limites de cet ouvrage. Mais vous pourrez vous faire une idée de leur fonctionnement en évoquant des haubans réglables, qui s'entrouvrent à la demande, les uns courts afin d'agir directement, les autres longs, qui opèrent à distance. En fait, ce sont les moteurs de la colonne. Moins pour assurer ses mouvements actifs — si ce n'est l'extension et, partiellement, la rotation — que pour garantir sa stabilité, sa résistance aux efforts et son adaptation continue aux différentes postures qui lui sont demandées.

Un merveilleux ordinateur : le système nerveux. C'est ici qu'il faut faire intervenir un nouveau terme de comparaison · l'électronique. Tout se passe en réalité comme si la colonne était gouvernée par un merveilleux ordinateur, la moelle épinière, qui à tout moment lui communique les impulsions nécessaires pour répondre aux besoins conscients et surtout inconscients du corps (croquis pages 79 et 81). Dans le monde imaginaire où nous avons entrepris ce voyage autour de la colonne, nous pouvons voir celle-ci qui se meut en permanence dans une espèce de ballet-réflexe, pivotant, fléchissant et se pliant par touches le plus souvent imperceptibles. Tenez : la voici qui se met en position de permettre de soulever un fardeau. A présent, elle se fixe comme un solide tuteur grâce auquel les bras vont pouvoir développer leur action la plus efficace. Je m'assois pour écrire : elle prend l'attitude ad hoc et l'ajuste en corrections infinitésimales à mesure que ma plume court de gauche à droite à travers la page, puis revient au début de la ligne suivante.

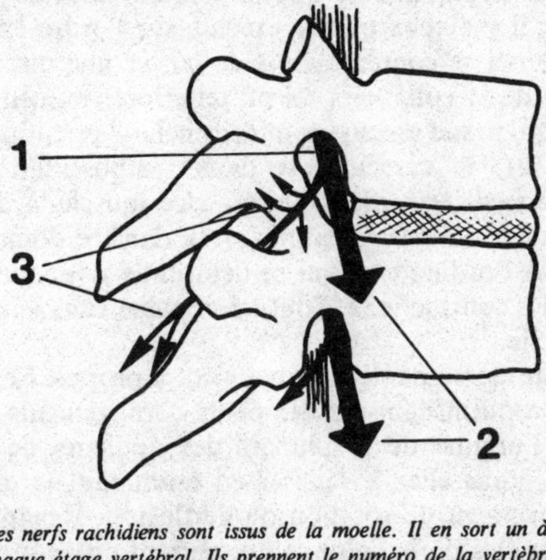

LES NERFS RACHIDIENS

Les nerfs rachidiens sont issus de la moelle. Il en sort un à gauche et un à droite à chaque étage vertébral. Ils prennent le numéro de la vertèbre située au-dessous d'eux dans la colonne cervicale ou au contraire le numéro de la vertèbre du dessus dans la colonne dorsale et lombaire. Ils sont composés de fibres sensitives transmettant les sensations et de fibres motrices qui commandent aux muscles. Chacun d'eux assure l'innervation d'un secteur de peau déterminé (son dermatome), mais deux, trois nerfs ensemble assument l'innervation (la commande) d'un muscle donné. On voit ici un des nerfs rachidiens à sa sortie de la colonne par le trou de conjugaison (1). *Puis il se divise en une grosse branche antérieure* (2) *destinée aux bras, aux jambes, à la partie avant du tronc (peau, muscles, os) et une petite branche postérieure* (3). *Cette dernière contourne l'articulation postérieure, collée à elle. Elle a un rôle très négligé mais très important dans les douleurs de dos car elle innerve non seulement ces articulations vertébrales, mais aussi les muscles de la colonne, et la peau du dos, du sommet du crâne au coccyx*

Ces impulsions circulent naturellement grâce aux terminaisons nerveuses. Des organes comme les capsules des articulations postérieures et les ligaments vertébraux en sont richement pourvus. Mais ici une nouvelle surprise nous attend : c'est la façon dont fonctionne ce réseau. Il est fait pour l'essentiel d'appareils détecteurs de pression et d'étirement, comme autant de micro-sismographes qui à la moindre alerte expédient un message ultra-rapide en direction de la moelle : et celle-ci envoie aussitôt sa réponse, par la mise en route instantanée de la contraction du nombre exact de fibres musculaires nécessaires pour assurer la position ou l'effort demandé.

Sous le signe absolu de l'automaticité. Le cerveau ne peut-il donc intervenir pour ordonner des mouvements? Si, bien sûr : à côté des innombrables déplacements que la colonne effectue sans que nous y pensions, il y a ceux qu'elle exécute sur l'ordre exprès du cerveau. Mais celui-ci se contente alors de lancer une directive globale : préparation de la colonne à tel ou tel effort; immédiatement c'est la moelle qui prend en charge et déclenche l'exécution de l'ordre. Autrement dit, le cerveau est dans l'impossibilité de s'adresser individuellement à ce muscle-ci ou à ce muscle-là de la colonne, comme il le fait pour les membres. Il a, dans ce domaine, délégué ses pouvoirs à l'ordinateur, qui se débrouille pour faire le détail et harmoniser les contractions. Tout ici se passe sous le signe absolu de l'automaticité.

Cette automaticité est fondamentale pour notre propos, c'est-à-dire la compréhension du mécanisme des petits dérangements vertébraux qui sont à l'origine de la plupart des douleurs de dos dont nous souffrons. Vous allez le réaliser en examinant la façon dont s'opère un mouvement de rotation ou de flexion. Regardez : ce ne sont pas les muscles de la colonne qui entrent en action; ce sont les muscles obliques de l'abdomen pour une torsion du tronc; c'est l'ensemble des muscles abdominaux, opérant en contraction simultanée, dans le cas d'une flexion. Quant aux muscles vertébraux, ils n'interviennent directement que s'il s'agit de redresser la colonne. En revanche, ils contribuent de façon permanente au bon équilibre général — à ce qu'on pourrait appeler la bonne tenue de route de la machine humaine.

Que se passe-t-il en effet lorsque se déclenche, par exemple, un

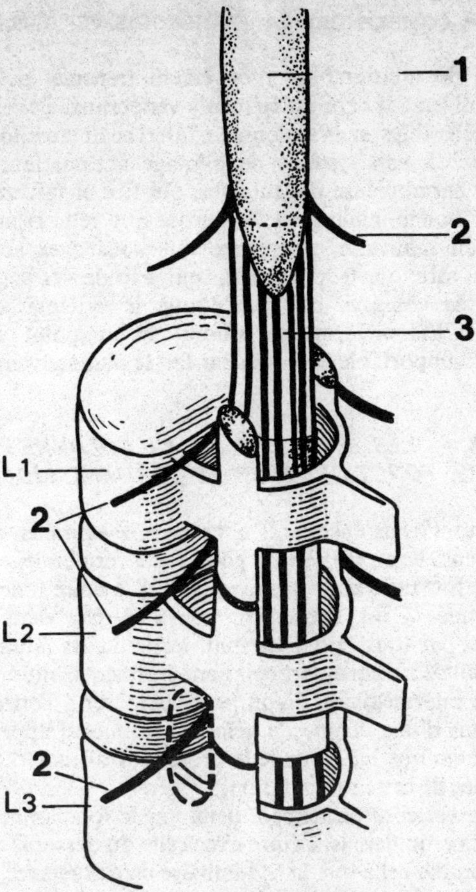

PARTIE INFÉRIEURE DE LA MOELLE ÉPINIÈRE ET « QUEUE DE CHEVAL »

La moelle (1) est contenue dans le canal vertébral. Elle s'arrête au niveau de la 2e vertèbre lombaire. Ici, elle est arrêtée plus haut pour la commodité du schéma.
Les nerfs rachidiens naissent de chaque côté de la moelle et à chaque étage il en sort un à droite un à gauche (2) par le trou ou canal de conjugaison.
Mais les nerfs rachidiens naissent de la moelle plus haut que le niveau où ils sortent de la colonne. Ainsi ceux qui vont sortir au niveau lombaire, sacré et coccygien forment à la partie inférieure de la moelle un paquet qui ressemble à une « queue de cheval » d'où le nom qui a été donné à cette formation (3).
L1 = Première vertèbre lombaire.
L2 = Deuxième vertèbre lombaire.
Entre les deux, par le trou de conjugaison, sort le premier nerf rachidien lombaire.
Entre les deux vertèbres, le disque L1-L2

mouvement de rotation? Ce mouvement transmet des pressions intenses au niveau de certains éléments vertébraux. Et ces pressions seraient intolérables si la colonne n'intervenait aussitôt pour les répartir grâce à son système de pilotage automatique, par une contraction harmonieuse des muscles, qui fixe et fait travailler les vertèbres en bonne intelligence. Supposez que cette répartition des pressions soit mauvaise, soit parce que vous avez accompli un mouvement raté ou trop violent, qui excède les capacités de réponse de la colonne, soit parce que le système amortisseur présente une lésion. Alors se produit .en un point donné une contrainte insupportable et la douleur fait le plus souvent irruption.

8. — *LES MAILLONS DE LA COLONNE : UNITÉ FONCTIONNELLE ET SEGMENT MOBILE*

Est-ce tout? Pas encore. Il nous reste à assimiler une notion devenue essentielle en matière de pathologie vertébrale, et qui donc va nous être fort utile pour la suite : celle d' « unité fonctionnelle » de la colonne. C'est l'ensemble constitué par deux vertèbres adjacentes et par tout ce qui les unit, les joint, les fait se mouvoir l'une sur l'autre : disque, articulation, ligaments, muscles. Et cet appareillage intermédiaire, qu'on peut comparer à l'étrier qui unit deux maillons d'une chaîne de vélo, est lui-même appelé *segment mobile*, du nom que lui a donné le professeur allemand Junghanns qui a eu l'idée de cette présentation.

Chaque vertèbre participe à deux unités fonctionnelles : l'une avec sa voisine du dessus, l'autre avec celle du dessous. Si l'on fait entrer en compte celle que la 5e lombaire constitue avec le sacrum, il y a 24 unités fonctionnelles — autant que de vertèbres — et 24 segments mobiles. Mais l'assemblage que forment l'Atlas et l'Axis est, nous l'avons vu, différent; il n'a pas de disque. Aussi est-il préférable de ne considérer que 23 segments.

Ce concept, bien sûr, est simplificateur : c'est sa raison d'être. Il ne faut pas le prendre au pied de la lettre : à trop décomposer le mouvement, on le nie. C'est ce qu'a si bien mis en évidence le père de toute dialectique, Zénon d'Elée.

Aussi convient-il, face à cette unité fonctionnelle de type biomécanique, de ne jamais oublier l'essentiel : l'intégralité de la colonne en vie, ce miracle de continuité souple que nous avons essayé d'entrevoir, et sans l'évocation duquel toute description reste artificielle.

Mais ce rappel fait, convenons que le schéma d'unité fonctionnelle est très opératoire. C'est en effet dans le mauvais fonctionnement des segments mobiles, par lésion, qu'il faut aller chercher, et traiter, la quasi-totalité des douleurs vertébrales de caractère mécanique, celles qui nous intéressent ici.

Du même coup, cette notion développe une autre vertu, d'ordre pédagogique celle-là. Grâce à elle, nous allons pouvoir examiner sous un jour nouveau les mouvements de chaque région vertébrale, ainsi que ceux de la colonne dans son ensemble. Les uns et les autres sont en effet le produit complexe des mini-mouvements enregistrés dans chaque unité fonctionnelle, ou pour être plus précis dans le segment mobile de celle-ci. Il nous est désormais possible d'y aller voir de plus près, en regardant ce qui se passe, au niveau de l'unité fonctionnelle, pour chacun des types de mouvements que nous nous étions bornés jusqu'ici à évoquer en termes généraux. Et les différences de mobilité que nous avons constatées d'une région à l'autre, nous allons désormais pouvoir les expliquer, et les comprendre (croquis pages 84 et 85).

Ce qui nous empêche de nous enrouler comme une chenille. Dans le mouvement de *flexion* qu'opère la colonne en s'inclinant, il est facile de saisir qu'au sein d'une unité fonctionnelle les deux vertèbres considérées se rapprochent vers l'avant et bâillent au contraire vers l'arrière. Ce faisant, le noyau du disque se déplace légèrement d'avant en arrière, tandis que les articulations postérieures glissent l'une sur l'autre en s'écartant. Ces mouvements de flexion, nous l'avons vu, sont libres à tous les étages de la colonne, mais pas au point de permettre au corps humain de s'enrouler comme celui d'une chenille. C'est qu'ils sont limités par trois des quatre éléments ligamentaires : le ligament commun postérieur, le ligament jaune et les ligaments interépineux, ceux-ci s'opposant plus particulièrement à l'écartement excessif des vertèbres en arrière.

Dans le mouvement d'*extension,* qui consiste à redresser la colonne d'avant en arrière, les choses se passent exactement à l'inverse pour le segment mobile, ce qui n'a rien d'étonnant

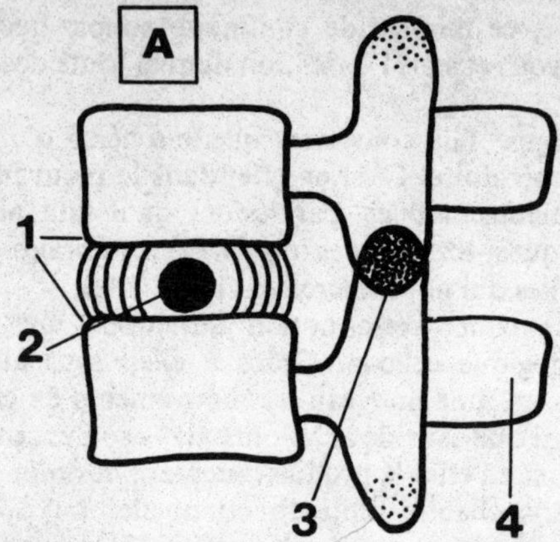

A) *SEGMENT VERTÉBRAL EN POSITION NORMALE*
1) *Bords antérieurs du plateau vertébral.*
2) *Noyau du disque.*
3) *Articulation postérieure.*
4) *Apophyse épineuse.*

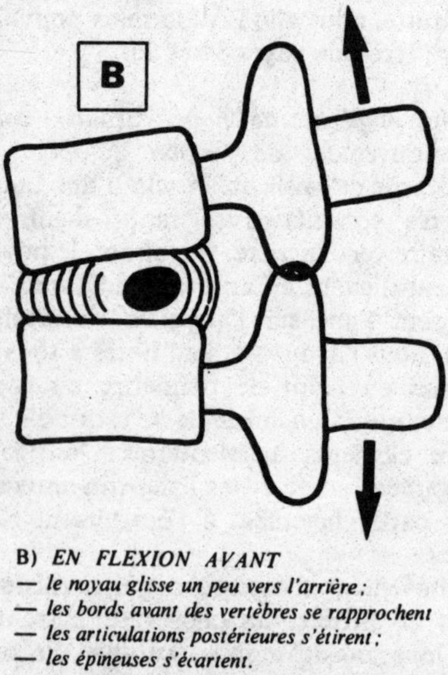

B) *EN FLEXION AVANT*
— *le noyau glisse un peu vers l'arrière ;*
— *les bords avant des vertèbres se rapprochent*
— *les articulations postérieures s'étirent ;*
— *les épineuses s'écartent.*

C

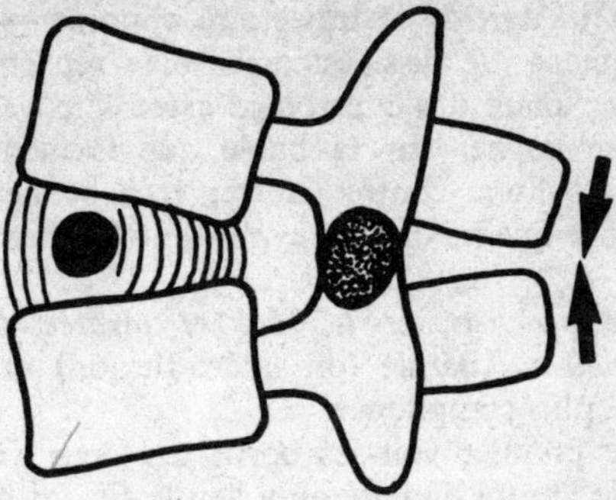

C) *EN EXTENSION (la colonne penchant en arrière)*

C'est l'inverse :

— le noyau glisse un peu vers l'avant ;

— les bords avant des vertèbres s'écartent ;

— les articulations postérieures se resserrent ;

— les épineuses se rapprochent.

D

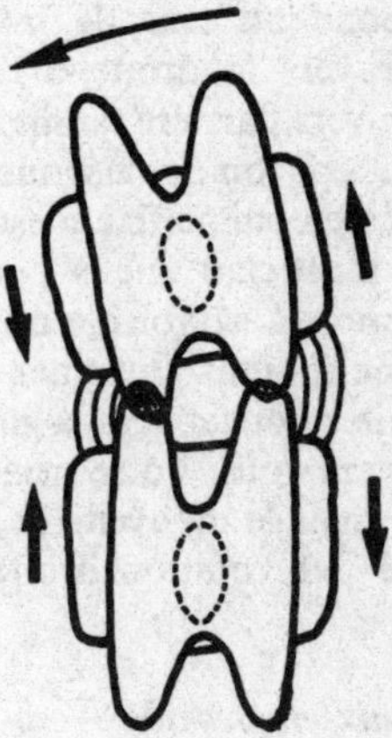

D) *EN LATÉRO-FLEXION*

Inclinaison laterale de la vertèbre supérieure vers la gauche :

— les bords droits des corps vertébraux s'écartent, les gauches se rapprochent ;

— les articulations gauches convergent, les articulations droites divergent.

LES MOUVEMENTS D'UN SEGMENT VERTÉBRAL

puisqu'il s'agit de la trajectoire opposée — sinon symétrique. Ce mouvement lui aussi est assez bien réparti sur l'ensemble de la colonne, mais il s'interrompt assez vite vers l'arrière; c'est qu'il vient se cogner sur la butée que forment les deux apophyses épineuses l'une contre l'autre; et il se heurte par ailleurs à la résistance que lui oppose le puissant ligament commun antérieur.

Se pencher sur le côté et pivoter. Avec les mouvements d'*inclinaison latérale* (ou latéro-flexion) et de *rotation*, l'affaire devient plus compliquée.

Le premier voit les bords des deux vertèbres se rapprocher l'une de l'autre du côté où a lieu la flexion (à gauche si vous vous penchez vers la gauche; à droite si c'est vers la droite) et s'écarter simultanément de l'autre côté.

Quant à la rotation, elle est définie comme étant le mouvement pivotant qu'accomplit la vertèbre du dessus par rapport à celle du dessous, supposée fixe. Et qu'arrive-t-il dans ce cas? On voit se déplacer vers l'arrière celle des deux apophyses transverses qui correspond au sens de la rotation. Si par exemple il s'agit de tourner vers la droite, c'est l'apophyse transverse droite qui se déplace vers l'arrière tandis que l'apophyse gauche avance d'autant.

Cette façon de raisonner par rapport à la vertèbre sous-jacente considérée comme fixe n'est, bien sûr, qu'une commodité. Dans la réalité, il est clair que ce peut être elle qui, au contraire, se déplace par rapport à sa voisine du dessus, dans l'autre sens, pour arriver au même résultat. Imaginez-vous assis sur une chaise pivotante que vous faites bouger vers la gauche en essayant de conserver le regard fixé devant vous. Votre tronc, vos fesses et vos jambes tourneront à gauche mais le mouvement obtenu sera le même que si vous aviez effectué une rotation droite du cou et du dos, les fesses restant fixes.

Deux mouvements qui n'en font qu'un. En voulez-vous une illustration saisissante? Livrez-vous au petit exercice que voici. Commencez par tourner la tête vers la droite, le plus loin possible, comme pour regarder par-dessus votre épaule en arrière, sans bouger le tronc. C'est fait? A présent, revenez à la position normale puis inclinez votre tête sur votre épaule droite, en conservant toujours le tronc immobile, mais cette fois en regardant bien devant vous. Naturellement, vous êtes convaincu d'avoir exécuté là deux mouvements bien différents, n'est-ce pas? Votre perception vous le dit, votre bon sens vous le confirme. Eh bien, l'un et l'autre se trompent! C'est du même mouvement combinatoire qu'il s'agit dans les deux cas, du moins pour la quasi-totalité des vertèbres cervicales intéressées, c'est-à-dire de la deuxième à la septième! La différence vient des deux vertèbres supérieures : dans le premier cas l'Atlas tourne à droite sur l'Axis et fait pivoter la tête vers l'arrière; dans le deuxième, il tourne à gauche et maintient la visée de face.

Surtout, c'est par facilité pédagogique qu'on décrit ces deux types de mouvements, latéro-flexion d'une part, rotation de l'autre, comme dotés d'une réalité à la fois indépendante et précise. En fait, ils sont toujours liés, même quand vous avez l'impression de n'effectuer que l'un d'entre eux.

Des facettes bien orientées. La mobilité en rotation et latéro-flexion n'est pas seulement complexe et mettant en jeu une coordination particulièrement précise des muscles. Elle est aussi très variable d'un étage à l'autre. Nous l'avions constaté au passage. Nous pouvons à présent nous faire une idée de la nature de ces différences. Bien sûr, l'épaisseur des disques compte : plus celle-ci est importante par rapport à la hauteur des corps vertébraux, plus la mobilité potentielle d'ensemble est grande. Mais c'est aussi la forme et l'orientation des facettes des articulations postérieures qui entrent en jeu. Elles déterminent l'amplitude et la direction des mouvements possibles, et cette définition change selon les étages.

Considérez un moment la façon dont les verres de vos lunettes de soleil sont orientés par rapport à votre visage. Elles s'inscrivent dans ce qu'on appelle un plan frontal. Or c'est ainsi que sont disposées les facettes des vertèbres cervicales et dorsales. Il s'ensuit pour elles une grande liberté de mouvement puisqu'elles glissent les unes sur les autres sans rencontrer d'obstacle, en balayant un horizon très large. Avec toutefois une réserve importante en ce qui concerne les vertèbres dorsales : leur possibilité d'action est considérablement limitée par la présence des côtes qui viennent s'attacher sur elles.

Voyez à présent comment sont attachées vos oreilles. Symétriquement obliques par rapport à votre visage, elles se trouvent dans un plan dit « sagittal » (qui a la forme d'une flèche, du latin sagitta). C'est aussi un plan sagittal qui commande l'orientation des facettes postérieures de la région lombaire, et cette position leur définit un champ d'action si étroit que tout mouvement de flexion ou rotation en devient pratiquement impossible.

9. — *UNE NOTION CLÉ : LA SOLIDARITÉ FONCTIONNELLE DES ÉLÉMENTS DE L'UNITÉ VERTÉBRALE*

Résumons-nous. Au terme de cette exploration, les fonctions des différents éléments du segment mobile apparaissent maintenant bien définies et, je l'espère, bien claires pour vous. C'est grâce au disque faisant rotule que peuvent s'accomplir les mouvements. C'est par les muscles, eux-mêmes obéissant aux messages transmis par les nerfs issus de la moelle épinière, que ces mouvements sont commandés. C'est par les ligaments qu'ils sont freinés. Enfin c'est par les articulations postérieures qu'ils sont guidés et limités. Tout cela, répétons-le, dans l'harmonie indicible de la vie, qui se moque des classifications.

Cette harmonie profonde, et de tous les instants, a une conséquence évidente : la *solidarité fonctionnelle* des éléments de l'unité vertébrale. Ils jouent si intimement entre eux que la moindre lésion de l'un retentit obligatoirement sur les autres. Si le disque, ou l'articulation, ou un ligament se trouve abîmé, cela ne concerne pas que ce ligament, cette articulation, ce disque : leur dégradation affecte le mécanisme général du segment et la répartition équitable des contraintes sur chacune de ses composantes. Encore une notion essentielle, et sur laquelle nous aurons l'occasion de revenir longuement pour éclairer certains aspects déterminants de notre enquête.

Voilà. Ce long voyage autour de la colonne est terminé. Pas trop fatigués? Tant mieux. Car à présent une rude tâche nous attend : nous allons avoir à nous battre contre une légion d'idées reçues.

La perfection même du système qui permet à la colonne de gérer en permanence les mouvements conscients et inconscients du corps suffirait à expliquer qu'elle puisse de temps à autre connaître des ratés : on est même en droit d'admirer qu'il ne s'en produise pas davantage. Ces anicroches petites et grandes ressemblent étrangement aux pannes qui affectent un ensemble mécanique, en automobile par exemple. Il y a celles dont tout le monde parle et auxquelles tout le monde pense : un delco qui défaille, des vis platinées qui divorcent, un carburateur qui étouffe ou un joint de culasse évanescent. Et puis il y a les autres : les invisibles, les vicieuses, les toujours imprévues, celles qu'il faut aller chercher là où on ne les attendait pas. C'est par les premières que, commençant par le plus évident, nous allons ouvrir cette enquête.

IV

LA BANDE DES QUATRE

Quatre phénomènes sont traditionnellement désignés comme responsables des douleurs de dos communes :

1) *On incrimine surtout le* disque, *dont le noyau, en rompant partiellement ou complètement l'anneau qui l'entoure, peut provoquer, à la partie postérieure (seule innervée) de celui-ci, soit un* blocage intradiscal *susceptible de se traduire par un* lumbago, *soit une* hernie discale *qui, venant au contact du nerf rachidien, produit dans certains cas, selon la région, tantôt une* sciatique *(irritation du nerf qui innerve la face postérieure de la jambe), tantôt une* cruralgie *(nerf de la face antérieure de la cuisse), tantôt, mais plus rarement, une* névralgie cervico-brachiale *(nerf du cou). Les méfaits du disque ne sont que trop réels mais on les a considérablement amplifiés. L'équation « disque abîmé = douleur » n'est pas forcément exacte, il s'en faut, et bien des disques que les radiographies montrent abîmés sont parfaitement indolores. De toute façon, les avatars du disque ne peuvent rendre compte que de certaines souffrances lombaires, de certains problèmes cervicaux.*

2) L'arthrose *est le deuxième grand accusé. Pourtant ce phénomène naturel, dû au vieillissement et à l'usure du cartilage articulaire (d'ailleurs très variables selon les individus)*

n'est rien de plus qu'une rouille *qui enraidit les segments et donc peut faciliter les coincements intervertébraux — si on laisse s'ankyloser la colonne faute d'exercice — mais qui n'est pas directement responsable de la souffrance, sauf rares poussées inflammatoires. Quant aux fameux* becs de perroquet, *qui apparaissent spectaculairement sur les radiographies, ils ne lèsent aucun nerf et sont, en dépit d'une légende tenace, tout à fait inoffensifs.*
3) Les troubles statiques de la colonne *sont également pris à partie : dos rond des adolescents ou des vieillards, dos plat, lombes trop cambrés, colonne incurvée latéralement (scoliose), membres de longueur inégale faisant s'incliner le bassin, insuffisance de musculature, ou anomalies dites « transitionnelles » qui sont de menus défauts de fabrication. Là encore, il s'agit de phénomènes qui, s'ils peuvent favoriser des dérangements intervertébraux générateurs de souffrances, ne sont pas, sauf exception, douloureux par eux-mêmes.*
4) Le psychosomatique, *enfin, est appelé en renfort chaque fois qu'une douleur de dos semble inexplicable. Il y a des douleurs d'origine purement psychosomatique : elles sont rares. Pour le reste, le facteur psychique peut contribuer à abaisser* le seuil de tolérance d'un individu *et le rendre sensible à un problème vertébral anodin qui, chez un autre, passerait inaperçu. C'est tout.*

Commençons l'enquête en ouvrant le dossier des lésions habituellement considérées comme les causes des douleurs vertébrales *communes*. Ce mot, en médecine, précise que nous excluons de notre propos les lésions de type inflammatoire, infectieux ou tumoral : affections rhumatismales vraies (c'est-à-dire en dehors de l'arthrose qui. elle, sera étudiée); les abcès tuberculeux — mal de Pot — ou dus à d'autres microbes; enfin tumeurs bénignes ou malignes. Ces atteintes, quoique rares, existent; elles font obligation au médecin d'y penser et de chercher à en éliminer l'hypothèse par un examen bien conduit; mais elles relèvent d'une autre approche que celles dont nous traitons ici. De même, nous nous abstiendrons de parler des lésions dues à des traumatismes graves, telles que la fracture; elles aussi sortent de notre sujet, qui est à la fois plus modeste et plus vaste.

En somme, nous ne nous intéressons ni aux crimes, ni aux accidents, qui restent heureusement l'exception, mais bien aux innombrables délits de droit commun que sont les atteintes du mal de dos quotidien. Et comme vous allez le constater, le problème n'est pas si simple.

Pourtant, si l'on s'en tient aux idées ordinairement admises dans ce domaine, tout est facile. Les délinquants sont connus, fichés, surveillés et incriminés à la première alerte. Les délinquants? Oui. On en dénombre classiquement quatre, qui font les quatre cents coups aux porteurs de colonne que nous sommes. Ce sont, avec des responsabilités inégales : les lésions du disque, l'arthrose, les troubles statiques, les causes psychiques.

1. — *PREMIER ACCUSÉ TRADITIONNEL : LE DISQUE*

Puisque nous avons décidé de reprendre l'enquête à zéro, nous avons le devoir de ne pas nous laisser impressionner par la mauvaise réputation de cette « bande des quatre ». Sans idées préconçues nous allons examiner à nouveau le cas de chacun de ses membres en nous demandant ce qu'il est légitime de leur attribuer comme responsabilité dans les douleurs de dos, ce qui l'est moins, et ce qui ne l'est pas du tout — entendez les phénomènes que ces quatre séries d'hypothèses laissent inexpliqués.

Voici pour commencer, la grande vedette des tribunaux vertébraux : le disque. Ah, ce disque! Depuis plus de trente ans, il est peu de recherches sur la douleur vertébrale où il n'apparaisse pas comme le présumé coupable. Ses moindres dissipations font beaucoup de bruit, et il existe une « discologie » vertébrale presque aussi nourrie que l'autre, bien qu'il ne s'agisse ni de la même sorte de musique ni du même genre de chansons.

Le disque, avec son noyau gélatineux et son anneau fibreux, est constitué en coupe un peu à la manière d'une tranche d'œuf dur où le jaune serait une sorte de bille. Nous avons découvert, au chapitre précédent, à quel point ses éléments sont agencés pour lui assurer une résistance maximum, et lui permettre d'assurer le rôle d'amortisseur qui est le sien.

Pourtant, il présente un point faible : sa partie arrière ; la relative fragilité de celle-ci vient de ce que le noyau — le jaune d'œuf — n'est pas exactement placé au centre du dispositif, mais se trouve quelque peu décalé vers l'arrière, si bien que l'anneau qui l'enserre — le blanc — en est à cet endroit d'autant moins épais. En outre, les fibres de l'anneau sont, dans cette région, moins solidement implantées sur les vertèbres. Par ailleurs, c'est cette zone postérieure du disque, et elle seule, qui est innervée, c'est-à-dire sensible, et cela dans la couche toute superficielle de l'anneau fibreux. Enfin, c'est en arrière du disque que passent les racines nerveuses issues de la moelle.

Or, des contraintes particulièrement vives s'exercent là, principalement à la région lombaire basse. Comme nous le savons déjà, les mouvements de flexion en avant de la colonne, générateurs de pressions intenses, ont pour effet de faire bâiller les vertèbres vers l'arrière tout en chassant violemment le noyau dans la même direction. Autrement dit, des forces puissantes donnent l'assaut de façon répétée en un point de moindre résistance et de vive sensibilité. C'est une sorte de talon d'Achille de la colonne !

Quand le jaune envahit le blanc. Comment s'étonner, dans ces conditions, si le disque est parfois le héros de mésaventures cruelles ? (croquis pages 100 et 101). Des fissures se produisent à la partie postérieure de l'anneau, qui s'amincit et se fendille très tôt avec les années. Elles restent sans conséquence neuf fois sur dix. Mais il arrive qu'à la faveur d'un effort violent, ou à la suite d'efforts répétés, et notamment en flexion, un fragment du noyau lui-même détérioré s'introduise dans une de ces infractuosités et l'agrandisse en faisant pression sur elle : le jaune pénètre le blanc et le sectionne progressivement à la manière d'un coin. Est-ce suffisant pour faire problème ? Pas forcément. Ce fragment migrateur peut rester inoffensif, comme il peut déchaîner la douleur à la suite d'un geste banal. La partie se joue au millimètre près, selon que la zone innervée, c'est-à-dire les fibres superficielles de l'anneau, est atteinte ou non. Quand cela se produit, on voit celles-ci bomber vers l'arrière en s'étirant, si bien qu'elles font pression sur le ligament postérieur, lui-même très riche en fibres nerveuses, et c'est la crise aiguë.

Un verrouillage musculaire de défense. Aussitôt on assiste à la mise en œuvre de tout un système d'alarme par le signal qu'est la douleur. Les muscles de la colonne ou muscles para-vertébraux se contractent intensément et deviennent aussi durs que du bois, comme pour former un bouclier qui protégera — partiellement — le segment lésé des mouvements douloureux. Mais, simultanément, le fragment de noyau responsable est bloqué dans sa mauvaise position par ce véritable verrouillage musculaire de défense. Extraordinaire riposte à l'agression, qui met en évidence le rôle de la douleur. Elle crie « voilà l'ennemi », et la garnison se met en situation de défense.

La portée de ce cri dépasse d'ailleurs la zone directement intéressée : les tissus voisins de la partie postérieure non déchirée de l'anneau fibreux reçoivent par l'intermédiaire de celle-ci la pression qui est à l'origine du mal. Très innervés et très vascularisés, donc très irritables, ils se congestionnent et deviennent également douloureux. C'est l'apogée de la crise. Puis le gonflement diminue peu à peu. La contracture se relâche, le fragment de noyau responsable perd de son agressivité, se déshydrate et s'amenuise, devient par conséquent moins gênant, finit par se faire oublier. La douleur se tait, l'accalmie vient, *le blocage intradiscal* qui a provoqué un *lumbago* ne sera bientôt plus qu'un mauvais souvenir.

La fameuse hernie discale. Les choses peuvent en rester là et la fissure ne jamais déchirer complètement l'anneau : il y a encore du blanc entre le jaune d'œuf et l'extérieur. Mais la fissure peut aussi se propager jusqu'au bout, laissant le jaune s'échapper. Que se passe-t-il alors? C'est la fameuse *hernie discale* qui voit le fragment de noyau émerger à la surface du disque, où il figure comme un petit pois de quelques millimètres. Et si cette hernie se produit à la partie postérieure, il ira dans le canal vertébral, au contact du nerf rachidien qui, nous le savons, sort de la colonne à ce niveau. Alors s'installe par compression et irritation de ce nerf une douleur — suraiguë : tout l'orchestre se déchaîne, toutes les sirènes d'alarme — qui le plus souvent se propage au long du nerf *sciatique* innervant la partie postérieure de la jambe, mais qui peut intéresser aussi à un autre étage le nerf *crural*, sur la partie antérieure de la cuisse, voire concerner beaucoup plus rarement, un nerf du cou et provoquer une *névralgie cervico-brachiale discale.*

Il serait inexact d'attribuer à la seule compression du nerf la responsabilité de la douleur. Celle-ci est avant tout la conséquence de l'irritation, de l'inflammation de la racine nerveuse. C'est ce qui explique pourquoi la mise au repos au lit est indispensable à la guérison des sciatiques discales : elle supprime — grâce à la position horizontale — la pression du poids du corps sur le disque hernié; elle limite — par l'absence de mouvement — le facteur essentiel de l'irritation du nerf qu'est le frottement de celui-ci sur la hernie; elle laisse enfin à la hernie discale elle-même le temps de dégonfler plus ou moins. En d'autres termes, l'alitement sépare les protagonistes de la querelle et leur laisse le temps de se calmer : un accommodement deviendra possible entre un nerf décongestionné et une hernie discale diminuée de volume.

Nous évoquerons plus loin les traitements utilisés en pareil cas, mais dès à présent il nous est possible de comprendre pourquoi l'intervention chirurgicale ne deviendra nécessaire que dans un faible pourcentage des sciatiques discales : 5 % seulement environ relèvent du bistouri; les 95 % restants reçoivent leur guérison de ce retour au calme avec l'aide bien sûr de traitements appropriés.

Par ailleurs, il est bon de noter que la racine échappe plus facilement à l'agression de la hernie discale chez quelqu'un qui a la chance d'avoir un canal lombaire large, qu'elle est plus exposée si ce canal est étroit. La nature est une loterie! Et cela entraîne deux conséquences. D'une part, il peut exister des hernies discales non douloureuses. A l'inverse, si la plupart des sciatiques habituelles sont la conséquence de hernies discales, on en trouve d'autres où les examens les plus affinés révèlent des disques normaux.

Disque et lombalgie chronique. Le disque se voit reprocher une autre sorte de méfaits, moins bruyants mais plus durables. Il s'agit de certaines douleurs vertébrales chroniques, particulièrement au niveau de la région lombaire. Pour la plupart des spécialistes, l'origine en incomberait à la boursouflure postérieure durcie d'un disque dégénéré et durci venant frotter contre le ligament postérieur. Ce genre de lésion du disque, avec différentes variantes, serait ainsi la grande responsable des douleurs lombaires chroniques : les lombalgies.

C'est là une notion sur laquelle on commence à se montrer moins catégorique, et qui même est sérieusement remise en cause. Mais elle a eu la vie dure, surtout aux U.S.A., et elle a été le prétexte de nombreuses interventions chirurgicales, avec ou sans greffe, inutiles et bien sûr inefficaces.

Il n'est pas contestable que la lombalgie discale chronique soit une réalité. Mais elle est loin d'être aussi fréquente qu'on l'a cru. Les petites articulations postérieures de ces segments lombaires inférieurs, entre les 4e et 5e vertèbres lombaires et entre la 5e lombaire et le sacrum, ont sans doute aussi leur part de responsabilité. Surtout, j'ai pu me rendre compte que cette douleur lombaire basse chronique venait bien souvent de beaucoup plus haut : des vertèbres faisant jonction entre le dos et les lombes, la 12e dorsale et la 1re lombaire : nous aurons l'occasion d'y revenir longuement. Et dans ces cas le disque n'y est pour rien.

Disque abîmé = douleur? Une équation fausse. En fin de compte, le disque mérite largement la réputation qui lui est faite : c'est un sérieux fauteur de troubles. Mais on a sûrement exagéré son rôle en le mettant dans tous les coups. Rappelons-nous que les blocages intradiscaux et hernies discales ne peuvent éventuellement engendrer des douleurs que s'ils se produisent dans une petite partie du secteur postérieur du disque. Si l'on compare celui-ci à un cadran d'horloge où midi serait indiqué par le pôle antérieur de la vertèbre, cette « zone de tempêtes » occuperait au plus la portion située entre 20 et 40.

Aussi convient-il de ramener à leur juste proportion les méfaits du disque. On a trop tendance à voir en lui l'ennemi public n° 1, et à crier « haro » dès qu'on s'aperçoit à l'image qu'il présente une anomalie : et il en présente souvent, soit qu'il apparaisse desséché ou aminci, soit au contraire qu'il bombe vers l'arrière. Or, ce n'est pas forcément exact : il n'y a pas, là non plus, d'équation du type : disque abîmé = douleur. On constate même très fréquemment, au niveau de la colonne lombaire, des disques ravinés, flétris, portant encore les cicatrices de leurs anciens méfaits (ils ont pu jadis être la cause d'un lumbago, ou pire), les exhibant à la radiographie avec une sorte de complaisance et qui ne sont pas plus dangereux que les faux durs aux bras tatoués qui jouent les terreurs au bénéfice des touristes de la rue de Lappe! Seulement voici : comme on ne prête qu'aux riches, et qu'on ne croit que ce qu'on voit, c'est à ces délinquants à la retraite qu'est attribué tout ce qui peut se produire, à six vertèbres à la ronde, comme troubles, inconvénients, désagréments et souffrances. Avec une restriction toutefois, et elle est de taille : la culpabilité du disque n'est invoquée que pour rendre compte de la douleur lombaire et, par exception, de quelques problèmes cervicaux. Et le reste?

2. — *DEUXIÈME ACCUSÉ TRADITIONNEL : L'ARTHROSE*

L'arthrose est une détérioration du cartilage articulaire. Ce cartilage n'est sans doute pas un inconnu pour vous : blanc brillant à son état normal, vous l'apercevez lorsque vous désarticulez un os de cuisse de poulet, à l'extrémité de celui-ci. Dans l'arthrose, l'usure du cartilage s'accompagne d'une condensation de l'os qui est à son contact, tandis qu'une collerette osseuse se forme autour de l'articulation. Ce phénomène est redoutable lorsqu'il se produit au niveau des hanches : c'est la terrible coxarthrose qui souvent entraîne une véritable infirmité. Mais en va-t-il de même au niveau de la colonne? En aucune manière. Il faut sur ce point redresser beaucoup d'idées fausses.

Dans le public le mot arthrose est synonyme de vieillissement. Ce n'est pas inexact. Mais l'arthrose peut se voir plus tôt sur certaines articulations dont l'intégrité ou l'équilibre a été détruit par des traumatismes. Elle peut être aussi la conséquence de certaines malformations.

A la vérité, les récits qu'on fait des phénomènes de vieillissement de la colonne, et la légende qui se développe autour de l'arthrose, trouvent des oreilles d'autant plus complaisantes que nous vivons à une époque de sacralisation de la jeunesse, où tout ce qui est usé, voire seulement un peu ancien — produits, chansons et gens — apparaît par contrecoup bon à jeter.

Le fait est que la colonne subit l'atteinte des années. Rien de plus normal. Avec l'âge qui vient, les cheveux blanchissent et/ou tombent, le visage se ride, les chairs deviennent moins fermes. Pourquoi la colonne échapperait-elle à ce vieillissement général? Mais il se manifeste de façon très inégale selon les individus.

Certains ont un « âge vertébral » plus avancé que leur état civil ne le laisserait supposer. D'autres au contraire présentent une colonne sur laquelle le temps paraît avoir beaucoup moins d'emprise.

Quand le disque s'use. Un des aspects de cette évolution intéresse le disque. Il commence à vieillir très tôt, dès la vingtième année. Et son noyau se déshydrate pratiquement depuis le début : il contenait 88 % d'eau à la naissance, il en a 80 % à 14 ans; il ne lui en restera que 70 à 70 ans. C'est dire qu'il perd progressivement son extraordinaire capacité d'encaisseur de chocs et de transmetteur de pressions, en même temps qu'il voit s'affaiblir les propriétés qui lui permettent de se réhydrater rapidement après l'effort en « buvant » l'eau dont il a besoin au travers des pores du plateau vertébral. Résultat : le disque s'affaisse comme un pneu qui se dégonfle, tandis que les lamelles de l'anneau se fendillent.

Naturellement, cette détérioration rend le disque plus vulnérable aux contraintes qu'il doit constamment subir. Aux étages où elle l'atteint particulièrement, on voit son anneau fibreux se relâcher un peu, tout en tirant violemment sur ses attaches périphériques. Et c'est ce tiraillement continu qui, en provoquant l'irritation du tissu osseux situé entre le disque et le ligament commun antérieur ou postérieur, suscite à la longue l'apparition d'un phénomène arthrosique qui constitue un des « serpents de mer » de la pathologie vertébrale : ces fameux « becs de perroquet » qui sur les radios se profilent en ombres chinoises de si menaçante façon (croquis page 101).

Des « becs de perroquet » qui ne méritent pas leur réputation. De quoi s'agit-il? D'une collerette osseuse — dite ostéophytique — que le tissu en question développe en se calcifiant. Cette collerette, sur les radios, apparaît comme le bord en forme de bec du toit d'une pagode vue à contre-jour. « Eh bien! s'écrie M. Tout le monde, avec le soulagement (provisoire) de qui s'imagine avoir percé à jour un mystère angoissant, eh bien, je sais maintenant pourquoi je souffre : j'ai des becs de perroquet. »

M. Tout le monde se trompe. Ces « perroquets » sont inoffensifs. Leurs becs ne pincent ni ne piquent. Ils ne lèsent aucun nerf. Ils ne sont ni plus ni moins générateurs de douleurs que les rides d'un visage, où le temps s'inscrit comme le vent de sable sur la

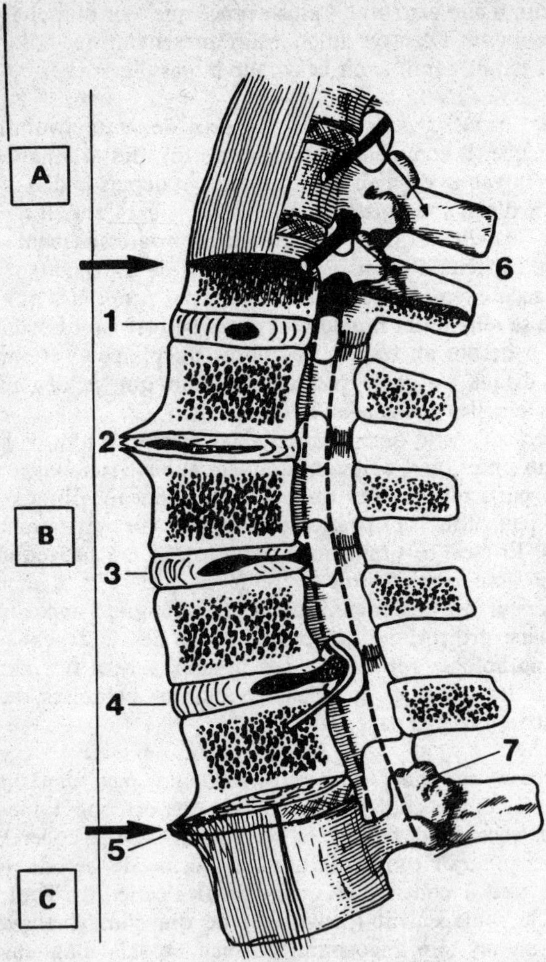

CATALOGUE DES LÉSIONS DISCALES
ET ARTHROSIQUES

VUE D'ENSEMBLE DES LÉSIONS (croquis ci-contre)

Partie A :

— *Une vertèbre et deux disques normaux, recouverts partiellement par le ligament antérieur.*
— *Le nerf rachidien sort par le trou de conjugaison en arrière, se divisant en ses deux branches, la grosse antérieure, la petite postérieure.*
— *Le ligament commun antérieur recouvrant la partie avant et latérale de la colonne est bien visible ici comme un long ruban.*

Partie B :

La colonne est ici sectionnée en son milieu. A chaque étage est représentée une lésion discale.

1) *Coupe de disque normal, avec son noyau central et son anneau fibreux.*
2) *Coupe de disque vieilli, détérioré qui provoque en avant une collerette osseuse. En coupe ici elle apparaît comme un bec (comme sur les radiographies) : c'est le « bec de perroquet » ou « ostéophyte ». Il est anodin et indolore. L'ensemble constitue une arthrose du disque ou discarthrose.*
3) *Ici le noyau est détérioré et l'anneau fibreux fissuré à sa partie postérieure; ceci permet à des fragments de noyau de filer vers l'arrière et de s'y coincer. Mais ici les fibres superficielles de l'anneau fibreux les plus solides résistent. Cet état peut être indolore, mais il devient douloureux si le fragment discal distend trop les fibres superficielles riches en nerfs (lumbagos, lombalgies).*
4) *Ici il y a « hernie discale ».*
Le noyau détérioré a déchiré complètement les fibres de l'anneau fibreux et une partie de sa gelée fait hernie. Celle-ci peut comprimer le nerf rachidien si elle sort en regard de lui.

Partie C :

5) *Segment touché par la détérioration discale, avec bec de perroquet en avant mais qui s'accompagne aussi d'une arthrose articulaire postérieure (7) à comparer avec l'articulation normale (6).*

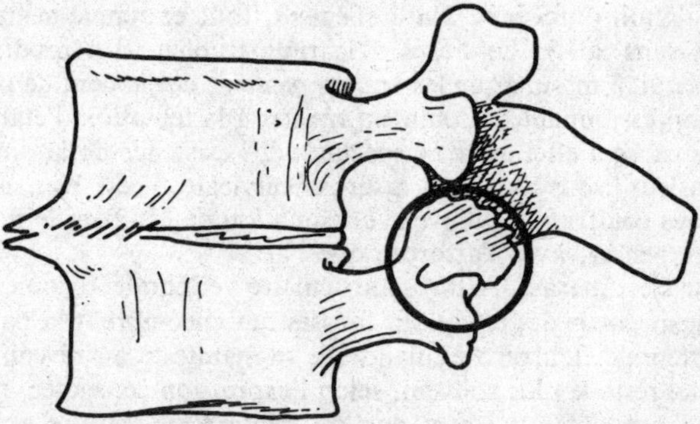

UN SEGMENT VERTÉBRAL ARTHROSE

— *La discarthrose, ou arthrose du disque, touche en avant le disque et la partie adjacente du corps vertébral (voir 2) ci-dessus).*
— *En arrière, entourée d'un cercle, l'arthrose des articulations postérieures qui peut être douloureuse en cas de poussée congestive rhumatismale.*

pierre. En fait, ils ne représentent rien d'autre qu'une manifestation très normale de l'usure discale. Et l'usure, s'il est vrai qu'elle rend plus fragiles les pièces qu'elle touche, n'a aucune relation directe avec la douleur. Ce n'est ni une maladie ni un accident, mais une évolution très naturelle, qui s'accomplit selon une logique fonctionnelle permettant aux différents éléments de l'unité vertébrale, parce qu'ils vieillissent au même rythme, de conserver une bonne harmonie. Le disque est moins élastique? Mais de leur côté les ligaments qui contrôlent la mobilité du segment vertébral durcissent, limitant peu à peu l'amplitude des mouvements, donc le travail du disque. Et l'individu tout entier vieillit aussi, son humeur s'assagit, son activité physique se réduit. Ainsi l'équilibre se maintient.

Nouvelle erreur à redresser.

L'arthrose n'est pas forcément douloureuse. Une autre manifestation de l'arthrose, et une autre conséquence du vieillissement vertébral, se produit au niveau des articulations postérieures. L'arthrose y agit comme une rouille, qui attaque les surfaces lisses et sécrète des bavures autour de celles-ci. Traduisez : le cartilage de recouvrement s'use; l'os s'hypertrophie et se livre, là aussi, à une prolifération ostéophytique; simultanément les tissus qui entourent l'articulation durcissent. Naturellement, tout ce remue-ménage ne va pas sans laisser de traces à la radiographie. Il y produit des images qui, à mesure que les années passent, deviennent de plus en plus impressionnantes. Comment résister à la tentation d'établir un lien de cause à effet entre ce spectacle et l'existence de la douleur? « Monsieur, vous avez une arthrose cervicale. Il est bien normal que vous souffriez. » Nouvelle exclamation de M. Tout le monde : « Vous pensez, avec l'arthrose que j'ai! »

Or c'est inexact. Arthrose articulaire vertébrale = douleur fait également partie des équations fausses qui encombrent la pathologie vertébrale. L'arthrose quand elle se manifeste au niveau de la colonne, reste le plus souvent, selon l'expression consacrée, muette ou peu bruyante. Il n'y a pas de relation obligatoire entre sa présence et le mal de dos. Alors que certains individus, aux radios impeccables ou presque, se plaignent de mille maux, d'autres qui n'ont jamais souffert de leur existence présentent une colonne littéralement bourrée d'arthrose. J'ai eu comme patient un trapéziste atteint d'une dorsalgie d'origine réellement dorsale, à qui j'avais fait faire par précaution des radios cervicales. Elles étaient monstrueuses : avec des becs de perroquet géants, des vertèbres doublées de volume! Pourtant cet homme, qui tous les jours confiait sa vie à son trapèze volant, se suspendant par les dents, se retenant par la nuque, n'avait jamais connu la moindre gêne dans cette région.

En réalité, il en va d'une colonne arthrosée comme d'un ensemble de métal attaqué par l'oxydation. Même rouillée, une porte de jardin en fer reste mobile si on la fait fonctionner régulièrement. Mais qu'on la laisse plusieurs mois inutilisée et cette même rouille, qui en période d'activité était relativement inoffensive, bloquera ses charnières. L'arthrose qui enraidit les segments, si par défaut d'exercice on laisse s'accomplir l'ankylose, va favoriser les pincements intervertébraux : et eux peuvent être à l'origine de réelles douleurs. Elle agira donc comme une cause facilitante d'ordre mécanique.

Les poussées inflammatoires d'arthrose. En une circonstance seulement, l'arthrose peut exercer une incidence immédiate sur l'éventuelle douleur vertébrale. C'est lorsqu'elle provoque une irritation de la synoviale articulaire, c'est-à-dire de la membrane contenant la substance lubrifiante. Cette irritation, elle, est douloureuse. Elle correspond à ce qu'il est convenu d'appeler une « poussée inflammatoire » d'arthrose. Vous pouvez vous en faire une idée en évoquant ces nodules qui apparaissent vers la soixantaine sur les doigts de certaines personnes et qu'on assimile à tort à des « rhumatismes déformants » : ce ne sont en réalité rien d'autre que de l'arthrose. Ces boules, en forme de demi-petit pois, sont douloureuses quand elles éclosent; elles sont d'ailleurs rosées et chaudes durant cette période. Mais une fois passé l'accès congestif douloureux, elles deviennent parfaitement inoffensives. Eh bien, il en va de même pour l'arthrose des vertèbres, celles du cou par exemple.

Hors ce cas, dire à quelqu'un « vous souffrez parce que vous avez de l'arthrose » ne constitue donc en aucune façon un diagnostic. L'arthrose existait avant la douleur. Elle persistera quand la douleur aura disparu, et même s'amplifiera puisque telle est son évolution normale.

Fin de la séquence, et premières conclusions. Non le vieillissement discal n'est pas cause de souffrances. Non le bec de perroquet n'a jamais agressé personne. Quant à l'arthrose vertébrale, c'est un phénomène banal, qui n'est que rarement douloureux et pour peu de temps.

Une nuance, pourtant. C'est, nous l'avons vu, le caractère très progressif de cette détérioration des disques et des articulations qui permet de maintenir le bon fonctionnement du système : des pièces qui s'usent ensemble continuent dans la plupart des cas de bien s'accorder. Cette évolution s'accomplit de façon lente et continue, avec l'âge, en se localisant aux régions charnières (sauf, on ne sait pas très bien pourquoi, à la charnière cervico-occipitale, pourtant la plus sollicitée). Mais chez certains sujets elle peut se montrer plus rapide et surtout moins cohérente, ne touchant qu'un ou deux segments isolés, soit parce que ceux-ci ont été victimes d'un traumatisme, soit que le disque se trouve à cet endroit précocement vieilli. Alors, il peut arriver que ce seul maillon raidi, dans une colonne restée souple par ailleurs, devienne plus que d'autres (à moins que ce ne soient ses voisins immédiats) le siège de « blocages » — qui seront, ou ne seront pas, générateurs de douleurs. Dans ce cas de figure, l'arthrose verra s'étoffer son caractère de circonstance facilitante. Elle n'en deviendra pas pour autant la cause automatique, et pour ainsi dire le synonyme de la douleur, qu'on a tendance à voir en elle.

3. — *TROISIÈME DOSSIER CLASSIQUE : LES TROUBLES STATIQUES DE LA COLONNE*

Ouvrons le troisième dossier. Il a trait aux déformations et aux malformations de la colonne, ainsi qu'aux problèmes que peut lui poser une mauvaise musculature : en un mot l'ensemble de ce qu'il est convenu d'appeler ses troubles statiques.

Ces troubles sont de diverses sortes. Il peut s'agir d'une exagération des courbures normales de la colonne : le dos devient alors trop rond (hyper-cyphose), ou la colonne lombaire se fait trop cambrée (hyper-lordose lombaire). Mais à l'inverse ce peut être une insuffisance des courbures qui fait problème : le dos plat.

Surtout, on peut avoir affaire à une colonne latéralement incurvée en S : c'est la scoliose.

Il peut arriver également que des membres de longueur inégale fassent que le socle sur lequel se dresse la colonne, au lieu d'être horizontal se trouve incliné.

Enfin, on peut avoir affaire à un de ces petits défauts de fabrication, appelés « anomalies transitionnelles », qui affectent un détail de la colonne.

Considérons une à une ces différentes perspectives.

Le « dos rond » des jeunes

D'abord ce cauchemar des mères de famille : le dos rond des jeunes. Sur le petit théâtre familial, combien de fois par jour n'entend-on pas retentir ces objurgations : « Tiens-toi droit! (ou droite). Redresse la tête! Tire les épaules! » L'intéressé(e) soulève un moment son invisible fardeau, et de nouveau se courbe sous lui. Il n'en peut mais.

C'est que le dos rond est souvent la conséquence d'un trouble de croissance appelé « maladie de Scheuermann », qui atteint les plateaux vertébraux, c'est-à-dire les sections supérieure et inférieure de ce cylindre fait d'os spongieux qu'est le corps vertébral. Cette affection amène leur cartilage, durant la période de formation, à se léser de façon irrégulière, présentant ainsi une zone de moindre résistance. Et cette zone va céder sous la pression du disque, à telle enseigne qu'une partie de la matière gélatineuse de celui-ci s'y infiltrera pour y occuper, en squatter, une logette de la taille d'un petit pois. On en trouve la trace à la radiographie sous forme d'une encoche au bord supérieur ou inférieur de la vertèbre, ou d'un grignotage des plateaux qui apparaissent irréguliers. L'encoche traduit en fait une véritable hernie discale, dite « intra-spongieuse » en raison du milieu (l'os spongieux dont est fait le corps de la vertèbre) où elle se produit, et qui a été également baptisée « Nodule de Schmorl », du nom du célèbre anatomiste allemand qui l'a décrite.

Schmorl dirigeait à Dresde un institut d'anatomie consacré à la seule colonne vertébrale, qu'il a été le premier à étudier, avec une méticulosité tout allemande, de façon systématique et extensive; sa collection de colonnes, dit-on, ne comptait pas moins de dix mille pièces!

Ces hernies intraspongieuses sont-elles douloureuses par elles-mêmes? Non. Mais il est clair que le disque ainsi partiellement sorti de son habitacle normal remplit moins bien qu'il ne le devrait son rôle d'amortisseur. Le segment auquel il appartient est donc plus vulnérable aux efforts. Théoriquement du moins. En fait, les cas sont bien rares où l'on peut accuser un nodule de Schmorl dans une affaire de douleur vertébrale.

Mais la maladie de Scheuermann, en lésant le cartilage des plateaux, entraîne une deuxième conséquence possible qui, elle, est directement à l'origine du dos rond. Comme ce cartilage est une zone de croissance de la vertèbre, les atteintes qu'il subit entraînent pour celle-ci des troubles de développement. Elle va grandir hors du schéma commun, et prendre par exemple une forme en coin, plus basse vers l'avant qu'en arrière. Conséquence, la courbure de la colonne, par empilement de ces briques boiteuses les unes sur les autres, sera plus accentuée qu'il n'est normal au niveau du dos.

C'est le dos rond ou « l'hypercyphose » des adolescents. Les causes de cette fragilité du cartilage de croissance des plateaux vertébraux sont mal connues. On sait seulement qu'elle peut obéir à un facteur héréditaire, et se transmettre irrégulièrement d'une génération à l'autre. Lorsqu'un enfant vient au monde dans une famille où l'on trouve des dos ronds, il est souhaitable de l'entourer durant la période concernée d'un certain nombre de précautions; nous aurons l'occasion d'en reparler au chapitre des conseils pratiques. Cette affection s'arrête d'ailleurs avec la croissance; les dégâts qu'elle a provoqués sont irréversibles, mais ne progresseront plus. Durant son évolution, il arrive que la maladie de Scheuermann passe par des poussées douloureuses; il faut alors se tourner vers le spécialiste compétent, en l'occurrence le chirurgien orthopédiste pour enfants. Mais dans la grande majorité des cas, il s'agit d'une affection légère et indolore, qui laisse peu de séquelles.

Le « dos rond » des adultes

Aussi bien ces jeunes dos ronds, devenus des dos ronds adultes, s'ils sont raides et sans souplesse comme on pouvait s'y attendre, ne se montrent-ils qu'exceptionnellement douloureux. Et quand cela se produit, encore faut-il — avant d'accuser les vertèbres dorsales sous prétexte qu'elles sont déformées — vérifier si l'origine du mal n'est pas plutôt dans la partie basse de la colonne cervicale, responsable nous le verrons de bien des ennuis de dos. Là encore, dire « vous souffrez parce que vous avez des séquelles de maladie de Scheuermann » constitue une de ces fausses bonnes équations dont l'enfer vertébral est pavé. Le malade soulagé sous l'effet d'un traitement quel qu'il soit, les séquelles subsisteront. Elles peuvent faciliter la douleur, elles n'en sont pas la cause.

Le « dos rond » des vieillards

Quant au dos rond des vieillards il procède, comme les autres phénomènes de vieillissement précédemment évoqués, d'une évolution très normale. L'âge venant, on perd des centimètres et on se voûte. C'est que la colonne vertébrale se courbe, par suite de l'usure des disques, qui se tassent davantage en avant qu'en arrière, tandis que les corps vertébraux, déminéralisés et moins résistants, font de même. Sauf cas de décalcification sénile excessive provoquant des micro-fractures des corps vertébraux, cette voussure n'entraîne aucune souffrance particulière. Ainsi la part des dos ronds dans la production de la douleur, quel que soit leur âge, reste singulièrement modeste.

L'hyperlordose lombaire

Deuxième type de troubles statiques : les « reins trop cambrés ». Cette exagération de la cambrure lombaire peut avoir des origines multiples. D'abord, il arrive qu'elle procède d'une illusion! Le galbe particulièrement accentué de fesses bien rebondies fait croire à une malformation, alors que la courbure de la colonne, à la radiographie, se révèle normale. Fausse alerte? Mais l'hyperlordose n'est pas toujours aussi symbolique. Bien réelle et parfois très marquée, elle peut constituer la compensation d'un dos rond. Elle peut aussi être due à une insuffisance de la musculature abdominale.

C'est particulièrement vrai chez les femmes obèses, après la ménopause.

La faiblesse des muscles abdominaux a en effet comme

conséquence que la colonne fatigue davantage. Dans ces conditions, les zones charnières (D12-L1 et L4-L5-S1) sont soumises à des tensions plus grandes, ce qui favorise l'apparition de dérangements vertébraux mécaniques.

C'est ainsi qu'après la ménopause en particulier, on constate non seulement une exagération de la courbure, mais très fréquemment, l'usure des disques — amincis, desséchés — ainsi que la présence d'arthrose sur les articulations postérieures.

Parfois même il arrive que les apophyses épineuses viennent au contact l'une de l'autre : c'est le phénomène que les Américains, avec leur sens de l'image qui fait tilt, ont baptisé : « Kissing spine » — les vertèbres qui s'embrassent. L'irritation produite par ce frottement est parfois responsable de souffrances lombaires ; le plus souvent elle n'y est pour rien. Et d'une façon générale, il n'existe aucun parallélisme entre les douleurs et les images radiologiques de l'hyperlordose et de ce qui s'y rattache.

Ce sont donc là encore, de fausses coupables, trop vite accusées. Une bonne rééducation abdominale — qui ne change rien aux images radiologiques — supprime les douleurs. Elles venaient donc d'ailleurs.

Le spondylolisthésis

A propos de l'hyperlordose, il faut évoquer en quelques mots, comme produisant aussi un trouble statique, une affection qui a donné lieu à une abondante littérature : le spondylolisthésis — du grec « spondylos » vertèbre et « listein » : glisser. Il s'agit d'un glissement vers l'avant de la cinquième, et parfois de la quatrième lombaire, qui les amène à sortir de l'alignement harmonieux de la colonne et à se trouver en porte à faux plus ou moins accusé par rapport au sacrum. A la radio, le phénomène apparaît comme une fracture de la partie qui relie l'arc postérieur au corps vertébral : on a l'impression que celui-ci glisse en avant tandis que les articulations postérieures sont toujours en ligne, bien arrimées à celles du dessous et du dessus. En réalité, les deux parties, antérieure et postérieure, restent solidement attachées par du tissu fibreux. Mais celui-ci est transparent aux rayons X, donc non visible sur la radio.

Pour beaucoup d'auteurs, le spondylolisthésis semble dû à des micro-fissures qui touchent cette partie de la colonne, en fonction de certaines conditions anatomiques particulières, mais aussi à la suite de traumatismes répétés durant la croissance. C'est ainsi que le judo est un grand fabricant de spondylolisthésis chez les jeunes : on en dénombre quelque trois fois plus, à âge égal, parmi ses pratiquants.

Ce porte-à-faux, qui se produit donc au moment de la croissance, est en général bénin, ne s'aggrave que rarement et ne relève que très exceptionnellement de l'intervention chirurgicale. Mais il est indiscutable qu'il entraîne des perturbations dans les mécanismes discaux, ligamentaires, articulaires postérieurs, et comme tel favorise les lombalgies, voire certaines douleurs de sciatique vraie ou fausse. Pourtant cela n'a rien d'inévitable. Une statistique établie par les services médicaux de la S.N.C.F. fait apparaître que si l'on trouve 9 % de spondylolisthésis chez les personnes se plaignant de douleurs lombaires, il y en a encore 5 % parmi celles qui ne souffrent pas. Cette anomalie rend donc plus vulnérable. Mais elle n'est pas automatiquement douloureuse et il n'y a pas équivalence entre sa présence et l'apparition de la douleur.

La scoliose : nouvelle confusion

En matière de douleurs, le rôle de la scoliose est pratiquement nul, contrairement à une opinion très répandue. « Docteur, je viens vous trouver parce que ma scoliose me fait souffrir. » Nouvel exemple de confusion entre l'aspect radiologique et la réalité.

Qu'est-ce qu'une scoliose? C'est une incurvation latérale de la colonne, qui lorsqu'on la regarde de face apparaît alors tordue. Sans doute ce phénomène facilite-t-il les dérangements mécaniques, surtout au niveau du sommet des courbures. Mais le plus souvent se produit une merveilleuse adaptation réalisée par la nature, qui ajuste les unes aux autres les pièces pas tout à fait conformes au « patron » du couturier originel, les fait vivre en bonne intelligence et invente les compensations qu'il faut pour que l'ensemble fonctionne. Cela ne veut pas dire que la scoliose ne mérite pas d'être prise au sérieux, ni qu'il faille négliger de la traiter : c'est au contraire une affection qui mérite une attention particulière chez l'enfant tant qu'il n'a pas terminé sa croissance. Toute scoliose doit être attentivement suivie et traitée. Mais la scoliose est, il importe de le savoir, indolore. En fait, lorsqu'un scoliotique modéré souffre, c'est pour les mêmes raisons qu'un individu à la colonne bien droite : on peut seulement concéder qu'il est plus vulnérable que la moyenne. Pourtant, il est des scolioses graves par les importantes déformations qu'elles apportent, et alors on ne saurait nier leur responsabilité dans la production de la douleur.

Le roman de la jambe courte

Lorsqu'on accuse la « jambe courte » à propos du mal de dos, il s'agit presque toujours d'un raccourcissement mineur, d'environ 1 à 2 cm, découvert par le médecin au cours d'un examen clinique et confirmé par des radios bien faites. Quel rôle joue-t-il réellement dans la douleur, si douleur il y a (ce qui n'est pas forcément le cas)? Et la talonnettte constitue-t-elle un traitement nécessaire et suffisant? Il est difficile de répondre de manière catégorique à l'une ou l'autre de ces questions.

D'abord de nombreuses personnes ont une jambe courte, qui pour autant n'ont jamais connu le moindre ennui avec leurs vertèbres.

Ensuite, je pourrais vous citer de nombreux exemples de patients qui allaient plus mal après avoir scrupuleusement porté la talonnette prescrite. J'en ai même connu qui allaient mieux... en se trompant et en portant la talonnette du côté le plus long.

L'idée de départ semble pourtant logique. Si une jambe est plus courte que l'autre, le plateau du sacrum n'est plus horizontal, mais oblique; or c'est le socle sur lequel repose la colonne (en l'occurrence la 5e lombaire); celle-ci doit donc compenser, en créant une courbe, certes légère, mais réelle. Si bien que le système vertébral ne travaille pas en état d'équilibre et que des efforts excessifs se portent sur certains points. Conclusion : il faut exercer un effet correcteur pour rétablir l'équilibre.

Un problème lié à l'âge. En réalité, les choses ne sont pas si simples, ni si évidentes dans la pratique.

D'abord, tout dépend de l'âge.

S'il s'agit d'un sujet jeune, en pleine croissance ou même en fin de croissance, dont la colonne est encore malléable, il est effectivement indiqué d'essayer de rendre le plateau sacré horizontal, à supposer qu'il ne le soit pas. C'est en fait le point important. Il faut alors conseiller la talonnette. Mais s'il s'agit d'un sujet de 25 ans, ou davantage, peut-on adopter la même procédure? De deux choses l'une :

— Ou bien il ne souffre pas; une adaptation s'est donc produite et la soi-disant correction n'est pas justifiée.

— Ou bien il souffre du dos et il importe de savoir de quelle façon et dans quelles conditions il souffre : couché? Le matin au réveil? Lorsqu'il est assis longtemps? Dans aucun de ces cas de figure sa jambe courte ne semble pouvoir jouer un bien grand rôle dans la production de sa douleur. Par contre, s'il exerce une profession qui l'amène à se tenir essentiellement debout et surtout à piétiner, il n'est pas impossible que la jambe courte ait son mot à dire dans cette affaire, et que le port d'une talonnette puisse amener un soulagement.

Au hasard de la talonnette. Quoi qu'il en soit, la talonnette offre au moins un intérêt : qu'elle soit placée du côté long ou du côté court, elle a pour conséquence de modifier légèrement la relation des vertèbres entre elles en position debout, d'une manière tantôt favorable, tantôt défavorable, le plus souvent sans modification de la douleur.

En ce qui me concerne, je dirai que je ne commence jamais — sauf cas exceptionnel — par conseiller le port de la talonnette. Avant d'avoir recours à cet expédient, il faut détecter l'origine de la douleur de dos et la traiter; puis, le traitement mené à bien et le patient soulagé, il faut vérifier s'il récidive facilement ou non par la position debout. Dans l'affirmative, on essaie la talonnette en corrigeant la moitié de la différence de longueur entre les deux jambes. Puis on attend un mois. Si au bout de ce délai le patient se sent mieux, on corrige aux trois quarts, et éventuellement tout à fait. Mais s'il est moins bien, on revient au déséquilibre acquis; et il n'est pas inintéressant dans ce cas, d'essayer de mettre la talonnette sous le côté long!

Ces aléas ne doivent pas surprendre. Il est bien compréhensible qu'un sujet qui présente une jambe courte et dont la colonne s'est progressivement adaptée à cette situation, subisse un traumatisme lorsqu'on entreprend de modifier cette donne. Mais comme la douleur ne naît en général que d'un seul segment vertébral, c'est l'influence de cette modification mineure de l'équilibre vertébral qui va par hasard se révéler positive ou négative.

Tant mieux si elle l'est, encore qu'on puisse se poser des questions sur son incidence réelle : combien de temps dans la journée passons-nous au garde à vous et les jambes raides? Tant mieux également si elle intervient dans le sens de la (fausse) logique, c'est-à-dire avec une talonnette placée du côté court. Et tant pis si un résultat analogue est obtenu du côté long en bafouant cette même (apparente) logique. L'important n'est-il pas de soulager?

Quoi qu'il en soit, ce n'est sûrement pas ici que nous trouverons un de ces « premiers rôles de la douleur » que nous recherchons.

Il en va tout différemment dans les fortes inégalités de croissance des membres inférieurs chez l'enfant, qui relèvent du chirurgien orthopédiste.

Les défauts de musculature

Enfin, on incrimine classiquement les défauts de musculature comme générateurs de troubles douloureux. Ce sont effectivement les muscles qui aident à répartir les pressions formidables que devrait subir le disque s'il lui fallait, à lui seul, faire face aux contraintes entraînées par les efforts de flexion. Et leur défaillance équivaut à un défaut dans le système de protection. Moins en ce qui concerne d'ailleurs les muscles vertébraux, qui contrairement à une opinion reçue sont presque toujours assez forts pour maintenir la colonne, que s'agissant des muscles abdominaux. Ce sont eux qui, en se tendant et en durcissant, forment une espèce de cage demi rigide qui va doubler la colonne. Une bonne musculature abdominale assure donc un bon équilibre dynamique vertébral, surtout au niveau lombaire inférieur, et nous ne manquerons pas d'y insister, le moment venu, ni de formuler les règles de vie qui aident à ne pas avoir d'ennuis avec sa colonne. A l'inverse, une faiblesse dans ce domaine multiplie les risques d'incidents. Mais là non plus il ne saurait être question d'établir une loi générale, ni un enchaînement d'ordre nécessaire entre les défaillances musculaires et la douleur.

Au bout du compte, cette nouvelle piste, en direction des troubles statiques de la colonne, se révèle aussi décevante que l'était la précédente, celle de l'arthrose vertébrale. Sauf cas bien précis, et qui restent très minoritaires, ces deux catégories de phénomènes ne fournissent pas l'explication de la douleur : ni son origine, ni son mécanisme.

Histoire d'un vieux monsieur. Alors, chou blanc sur toute la ligne? Pas tout à fait. Comme nous l'avons souligné au passage, le constat d'une usure ou d'un défaut d'ordre statique peut fournir un contexte qui, dans la mesure où il rend plus fragile les régions concernées, facilite les pannes et dérangements générateurs de douleurs. Une voiture vieillie ou au châssis déformé est tout de même plus exposée qu'une autre. Je me souviens d'un vieux monsieur de 85 ans qui, ayant fait au cours d'un faux mouvement ce qu'il pensait être un « déplacement vertébral », s'étonnait qu'on ne puisse plus le réparer comme il l'avait été 35 ans auparavant. Il s'imaginait sa colonne comme neuve, puisqu'elle avait toujours fonctionné sans avatar, et montée sur roulements à billes impeccables! Bien sûr, la réalité est autre.

Les anomalies transitionnelles

Les malformations de la colonne relèvent exactement du même type d'analyse. Dans la production en grande série de l'espèce humaine — par milliards d'unités! — il est inévitable que se glissent quelques petites erreurs de fabrication, dites « anomalies transitionnelles ». Ceux qui en sont victimes s'imaginent volontiers y trouver l'origine des douleurs de dos dont ils ont à se plaindre. Or c'est faux! En tout cas il n'existe jamais de nécessité de la douleur vertébrale pour ces anomalies, et l'on peut, moins encore que pour les déformations ci-dessus étudiées, retenir contre elles des chefs d'accusation systématiques.

Il y a bien longtemps que l'un de nos bons maîtres avait accoutumé de dire : « Vous avez trouvé une anomalie transitionnelle chez ce lombalgique. C'est bien. Mais cherchez ailleurs la cause de ses douleurs. »

Il arrive que chez certaines personnes la charnière lombo-sacrée soit ainsi déplacée d'un cran. Ou bien le sacrum détache un des cinq éléments dont il est le produit pour constituer une sixième vertèbre, ou bien au contraire c'est la cinquième vertèbre lombaire qui se trouve soudée au sacrum — on la dit : « sacralisée » — entièrement ou à demi. Dans ce dernier cas de figure, on peut à la rigueur admettre que le disque immédiatement placé au-dessus — entre L4 et L5 — aura un peu plus de travail et donc sera éventuellement davantage sujet à lésion qu'il n'est normal, puisqu'il s'agira pour lui d'être « en bout d'arbre » sur une chaîne qui ne comporte que quatre maillons au lieu de cinq. Mais prétendre que de telles irrégularités peuvent être par elles-mêmes à l'origine de la souffrance reviendrait à dire qu'un doigt muni d'une phalange de trop, ou de moins, est douloureux.

La même remarque s'applique terme pour terme à la « spina bifida » (littéralement : épine dorsale partagée en deux). Nous ne parlons pas ici des cas très importants de cette malformation qu'on peut trouver chez les nouveau-nés, et qui réclament des soins très spécialisés. Mais le constat radiologique, pour un adulte, d'une forme très mineure de ce défaut de fusion de l'arc postérieur n'est en aucune façon significatif du point de vue qui nous intéresse : ce n'est pas du tout une cause de douleur lombaire.

4. — *DOSSIER N° 4 : LA THÈSE PSYCHOSOMATIQUE*

Faisons nos comptes. Il nous faut bien constater que tout ce schéma classique, s'il met en évidence un certain nombre de causes indiscutables de la douleur, nous laisse le plus souvent sur notre faim. D'une part son contenu apparaît plutôt maigre quand on le ramène à ses justes proportions, en dégonflant les fausses équations dont il se nourrit. D'autre part, il apparaît par voie de conséquence, impuissant à rendre compte de toute une catégorie de douleurs qui sont de loin les plus nombreuses. En fait, il n'apporte d'explication satisfaisante que pour une *petite partie des cas*.

Mais que se passe-t-il par exemple lorsque, souffrant d'une douleur vertébrale chronique, vous ne présentez aucune hernie discale, que vos radios sont normales, que vous n'êtes en mesure de montrer ni arthrose articulaire, ni le moindre trouble statique? Oui, que se passe-t-il? Il faut bien que la souffrance vienne de quelque part. Or, les examens sont aussi muets que vos radios : vous n'êtes atteint d'aucune lésion inflammatoire, infectieuse ni tumorale. Et vous n'avez même pas une anomalie transitionnelle! Bref, vous n'êtes capable de produire aucune raison « visible », « démontrable » de souffrir. Et pourtant vous souffrez... Enfin vous le dites...

Situation exceptionnelle? Pas du tout. Elle tisse la trame de nombreux problèmes de vie quotidienne. J'ai évoqué au début de ce livre quelques cas vrais de la douleur dans lesquels ce genre d'énigmes était le point de départ de rebondissements parfois dramatiques. Sans être heureusement toujours aussi spectaculaires, ils sont le lot commun des douleurs vertébrales.

Le dossier des affaires secrètes. Quelle sera alors la réaction la plus fréquente du spécialiste? Elle variera évidemment selon sa personnalité. Mais que fait l'esprit humain lorsqu'une cause lui échappe? Il s'évade dans le non-dit, le flou, le mystérieux : c'est la thèse psychosomatique dont nous avons déjà parlé et qui constitue — avec les douleurs d'origine discale, l'arthrose et les troubles statiques — le quatrième dossier de ce catalogue des demi-vérités. Un dossier qui, pour être celui des affaires secrètes en quelque sorte, n'en procède pas moins de la même fausse logique que les précédents. « Puisque vous souffrez sans raison apparente, c'est que la souffrance est pour vous une projection de l'imaginaire, ou de l'inconscient. Vos vertèbres parlent pour vous, pour vos angoisses, vos complexes, votre sentiment de culpabilité. » C'est certainement vrai dans certains cas, mais de là à généraliser!

Répétons que le psychisme n'est pas sans relations avec le physiologique et qu'il serait absurde de le nier; les deux forment un tout indissociable. Mais répétons aussi que ce terrain psychologique, s'il peut à la fois rendre plus fragile devant la souffrance et amplifier les conséquences de celle-ci, est bien incapable de rendre compte à lui seul de tout ce lot de douleurs.

Marée haute et basse. En réalité, l'élément psychique participe à tout un ensemble qu'on pourrait appeler une hypersensibilité nerveuse et musculaire qui conduit certains sujets à se montrer, soit en permanence soit par périodes, moins tolérants ou plus vulnérables que d'autres à des lésions vertébrales — ou autres — minimes.

Les raisons en sont multiples et peuvent d'ailleurs se recouper : anxiété, fatigue, surmenage, déficit en calcium ou en magnésium, une simple « crise de foie », des règles. Quoi qu'il en soit, le résultat est le même : l'abaissement du seuil de tolérance. Un dérangement mécanique du type anodin qui passerait inaperçu chez un sujet normal devient pour ces « petits déprimés » ou anxieux le point de départ d'une vive réaction en forme de cercle vicieux : en le percevant avec acuité, ils en subissent le contrecoup. Autrement dit, plus on est déprimé, plus on souffre; plus on souffre plus on est déprimé; et plus on est déprimé plus la douleur s'installe au point que certains épisodes, passagers pour d'autres, deviennent ici répétitifs ou permanents.

Il en est de notre vie, à cet égard, comme de l'océan. A marée haute, c'est-à-dire quand nous sommes en possession de tous nos moyens, l'eau est profonde et la navigation heureuse; seuls dépassent les gros rochers et nous avons les moyens de les éviter. Vienne la marée basse et les petits récifs émergent. Impossible de passer à travers. Eh bien, on peut dire du psychosomatique qu'il est comparable à une marée basse de l'esprit et du corps, découvrant le moindre caillou et lui donnant une importance disproportionnée.

Soit. Encore faut-il qu'il y ait quelque chose à découvrir.

Spasmophilie et douleurs de dos

On parle beaucoup de spasmophilie à l'heure actuelle, et dans le domaine qui nous concerne elle joue précisément un rôle chez ceux qui en sont atteints, car elle abaisse leur seuil de tolérance et accentue les contractures.

C'est un état de la constitution, plus ou moins héréditaire, qui est caractérisé par une excitabilité excessive des nerfs et des muscles.

On estime couramment que la spasmophilie toucherait quelque 8 % de la population, avec une dominante féminine; ses manifestations sont surtout marquées chez les femmes jeunes; elles disparaissent après la ménopause.

Elle serait due à une mauvaise perméabilité de l'enveloppe des cellules à la pénétration du calcium et du magnésium ionisés, ou à leur incapacité à conserver leur taux normal de calcium ou de magnésium.

Elle se manifeste par des signes variés. Mais les plus fréquents sont une fatigue plus marquée le matin que le soir, et la propension aux « coups de pompe ». Les sujets spasmophiles sont hyper-émotifs, hyper-irritables. Ils souffrent facilement de contractions musculaires ou de crampes. Chez eux, le moindre « dérangement vertébral » prend une allure plus aiguë et plus durable ; ils sont donc plus exposés que la moyenne à la douleur du cou, du dos, des lombes ainsi qu'aux maux de tête : la spasmophilie sert de haut-parleur à des dysfonctions vertébrales mineures qui chez des sujets normaux resteraient muettes.

Leur irritabilité nerveuse se manifeste aussi sur le tube digestif, le cœur, l'appareil génital sous forme de douleurs spasmodiques, de palpitations, d'une « boule dans la gorge ». En outre, ces patients ont souvent l'impression, le matin, de n'avoir pas fermé l'œil de la nuit, même si le conjoint qui partage leur lit croit pouvoir affirmer le contraire.

Inutile de dire que les tenants du psychosomatique y voient (et pas toujours à tort) de simples manifestations névrotiques. Mais ici le traitement à visée psychique ne produit généralement que des résultats médiocres. En revanche, ces patients pourront souvent voir leur état transformé grâce à un traitement approprié à base de vitamines D3, magnésium et phosphore.

C'est à partir de ce tableau que le médecin formule une présomption de diagnostic. Il va la vérifier en cherchant un réflexe qui consiste à taper sur la joue du patient — ce qui provoque une contracture de la lèvre supérieure — puis en demandant un examen électrique des muscles qui se fera au niveau du pouce ; le tracé électro-myographique ainsi obtenu aura, s'il s'agit de spasmophilie, une allure particulière.

Mais c'est avant tout l'ensemble des signes et la réponse favorable au traitement qui confirmera le diagnostic. Dans l'immense majorité des cas, les examens de laboratoire ne montreront pas de baisse de calcium sanguin. Mais d'autres investigations plus élaborées pourront éventuellement révéler certaines anomalies telles que baisse du taux de phosphore dans le sang et du taux de magnésium dans les globules rouges. Pourtant, il ne s'agit là que d'exceptions et le plus souvent, ces taux restent normaux. Ce qui n'empêche pas le traitement d'aider considérablement ces patients.

Parfois, les résultats sont obtenus rapidement, la fatigue étant le premier signe à disparaître, en quelques semaines. Mais parfois, il faut avoir recours à la relaxation, souvent utile chez ces malades hyper-contractés, surtout dans les cas chroniques. Alors le résultat sera plus long à atteindre et le traitement devra être poursuivi longtemps pour être efficace.

Avec les exploits réels ou supposés du disque, les circonstances facilitantes que peuvent constituer l'arthrose et divers troubles statiques de la colonne, et l'élément amplifiant que fournit le psychosomatique, nous sommes loin d'avoir épuisé toutes les explications possibles de la douleur de dos. Cette approche classique nous laisse sur notre faim. Elle est, en fait, très insuffisante et les clartés qu'elle apporte sur les problèmes vertébraux sont peu de choses auprès de la masse considérable de phénomènes dont elle ne rend pas compte. Il faut essayer d'aller plus loin et de comprendre ce qui se passe lorsque vous souffrez sans qu'aucun de ces schémas traditionnels soit en jeu.

V

POURQUOI VOUS SOUFFREZ SANS CAUSE APPARENTE

Lorsqu'une douleur de dos se manifeste et persiste sans qu'on puisse l'expliquer par les schémas habituels, il faut bien qu'elle soit provoquée par une cause « autre », indétectable par les moyens courants. Nous partons à la recherche de ce coupable bien dissimulé, dont l'existence est attestée par des preuves négatives : si la manipulation soulage ce genre de cas, c'est bien qu'il y a quelque chose à soulager! Or l'examen clinique révèle, chez ces patients qui souffrent sans cause apparente, l'existence (à leur insu) d'une vertèbre douloureuse alors que les autres ne le sont pas. Ici apparaît la notion clé de dérangement intervertébral mineur. *De quoi s'agit-il? De la perturbation minime d'un segment vertébral qui, par le jeu de la solidarité fonctionnelle de ses éléments, entraîne l'irritation légère du nerf rachidien, déclenchant une série de troubles sur le territoire cutané qui dépend de celui-ci. Cette micro-panne, invisible sur les radios et dont le mécanisme demeure assez mystérieux se trahit par des signes* locaux *et* régionaux, *notamment une* bande de cellulite, *des* faisceaux musculaires indurés, *voire* la souffrance de certains tendons.

Force est décidément de se rendre à l'évidence : ces quatre dossiers traditionnels sont très insuffisants. Ils laissent subsister de grandes zones d'ombre, et quantité d'énigmes non résolues. Il va nous falloir en ouvrir un cinquième, plus insolite, le dossier des coupables non fichés.

Comment en effet ne pas tenir compte de la conclusion qui s'impose au terme de cet inventaire partiellement infructueux? Si les causes de douleurs dûment repérables et cataloguées ne suffisent pas — pour ne parler que de celles qui sont des causes réelles — à rendre compte de la majorité des problèmes de dos, c'est qu'à côté d'elles, il en existe d'autres qui présentent la caractéristique pernicieuse d'échapper à l'examen radiologique; c'est qu'à l'ombre des grandes vedettes et des premiers couteaux de la pathologie vertébrale, grouille une plèbe de seconds rôles, de malfaiteurs de la nuit, d'inconnus dans la maison.

1. — *LES CAUSES CACHÉES DE SOUFFRANCE VERTÉBRALE : PREUVE INDIRECTE DE LEUR EXISTENCE*

La première présomption de leur existence, c'est qu'elle est nécessaire pour comprendre! Sans eux, rien n'est vraiment rationnel. Dès qu'on fait appel à leur action, tout s'éclaire. Des phénomènes jusque-là inexplicables deviennent accessibles à l'analyse. A l'inverse apparaît dans sa perversité le mécanisme des erreurs qui sont si souvent commises dans les affaires de dos. Mécanisme vieux comme le monde, mais toujours aussi redoutable.

Depuis le commencement des temps, de l'âge prélogique à l'âge scientifique, une des principales machinations que la nature, le hasard ou l'action concertée des hommes a ourdie contre l'esprit, est la *superposition de deux séries causales,* l'une perceptible par les moyens ordinaires de l'époque, l'autre qui leur échappe et se dissimule derrière la première. Des générations de chercheurs, dans tous les domaines de la connaissance, se sont laissées prendre au piège de cette dualité. Sans doute n'est-ce pas fini. Il est vrai que c'est un piège redoutable dans sa simplicité.

Les matrices de l'erreur. Que se passe-t-il en effet, dans le secteur qui nous intéresse, chaque fois que la réalité n'est pas tout à fait ce qu'elle paraît être, comme dans les exemples vécus que j'ai cités au cours des deux premiers chapitres? Nous sommes désormais en mesure de reconstituer schématiquement le processus de la fausse analyse, ou de l'analyse insuffisante. Il se déroule à partir de quatre matrices :

1) Il existe une cause visible, réelle et unique de douleur. Pas de problème. On soigne, et on soulage.

2) Cette cause n'est pas la seule. Elle conspire avec une autre, cachée, située ailleurs; mais c'est la première seule que l'on traite, puisqu'on la voit; résultat : la douleur persiste.

3) Cette cause visible n'en est pas une; elle a cessé d'être opérante, si cela a jamais été le cas; seul le délinquant masqué est fautif; même issue que précédemment.

4) Pas de cause visible, mais une cause cachée, qui opère ou non à distance et produit des manifestations hétéroclites; on s'intrigue, puis on s'inquiète et on cherche dans toutes les directions sauf la bonne; bombardement d'examens, tous négatifs; en désespoir de cause on se tourne vers ce bon vieux psychosomatique, toujours prêt à servir en pareil cas; la douleur, elle, se porte bien.

Les circonstances peuvent varier, le terrain aussi, l'énigme se faire plus ou moins complexe et les protagonistes plus ou moins nombreux; il peut même arriver que deux des situations types se chevauchent; mais en définitive ce sont toujours les mêmes modèles qui servent et se combinent pour poser problème à l'esprit. Chacun connaît ces comédies hollywoodiennes, si variées en apparence, mais dont les situations de départ sont en nombre limité, si bien que lorsqu'on détient la clé de l'armoire aux synopsis de base, on a une bonne chance de prévoir chaque fois le dénouement. Nous ne sommes pas au cinéma, même si l'audio-visuel n'est pas absent de cette affaire, et la nature se montre mille fois plus ingénieuse que le meilleur scénariste pour brouiller les pistes. Mais pour l'essentiel c'est bien ainsi que les choses se passent. Et si l'on veut avoir une chance de démêler le vrai du faux, il faut absolument sortir de ce cadre préfabriqué et raisonner en intégrant l'hypothèse de ces douleurs « autres » qui viennent compliquer les schémas classiques

En fait leur existence appartient à la catégorie des explications qui, permettant à la fois de comprendre et de réduire les contradictions, obéissent aux grands principes directeurs de la connaissance — intelligibilité, unité — tels que les décrit la philosophie des sciences. Est-ce suffisant? Le rationnel est-il nécessaire? Vieux débat.

Qu'est-ce que guérit la manipulation? Mais la réalité des phénomènes que nous évoquons ne découle pas seulement de cette démarche d'ordre logique. Elle est attestée — c'est la deuxième preuve — par d'innombrables faits qui convergent tous vers cette question dont la réponse est en forme d'évidence : *à quoi peut bien remédier une technique comme la manipulation lorsqu'elle fait disparaître des douleurs qui avaient résisté aux thérapeutiques habituelles?*

J'ai déjà eu l'occasion de dire ici que la manipulation n'est pas une panacée, et qu'elle doit intervenir dans des cas bien définis, en s'entourant de diverses précautions. Je le redirai le moment venu. Et je soulignerai la différence — l'abîme — qui sépare la manipulation conduite selon un processus médical de celle qui s'exécute hors de ce contexte. Mais comment nier qu'elle soit en mesure de réduire certaines douleurs vertébrales? Qui n'a pas entendu parler une fois ou l'autre de guérisons obtenues comme miraculeusement d'un médecin, voire d'un rebouteux, après une seule séance ou un seul geste? Quand des faits se répètent chaque jour identiques à eux-mêmes, peut-on contester leur signification? Certains esprits particulièrement attardés ou sclérosés le font. Ils sont de plus en plus rares.

Le patient a été soulagé : il y avait donc matière à soulagement. Ce dont il se plaignait ne relevait pas de l'examen radiologique; c'est donc qu'il s'agissait d'un dérangement moins spectaculaire, sinon moins douloureux, que ceux dont l'image révèle l'existence : quelque chose de pas tout à fait en ordre de fonction, auquel la manipulation a remédié. Telles sont les premières évidences qui s'offrent à l'esprit devant ces phénomènes. Et qu'elles soient élémentaires, n'enlève rien à leur force. Le bon sens, ce n'est jamais que la logique en sabots!

2. — *CE QUE RÉVÈLE L'EXAMEN : LES PREUVES DIRECTES*

D'autant qu'un troisième faisceau de présomptions, directes celles-là, intervient pour consolider les deux premiers. C'est celui qui est fourni par l'examen. Si l'on fait subir un certain nombre de manœuvres bien précises à la colonne du patient qui se plaint de douleurs non identifiables par les voies classiques, on fait cette découverte, lourde de sens : *une de ses vertèbres présente une sensibilité qui ne se retrouve pas sur les voisines. Autrement dit, un des étages vertébraux souffre en cachette, et cette souffrance se traduit par des signes qu'il est facile d'identifier.*

Voici le cœur du problème et peut-être le nœud de l'énigme. Cela paraît si surprenant à première vue qu'il faut y insister. Oui, dans la plupart des affaires de dos quotidiennes qui paraissaient inexplicables parce qu'elles échappent à l'analyse classique, on trouve un segment vertébral tout à fait innocent en apparence et qui pourtant est à l'origine de la douleur. Comment est-ce possible? Il faut avouer que le phénomène est déconcertant. Cet étage vertébral ne se signale en rien à l'attention. Le patient ne s'en plaint pas. Et personne ne songerait à l'incriminer. Pourtant c'est lui le fauteur de troubles : espèce de Dr Jeckyll qui mène pour la façade une existence bien rangée mais qui dans l'ombre combine ses coups.

Comment vient-on à le démasquer? Seul l'examen que nous allons décrire permet de produire les signes qui feront de lui le présumé coupable : c'est dire son importance dans la recherche que nous menons. En fait, cet examen relève d'une approche opposée à celle des procédures (indispensables) qui sont utilisées dans l'enquête classique. Il est clinique, c'est-à-dire collé au terrain. Il ne recherche pas des images mais des signes tangibles. Bref, il est à la radiographie ce que l'enquête du shérif est aux moyens télématiques d'Interpol. Supérieur? Non. Mais à coup sûr différent et complémentaire. Il est vrai qu'il ne s'agit pas de poursuivre le même gibier. Là, les héros de la bande des quatre mondialement connue. Ici, une vertèbre au-dessus de tout soupçon.

Quels sont donc les symptômes qui trahissent la vertèbre secrètement endolorie? Au point où nous en sommes, vous ne vous étonnerez pas de découvrir que les manifestations de la souffrance ne se limitent pas à l'échelon local, celui de l'étage vertébral lui-même. Elles peuvent être aussi de caractère régional, voire « téléphonées » à distance sur le territoire du nerf rachidien correspondant. Ce sont ces deux catégories d'indices que recherche l'examen dont nous parlons. Et ce sont elles que nous allons examiner à travers les manœuvres qui permettent de les découvrir. Le jeu en vaut la chandelle. Notre enquête ne saurait se passer d'un interrogatoire et c'est bien de questionner la douleur qu'il s'agit ici.

3. — *COMMENT DÉTECTER UNE VERTÈBRE ENDOLORIE : LES SIGNES LOCAUX*

L'échelon local d'abord. Au niveau de l'étage vertébral, la sensibilité particulière d'une vertèbre peut être révélée par une série de pressions intéressant l'apophyse épineuse — cette arête postérieure qui fait saillie sous la peau.

Ces pressions s'exercent d'abord dans l'axe de la vertèbre. C'est là une manœuvre couramment utilisée dans l'examen classique. Elle s'effectue sous forme d'une contrainte lente et soutenue qu'on pratique de préférence en superposant les deux pouces. Elle fournit une première indication lorsqu'elle suffit à réveiller une douleur profonde (qui ne s'était pas manifestée jusque-là) ou lorsqu'elle reproduit ou amplifie la douleur spontanée (celle dont le patient se plaint).

Pour localiser la douleur. Il ne s'agit encore que d'une information très générale : une souffrance apparaît. Supposons, par exemple, que ce soit en L4. Mais qui souffre? La vertèbre elle-même, ou le joint intervertébral qui l'unit à sa voisine du dessous ou à sa voisine du dessus? Pour le savoir, il faut aller plus loin.

La colonne est une chaîne vivante dont les maillons, nous l'avons vu, pivotent les uns sur les autres, et il est nécessaire de s'intéresser à ce mouvement si l'on veut se donner les meilleures chances de localiser la douleur. C'est pourquoi j'ai été amené à utiliser un deuxième type de pressions qui constituent essentiellement une manœuvre de rotation forcée pour la vertèbre. Pour mieux l'assimiler, échangeons un instant nos rôles et supposons que vous ayez à m'examiner (les médecins aussi peuvent être malades, bien qu'ils aient généralement tendance à l'oublier!). Vous me faites asseoir en me penchant en avant si vous voulez explorer le dos, ou mieux m'allonger à plat ventre en travers de la table dans le cas où les lombes sont en cause : le tout est d'obtenir que les épineuses ressortent bien. Puis vous exercez avec le pouce une pression latérale, douce, tangentielle par rapport au plan de la peau, sur toutes les épineuses de la région; d'abord vers la gauche, ensuite vers la droite. Vous constatez que cette exploration laisse toutes les vertèbres indifférentes : toutes sauf une — aïe — et c'est en règle générale celle qui s'était déjà montrée sensible à la pression axiale : la même L4 dont nous avons retenu l'hypothèse. Voilà donc une confirmation mais aussi un renseignement complémentaire : car dans la plupart des cas, la manœuvre ne sera douloureuse que dans un sens (droite ou gauche). C'est ce qui se produit ici : la gauche seule est douloureuse.

Souffrance du ligament interépineux. D'autres signes encore peuvent être produits à l'échelon local. C'est ainsi que le *ligament interépineux,* ce ruban déployé entre les apophyses épineuses dont il tapisse les recoins, se révèle fréquemment beaucoup plus sensible à l'étage concerné qu'aux autres étages. Il vous amusera peut-être de savoir que la façon la plus commode de rechercher cette sensibilité consiste à appuyer légèrement un anneau de clé entre deux épineuses; le ligament douloureux se trahit aussitôt. Mais si cette souffrance ligamentaire constitue une manifestation assez fréquente des petits dérangements intervertébraux — ceux que nous recherchons dans ce chapitre — il faut signaler qu'elle peut leur survivre et fournir après traitement, une séquelle gênante ou non du mal disparu; signaler aussi qu'elle peut subsister à la suite d'une hernie discale, entretenant à elle seule un résidu de lombalgie auquel il conviendra de trouver une solution appropriée.

Le point douloureux articulaire. Enfin, il arrive de façon pratiquement constante que les microdérangements vertébraux se traduisent par la présence d'un point douloureux situé à une largeur de doigt de la ligne médiane de la colonne. Ce point est très précis. Il est toujours fixe dans cette situation et il est unilatéral. C'est d'ailleurs par comparaison avec le côté opposé — et avec les autres étages — qu'on détermine sa présence. Il correspond, comme me l'ont montré les multiples repérages radiologiques que j'ai faits, à l'articulation postérieure droite ou gauche du segment concerné.

Cela n'a rien d'étonnant quand on sait que cette articulation, comme nous avons eu l'occasion de le signaler précédemment, se trouve être la partie la plus riche en innervation de tout le complexe vertébral. En outre, elle est au contact de la branche postérieure du nerf rachidien, qui l'innerve au passage avant d'aller distribuer ses ramifications à travers les muscles et la peau du dos.

Déblayer le terrain des autres hypothèses. Chez ce patient qui souffre de la colonne, nous venons donc de mettre en évidence un segment particulièrement sensible à des manœuvres qui, sur les autres segments, restent inoffensives. Là ne vont pas s'arrêter nos découvertes, mais avant de considérer d'autres signes, il est bon de souligner que le fait de provoquer une douleur par des manœuvres de pression ne présente qu'une valeur relative. C'est d'ailleurs le cas de toutes les pratiques qui concernent la recherche des points douloureux. Lorsque se révèle ainsi une de ces souffrances provoquées, le patient s'imagine toujours que le médecin a brusquement décuplé sa pression, ou qu'il a utilisé un doigt de fer pour son examen et que cela n'a rien à voir avec les conditions habituelles de sa souffrance. Il est donc indispensable, non seulement que les manœuvres soient douces et de force égale pour être vraiment comparatives, mais que le praticien possède une certaine expérience afin d'en apprécier la signification.

Ces réserves formulées, il est indispensable que le fait d'amener à s'exprimer une vive sensibilité sur un seul étage et d'un seul côté (avec des manœuvres qui souvent augmentent, ou font apparaître la douleur habituelle du malade) mérite d'attirer l'attention. Mais peut-on s'en contenter? Non, certes. Là encore renouons avec notre comparaison familière : un carreau brisé, des traces d'effraction sur un meuble, une empreinte, ne suffisent pas à révéler la gravité du dommage, encore moins l'identité du coupable. Pas davantage, les signes dont nous parlons ne permettent à eux seuls de préjuger de la nature et de l'origine du mal. Leur recherche systématique, étage par étage, est indispensable pour cerner le problème et l'on est en droit de s'étonner que dans la routine des examens traditionnels il n'y soit pas toujours procédé. Que penser d'un enquêteur qui ne commencerait pas par examiner minutieusement les lieux?

Mais ces symptômes, quand ils apparaissent, ne constituent que l'expression d'une souffrance dont la cause reste à déterminer; ils sont la fumée, non le feu; ils peuvent relever aussi bien d'une affection sérieuse que d'un problème bénin. Avant de se prononcer, il sera nécessaire, si cela n'a pas été fait au préalable, d'entreprendre un examen clinique, une approche radiologique, d'éventuelles investigations complémentaires.

Or, que se passe-t-il? Dans l'immense majorité des cas, ces recherches se révèlent infructueuses et aucune des causes « classiques » de la douleur n'est révélée par eux. Le terrain alors se trouvant déblayé de toute autre hypothèse, la souffrance provient bien d'un de ces microdérangements vertébraux dont nous avons ouvert le dossier.

4. — *LA NOTION CLÉ DE DÉRANGEMENT INTERVERTÉBRAL MINEUR*

Ainsi tout concourt. Les signes que seul l'examen systématique peut faire apparaître prennent le relais des enseignements fournis par l'efficacité de la manipulation, et entrent en résonance avec les déductions issues de la démarche logique. Et l'ensemble met en évidence la réalité de ces perturbations secondaires dont nous pressentions l'existence. Ce sont bien ces *dérangements intervertébraux mineurs* (c'est le nom que je leur ai donné) qui, agissant dans l'ombre et en sourdine, sont à l'origine de tant de souffrances inexpliquées. Ce sont bien eux, ces coupables de deuxième zone, qui ont à répondre de tous les méfaits demeurés impunis aussi longtemps qu'on s'en tient au schéma classique, celui qui se bornait à ce que nous avons appelé la bande des quatre.

Reste à se demander en quoi consistent ces dérangements et comment ils peuvent se produire. Peut-être en savez-vous assez, dès à présent, pour vous en faire une idée : ils sont le fruit de l'extraordinaire *unité fonctionnelle* qui est la loi nº 1 de la colonne.

Un tout fonctionnel : le segment mobile. Tous les éléments du segment mobile, ce maillon de base de la chaîne, sont en effet étroitement dépendants les uns des autres, au point que le moindre avatar survenu à l'un d'entre eux se répercute sur l'ensemble et en altère le fonctionnement. C'est que le segment mobile a pour principe d'assurer entre ses constituants — disque, articulation, ligaments, muscles — la parfaite répartition des contraintes qui lui sont transmises à l'occasion des différents mouvements qu'effectue la colonne. Si cette répartition se trouve faussée parce qu'un de ces constituants flanche, quelle qu'en soit la raison, il est clair que les autres vont subir un surcroît de traction ou de pressions qu'ils sont incapables de supporter. Ils en souffriront plus ou moins en proportion de leur sensibilité, liée à leur degré d'innervation, mais c'est l'équilibre général du segment qui s'en trouvera affecté.

Supposez que, victime d'une entorse légère de la cheville, vous éprouviez une douleur lorsque vous faites certains mouvements ou lorsque vous appuyez votre pied sur le sol en marchant. Aussitôt se déclenche un mécanisme protecteur qui a pour rôle de limiter les mouvements douloureux. S'agissant d'un accident bénin comme celui-ci, vous n'êtes pas empêché de marcher, mais vous le faites en boitillant, cheville raidie, avec un minimum de gêne. Et si vous désirez qu'on ne vous voit pas claudiquer, vous pouvez, dominant votre douleur et commandant à votre pied, obliger celui-ci à fonctionner en se déroulant normalement comme l'autre.

Sous le signe de l'automaticité. Eh bien, ce scénario est inconcevable au niveau de la colonne vertébrale. Pourquoi? Tout simplement parce qu'elle fonctionne, nous l'avons vu, sous le régime total de l'automatisme. Vous pouvez lui ordonner un mouvement global de torsion ou de flexion, mais en aucun cas vous n'êtes à même de bouger sur commande tel ou tel segment vertébral, ou tel ou tel muscle de la colonne. Et lorsqu'il y a souffrance d'un segment vertébral, votre volonté n'a aucune prise sur tout le système réactionnel qui se met alors en jeu, à la fois pour protéger l'endroit douloureux et pour compenser son incapacité provisoire.

C'est ainsi que se trouvent déclenchées des contractures de vigilance — fortes ou légères selon les cas — qui sont destinées à immobiliser la partie douloureuse pour lui éviter de souffrir. Le phénomène est à son maximum lorsqu'il s'agit d'un torticolis ou d'un lumbago aigu. Vous voici de travers, tout déjeté, pareil à un automate surpris par la panne. Essayez donc de vous redresser! Quel que soit votre désir de ne pas montrer votre infirmité temporaire, vous n'y parviendrez en aucune façon. Tout au plus pourrez-vous donner moralement le change en affichant le sourire de qui se sent à l'aise. Mais tordu vous êtes et tordu vous resterez.

Ce mécanisme, ici au paroxysme, n'est pas toujours aussi violent. Mais il est toujours présent, à partir du moment où intervient la souffrance d'un segment vertébral, pour protéger celui-ci en limitant au minimum sa mobilité. Pourtant cette protection, efficace aussi longtemps qu'il s'agit de mouvements lents, contrôlés et limités, ne l'est plus dès lors que la colonne dans son ensemble est appelée à accomplir un mouvement excessif qui sollicite chaque maillon au maximum. Alors l'impunité locale dont jouissait le maillon fragile n'est plus suffisante pour lui éviter un déplacement douloureux pour lui. Et voilà le réseau d'alarme de nouveau alerté cette fois plus impérativement et plus violemment. Conséquence : la contracture se fait plus intense et le problème redouble.

Des incidences très variables. Mais la douleur dans tout cela? D'une part, elle est bien entendu fonction de la sensibilité que présente l'élément du segment vertébral perturbé. D'autre part, elle n'est perçue par l'organisme que lorsqu'elle dépasse un certain seuil.

Aussi nombre de petits problèmes vertébraux ne sont-ils pas enregistrés à l'échelon local : le cou tourne librement, le dos et les lombes se meuvent sans gêne. Pourtant ces « micro-dérangements intervertébraux », que met en évidence l'examen attentif de la colonne, peuvent être responsables, nous l'avons vu, de l'irritation du nerf rachidien qui traverse le segment en question. Une névralgie peut en être le résultat. Mais le plus souvent l'irritation reste légère, apparemment muette, et ne se traduit que par l'une des conséquences que nous avons entrevues précédemment au chapitre des « Histoires de dos » et que nous examinerons tout à l'heure en détail : un placard de cellulite localisé, des cordons indurés dans certains muscles, une sensibilité tendineuse. Et ces manifestations téléguidées connaissent à leur tour, en raison de facteurs divers, un sort variable. Tantôt elles se tiennent tranquilles. Tantôt elles deviennent responsables de douleurs rebelles et trompeuses. On le voit, le dérangement intervertébral mineur possède la caractéristique commune de toutes les pannes « légères » : il est complexe et capricieux. On peut ajouter qu'il est mystérieux.

5. — *COMMENT SE PRODUIT LE DÉRANGEMENT INTERVERTÉBRAL MINEUR*

En quoi consiste-t-il, en effet, ce fameux dérangement? A dire vrai, nous l'ignorons. Nous pouvons mettre le dérangement en évidence. Nous pouvons en inventorier les conséquences. Et nous savons le traiter : c'est le principal. Mais son mécanisme intime nous échappe. Rien ne nous permet de le visualiser. Pourtant, à partir de tout ce que nous savons sur la colonne, il est facile de comprendre comment il peut se produire. Des causes diverses sont en jeu.

Un disque qui fait des frasques. Pour mieux saisir, grossissons les choses et faisons de la macrophotographie. Voici un segment mobile dont le disque fait discrètement des frasques. Un fragment de noyau est bloqué à l'arrière dans une fissure de l'anneau fibreux, mais il ne fait pas pression sur la partie superficielle postérieure de l'anneau (très innervée, nous le savons). Cette petite lésion reste donc muette, tout comme le serait, dans un endroit moins exposé, une hernie discale latérale ou antérieure qui, quoique plus importante, n'entraînerait non plus aucune souffrance faute d'être au contact d'une partie sensible. Pourtant ce fragment de noyau égaré n'est pas inoffensif. Il joue le rôle d'un coin enfoncé entre les deux vertèbres adjacentes et il modifie ainsi les positions, les rapports, le fonctionnement des articulations postérieures qui, du coup, se mettent à travailler asymétriquement, l'une étant plus sollicitée que l'autre.

Au début, rien ne se produit. L'articulation supporte parfaitement ces contraintes nouvelles. L'examen segmentaire demeure négatif, jusqu'à un certain degré. Tout se passe comme si les différents éléments du segment mobile s'étaient mis d'accord pour construire sur d'autres bases un équilibre précaire. Mais que survienne un événement fortuit — effort, traumatisme, simple fatigue — et l'équilibre se trouve rompu. Voici le « dérangement » qui apparaît. Il sera plus ou moins gênant pour le patient. Parfois il ne le sera pas du tout, et seul l'examen systématique sera susceptible de révéler son existence. Mais dans tous les cas de figure il fournira une cause potentielle de douleur, locale ou à distance.

Un faux mouvement. Ailleurs, le segment mobile peut même ne présenter aucune lésion interne. Il a seulement été tiraillé avec force, un jour, à l'occasion d'un faux mouvement ou d'un effort. Une douleur spontanée s'est ou non ensuivie. Mais l'incident a suffi pour déclencher le système d'alarme, dont la contracture vertébrale est le témoignage palpable. Que rien ne se passe, le circuit s'éteindra de lui-même et tout sera normal. Mais si d'autres sollicitations viennent irriter le segment, le dérangement se fera permanent. C'est dire toute l'importance du système de défense qui devient, sinon fauteur de troubles, du moins cause de persistance du dérangement. Chaque mouvement ou chaque position défavorable va, en effet, réactiver les contractures protectrices, donc entretenir le problème. Et vous n'y pourrez rien, car avec la colonne tout est programmé, répétons-le, et donc tout échappe à votre contrôle. Fussiez-vous doté d'une volonté farouche, vous serez impuissant contre le blocage ou le dérangement fonctionnel qui aura été décrété en réponse à la lésion d'une articulation vertébrale, à son blocage mécanique ou tout au moins à la modification de son schéma de mouvement normal. Et si vous vous obstinez à vaincre le trouble fonctionnel, vous ne ferez qu'exagérer la contracture.

Un phénomène d'autoallumage. Il faut bien voir où conduit cette automaticité : à maintenir le dérangement fonctionnel même quand la cause qui l'a provoqué a disparu. Les phénomènes qu'il déclenche, de simples conséquences qu'ils étaient, deviennent à leur tour des causes de perturbation, par un effet de feed-back qui empêche le fonctionnement automatique normal du segment. Par exemple, le spasme musculaire initialement déclenché par un signal de souffrance va devenir une espèce d'habitude — de mauvaise habitude — qui persistera une fois la crise douloureuse passée. En somme, il se produit alors une espèce d'autoentretien ou d'autoallumage du dérangement vertébral. C'est ce qui explique que les troubles dont nous avons ouvert le dossier puissent survivre à la lésion d'origine, parfois jusqu'à entretenir une affection chronique dont les causes apparaissent particulièrement mystérieuses. C'est ce qui explique aussi qu'un des modes de traitement possible consiste à couper le cercle vicieux par des moyens variés — position allongée, chaleur, médicaments antalgiques — qui mettront au repos ce circuit parasite local, et le désarmorceront.

Revoici le seuil de tolérance. Est-ce à dire que tous ces dérangements intervertébraux mineurs, voire minimes, vont forcément donner naissance à la douleur? Non. Beaucoup, nous l'avons laissé entrevoir plus haut, se produisent sans entraîner d'autres conséquences qu'une gêne légère et épisodique, ou pas de gêne du tout. Pourtant, ils sont bien là, et l'examen auquel se livre le praticien en découvre les signes. Mais l'organisme a réussi en quelque sorte à composer avec eux et à les neutraliser plus ou moins.

Alors, qu'est-ce qui fait que chez d'autres individus, ou chez les mêmes à d'autres périodes, ces dérangements deviennent douloureux? C'est ici que nous retrouvons la notion de seuil de tolérance, précédemment évoquée. Soudain la barre est franchie, soit parce qu'à résistance égale du sujet le dérangement s'aggrave, soit qu'au contraire, à dérangement inchangé, le niveau de résistance diminue.

6. — *LES SIGNES RÉGIONAUX : CEUX DE LA SOUFFRANCE DU NERF RACHIDIEN*

Mais d'autres symptômes vont découler du dérangement vertébral. Le crime parfait n'existe pas. A l'instar du cambrioleur maladroit, le mal que nous traquons sème des indices qui dans certains cas vont permettre de le débusquer, puis de remonter jusqu'à lui. Ce ne sont plus, comme précédemment, ceux qui ont comme théâtre l'étage vertébral lui-même. Au point où nous en sommes, vous ne vous étonnerez pas de découvrir que les manifestations de la souffrance ne se limitent pas à l'échelon local, mais peuvent être de caractère régional voire « téléphonées » au territoire cutané, musculaire ou osseux du nerf rachidien émergeant de la colonne au niveau de ce segment qui fonctionne mal.

C'est maintenant ce nerf rachidien que nous allons examiner. Et pour bien comprendre ce qui va suivre, il faut que vous vous pénétriez de ce point essentiel de géographie anatomique : chaque racine nerveuse issue de la colonne innerve un domaine parfaitement défini ; chacune a son lopin de peau ; et l'ensemble se trouve aussi précisément répertorié, classé, tenu à jour par les anatomistes et les neurologues qu'un plan cadastral à la mairie de votre domicile.

Des symptômes répertoriés. Par ailleurs, il est indispensable de savoir que le nerf rachidien remplit une double fonction : sensitive et motrice. La première s'exerce à travers le territoire de *peau* qu'il innerve personnellement et qu'on appelle son « dermatome ». La deuxième l'amène à commander, le plus souvent en association avec son ou ses voisins d'origine, à des *muscles* donnés.

Quand le nerf rachidien est irrité, sa souffrance se traduit d'abord par une névralgie. C'est une douleur plus ou moins intense, et qui peut être atroce : la névralgie sciatique et la névralgie cervico-brachiale en sont des exemples que nous connaissons déjà. Cette douleur, qui suit le trajet du nerf de sa racine à son extrémité, constitue souvent la seule manifestation de l'atteinte bénigne qu'il a subie. Mais quand celle-ci est plus sérieuse, on voit apparaître une série de signes classiques qui témoignent, à divers degrés, de la gravité du mal.

Ainsi la peau du dermatome devient insensible, ou moins sensible au toucher ou à la piqûre. Si la partie motrice est touchée, on enregistre une diminution de la force du ou des muscles concernés, tantôt évidente au point de se traduire par une véritable paralysie de tel ou tel mouvement, tantôt plus discrète : on la met alors en évidence en testant chacun des muscles contre résistance, et on peut également mesurer l'ampleur de son atteinte ainsi que les progrès du traitement.

Enfin un réflexe tendineux correspond à certaines racines (pas à toutes) et l'atteinte du nerf concerné entraîne la disparition ou la diminution de ce réflexe. Le médecin la recherche pour vérifier sa qualité en tapant sur le tendon approprié à l'aide d'un petit marteau caoutchouté. C'est ainsi qu'il procède notamment pour le réflexe rotulien que tout le monde connaît et qui correspond à la troisième racine lombaire : le genou étant relâché et fléchi, il suffit de frapper le tendon situé sous la rotule pour provoquer l'extension brusque de la jambe — sauf si la racine en question est souffrante.

Des effets méconnus. Ces symptômes dûment répertoriés doivent être recherchés en tout état de cause, et l'examen neurologique classique qui permet de les détecter est indispensable. C'est par lui que nous commencerons, selon les méthodes évoquées ci-dessus. Mais nous ne nous en tiendrons pas là. Nous avons une autre cible. Laquelle? Nous voulons aussi traquer des petites modifications plus anodines qui ne figurent pas dans les traités, sur la liste des méfaits attribués à l'irritation du nerf rachidien, et qui pourtant vont contribuer à éclairer notre démarche.

Le sujet n'est pas entièrement neuf. Depuis longtemps, de nombreux praticiens — parmi lesquels de grands médecins — avaient remarqué que des placards de cellulite pouvaient être responsables de douleurs fallacieuses. Ils avaient également noté que certains muscles, quand on les palpait et surtout quand on les massait, présentaient des espèces de faisceaux durs, très sensibles. Et par massages, par étirement de ces muscles, comme par pétrissage de ces zones cellulitiques, ils avaient réussi à soulager des souffrances inexpliquées, qui ne paraissaient pas venir de là.

Par ailleurs, une heure de gloire avait été réservée à la « cellulite » trompeuse, responsable de douleurs pseudo-cardiaques ou pseudo-digestives lorsqu'elle siège sur la poitrine ou l'abdomen · de Grands Patrons (Guy Laroche, Ch. Debray, d'autres) avaient publié des cas où l'on voyait errer le diagnostic jusqu'à ce que soit découvert ainsi l'origine toute simple du mal. Et les masseurs — lorsqu'ils s'intéressaient encore au massage — avaient guéri de la sorte bien des douleurs faussement stomacales ou gynécologiques.

Mais les temps changent et les modes passent : la « cellulite », devenue synonyme de « graisse », voyait son autonomie discutée, et disparaissait de la scène clinique pour ne plus intéresser — pour d'autres causes — que les instituts de beauté, éventuellement les diététiciens. Bien sûr, ce n'est pas de la même cellulite que nous parlerons. La nôtre diffère sur un point essentiel — nous y reviendrons : elle est localisée, et non symétrique.

Le territoire déconcertant de la douleur. Comment suis-je venu à m'intéresser à ces manifestations? De la façon la plus simple. Depuis toujours j'étais passionné par les « douleurs de carrosserie » et j'essayais de les comprendre et de les analyser. Or, à force de palper systématiquement peau, muscles et tendons de mes patients, je remarquai non seulement que ces zones cellulalgiques, ces cordons musculaires douloureux existaient bien et jouaient bien un rôle dans les douleurs, mais qu'ils n'étaient pas répartis au hasard. Le plus souvent ils correspondaient exactement au territoire du nerf qui sortait du segment vertébral sur lequel j'avais noté une souffrance particulière! Territoire sans doute déconcertant aux yeux des non-médecins : les zones qui le composent ne se superposent pas. Ainsi la fameuse 5ᵉ racine nerveuse lombaire — qui sort entre la 4ᵉ et la 5ᵉ vertèbres lombaires et qui constitue une partie du nerf sciatique — contribue d'une part à l'innervation des muscles de la fesse, d'autre part à celle des muscles redresseurs du pied et des orteils, mais entre ces deux zones elle n'innerve qu'un petit bout de peau à la face externe de la jambe, au-dessous du genou. Ce sont pourtant ces cantons éloignés, inégaux, répartis sans logique apparente mais appartenant au même « gouvernement » rachidien, qui dans la majorité des cas constituaient l'unique lien, et l'explication cachée des symptômes dont nous parlons.

Sur la piste des coupables. Ma contribution personnelle a été de le remarquer et de rassembler autour de cette découverte un certain nombre de constats :

1) La plupart de ces manifestations se produisaient dans le territoire précis d'un nerf rachidien;

2) Ce nerf était issu d'un étage vertébral présentant tous les signes de souffrance locale décrits plus haut, et que vous connaissez bien, mais radiologiquement normal;

3) Lorsque cette souffrance locale relevait d'un microdérangement de type mécanique, le traitement vertébral qui lui était appliqué faisait disparaître aussi les « douleurs de carrosserie », ou les atténuait sensiblement, même lorsqu'elles siégeaient très à distance de la colonne;

4) Enfin ces modifications tissulaires, le plus souvent douloureuses au seul examen, étaient capables de « vivre leur vie ». Non seulement elles se produisaient dans des cas où le nerf était le siège d'une névralgie évidente et pouvaient survivre à la crise en entraînant, parfois, des douleurs rebelles. Mais il leur arrivait d'être le *seul* témoignage, fréquemment muet, parfois très gênant, d'une irritation minimale du nerf, en l'absence des signes neurologiques

classiques et même sans que se manifeste, le plus souvent, aucune douleur vertébrale spontanée.

Pour le détective des douleurs que nous ambitionnons d'être, quelle série intéressante que les faits appuyés sur l'observation et confirmés par une copieuse expérience. C'est disposer là sinon du « Sésame » qui ouvre la porte de tous les mystères, du moins d'un solide fil d'Ariane grâce auquel on va pouvoir remonter jusqu'au vrai coupable en découvrant ses acolytes téléguidés! Avec une précaution qui s'impose : il pourra arriver que ceux-ci aient conquis une certaine indépendance; pour démanteler le gang il ne suffira pas de détruire la tête; il sera parfois nécessaire de viser aussi le comparse devenu plus ou moins autonome — un chef de bande local. Aussi, voyons plus précisément en quoi consistent ces manifestations.

7. — *SYMPTÔMES DE L'IRRITATION DU NERF RACHIDIEN*

Tout le monde connaît la cellulite, cette infiltration du tissu cellulaire qui se traduit par l'épaississement de la peau. Celle dont nous allons parler ici n'appartient pas exactement au type qui contribue à faire de grosses cuisses, ou des fesses imposantes, aux rondeurs symétriquement réparties. C'est au contraire une forme localisée et qui peut se manifester en un endroit quelconque du corps. Elle ne traduit pas un excès de poids mais peut constituer, comme nous venons de la voir, une manifestation à distance d'un dérangement vertébral par le biais de l'irritation du nerf rachidien.

Une cellulite qui vous parle de vos vertèbres. Cette « cellulite » occupe tout ou partie du territoire cutané du nerf. On la recherchera par la manœuvre que connaissent bien les femmes qui en guettent l'apparition sur la face externe de leurs cuisses : il s'agit de pincer un gros pli de peau entre pouce et index, et tout en maintenant ce pincement, de le malaxer, de le rouler comme on le ferait d'une cigarette. Là où la cellulite est installée, cette pratique est très douloureuse, alors qu'à quelques centimètres de là, la peau est indolore, souple et plus fine.

Chose étonnante, cette sensibilité pourtant vive est généralement ignorée du patient. Il n'en a pas spontanément connaissance et ne la découvre qu'à l'occasion de ce pincé-roulé. Mais alors c'est sa douleur habituelle qu'on reproduit parfois : une douleur ressentie non pas comme superficielle mais — point essentiel — comme profonde. C'est ce qui explique que ces petites zones cellulitiques, souvent muettes, et simples témoins palpables de ma théorie, puissent aussi être l'origine de souffrances parfois sévères et qu'elles soient capables de simuler des douleurs cardiaques, intestinales ou ovariennes si elles siègent sur le ventre, ou des douleurs dorsales ou lombaires si elles ont élu domicile dans le dos.

Quand la branche postérieure s'en mêle. Il faut ajouter que ma thèse d'une « cellulite » qui serait la conséquence de l'irritation d'un nerf m'a beaucoup aidé pour justifier le rôle d'une méconnue de la douleur : la branche postérieure du nerf rachidien. Rappelons à ce sujet ce qui a déjà été évoqué au début de cet ouvrage, mais que nous avons peut-être un peu oublié : quand le nerf rachidien issu de la moelle sort de la colonne par le trou latéral dit de conjugaison, qui se situe entre les deux vertèbres voisines, il se divise en deux branches :

— Une grosse branche *antérieure* va — après des mariages complexes avec ses voisines — fournir les gros nerfs qui se distribuent dans les bras, les jambes, le tronc, et qui innervent tous les muscles du corps sauf ceux de la figure et de la colonne, ainsi que toute la peau du corps, sauf celle du dos et du crâne;

— Une petite branche *postérieure* va, quant à elle, contournant la colonne en arrière, innerver tous les muscles de la colonne, ses articulations et la peau du dos, du sommet du crâne, jusqu'à mi-fesse et jusqu'au coccyx.

Le professeur Guy Lazorthes de Toulouse, neuro-chirurgien et anatomiste célèbre, a consacré des travaux importants à l'étude anatomique de ces rameaux nerveux, avant lui extrêmement négligés. Il a montré non seulement que le rameau postérieur innerve la petite articulation vertébrale postérieure, mais que, au début de son trajet descendant, il est collé à elle, de telle manière qu'il ne peut qu'être victime de tous les avatars traumatiques ou rhumatismaux, dont cette articulation risque d'être victime.

Or, lorsque grâce aux signes d'examen segmentaire que vous connaissez bien maintenant, on peut mettre en évidence la ce d'un étage vertébral précis, on constate avec régularité territoire cutané de la branche postérieure correspondante es très sensible à la manœuvre du « pincé-roulé », et parfois tellement infiltré qu'il en paraît boudiné. Ce territoire cutané, qui affecte la forme d'une espèce de bande transversale de quelques centimètres de hauteur, est situé dans le dos, très au-dessous de la vertèbre d'origine : trois ou quatre étages vertébraux plus bas. Il est même encore plus décalé, comme j'ai pu le constater pour les vertèbres avoisinant la 12ᵉ dorsale; le territoire de la branche postérieure de leur nerf occupe la partie supérieure de la fesse, où ces vertèbres, invisibles coupables, téléphonent leurs méfaits, comme nous aurons l'occasion de le voir.

Les cordons douloureux des muscles. Une deuxième manifestation méconnue de l'irritation d'un nerf au niveau de la colonne — méconnue ou plus exactement non rapportée à sa cause — est l'existence de cordons durs, que l'on pourra palper dans certains muscles innervés par ce même nerf. Ces cordons eux aussi participent à la production de la souffrance; et eux aussi à l'insu du patient qui ignore cette sensibilité musculaire. Ils peuvent ainsi être responsables de douleurs trompeuses, qui dureront tant que la cause n'aura pas été trouvée. Ce sont souvent eux qui, dans les muscles de la jambe, font traîner des douleurs sciatiques, alors même que la crise semble être calmée depuis longtemps.

Les tendons douloureux. Une troisième manifestation de l'irritation du nerf rachidien complétera notre tableau : la souffrance de certains tendons qui reçoivent leur innervation de cette même racine nerveuse, sensibilisée par le dérangement intervertébral.

Voici par exemple un patient qui se présente avec une douleur d'épaule, de coude ou de hanche. L'examen met en évidence la sensibilité d'un ou plusieurs tendons autour de l'articulation. Aussi conclut-on à une tendinite — c'est-à-dire à une inflammation du tendon par surmenage ou rhumatisme — et entreprend-on un traitement local d'infiltration. Or celui-ci réussit mal ou pas du tout. Que se passe-t-il? Il s'agit peut-être d'une fausse tendinite, qui entre dans le cadre évoqué plus haut. Rappelez-vous notre champion de tennis.

Dans ce cas, le tendon est hypersensible parce que le nerf qui l'innerve est irrité à minima. Connaissant ce nerf, on examine l'étage vertébral dont il dépend. Si ce segment se révèle douloureux — et pas ses voisins — il existe une bonne présomption pour que la colonne joue un rôle via le nerf, dans cette affaire. Ainsi vont les déductions, chez les détectives ès douleurs. Et si l'irritation vertébrale est de nature mécanique, la manipulation pourra être envisagée. Et lorsque la manipulation est applicable, on notera aussitôt après une amélioration nette — plus ou moins complète — de la souffrance tendineuse : personnellement je la mesure toujours avant et après, sur des tests dont nous avons parlé et dont nous reparlerons, pour avoir une idée exacte des progrès accomplis. Naturellement, si l'irritation vertébrale qui a entraîné celle du tendon est de nature rhumatismale, c'est à d'autres moyens que nous ferons appel.

Un nom barbare mais une réalité complexe. Tel est l'ensemble de ces manifestations discrètes de l'irritation — fût-elle minime — du nerf rachidien. Je leur ai donné le nom barbare de « syndrome cellulo-teno-myalgique radiculaire ». En clair et en français courant, il signifie :

— cellulo (cellulalgie) : la douleur au pincé-roulé de la peau;
— teno (tendon) : la douleur du tendon;
— myalgie (muscle) : celle du muscle;
— radiculaire : le syndrome dépend de l'irritation de la racine nerveuse et occupe une partie de son territoire.

Nous voilà désormais suffisamment avertis de tous les mécanismes de la douleur pour entreprendre d'en savoir davantage sur ses modalités, en constituant à la fois le catalogue des atteintes vertébrales et celui de leurs traitements. L'enquête est finie. La procédure commence.

Cette notion de dérangement intervertébral mineur ne supprime bien entendu pas les autres causes de souffrance vertébrale. Mais elle a le mérite de pénétrer à fond dans un domaine où n'ont pas accès les théories classiques : celui des maux obscurs mais terriblement gênants qui font souffrir tant de patients. En ne négligeant pas l'hypothèse de ces micro-pannes et en en cherchant éventuellement confirmation grâce aux procédures d'examen qui ont été décrites dans ce chapitre, on accroît considérablement le champ de la « médecine du dos quotidien », et les chances de soulager ceux qui souffrent sans cause apparente.

Troisième partie

LE CATALOGUE DES DOULEURS DE DOS

VI

VOS SOUFFRANCES DU HAUT EN BAS DE LA COLONNE

Le catalogue de vos douleurs (simple répertoire pour vous aider à vous reconnaître dans l'imbroglio de la souffrance vertébrale) s'articule en trois parties correspondant aux trois régions clés de la colonne. La première est la région cervicale, *siège de problèmes aussi variés que gênants, dont les uns appartiennent au domaine classique (torticolis aigu, douleur cervicale chronique, névralgie cervico-brachiale, névralgie occipitale) et dont les autres, moins connus, relèvent de dérangements intervertébraux mineurs (maux de tête, douleurs d'épaules et douleurs de coude d'origine cervicale). La* région dorsale, *bien qu'ayant jusqu'à présent peu éveillé la curiosité des chercheurs, abrite des douleurs déconcertantes comme le « mal de dos des secrétaires », réputé d'origine psychosomatique et qui en réalité provient d'une souffrance de la colonne cervicale inférieure dans la quasi-totalité des cas; ou comme les dorsalgies des porteurs de valises, les dorsalgies d'origine psychique (il y en a), les entorses costales, diverses souffrances précordiales, sans oublier le phénomène d'amplification que la tendance à la spasmophilie fait subir à certaines dorsalgies. Enfin la* région lombaire et sacrée *sert de théâtre à ce qu'on pourrait appeler l'obsession du disque, rendu responsable de la quasi-totalité des désagréments qui surviennent dans cette zone, comme le lumbago aigu et la lombalgie chronique. Pourtant, dans certaines lombalgies mal expliquées et/ou difficiles à soigner, le disque n'est pas seul en cause, voire ne l'est pas du tout : c'est ce que nous allons découvrir. En revanche, la cruelle sciatique est provoquée dans l'immense majorité des cas par une hernie discale. Il en va de même pour la névralgie crurale, qui déclenche l'irritation du nerf innervant les muscles du devant de la cuisse. Autres affections moins connues intéressant la région lombaire : la méralgie paresthésique (sensation de peau morte sur la face avant et externe de la cuisse) qui est d'origine vertébrale dans 60 % des cas; enfin la coccygodynie (douleur du coccyx).*

Munis des références nécessaires, pour comprendre et remettre à sa place chaque cas, nous allons pouvoir, d'où nous sommes arrivés, considérer dans son ensemble le paysage des douleurs vertébrales. Nous savons quel réseau le traverse, quelles correspondances y circulent secrètement, et combien il faut éviter de s'y laisser prendre aux apparences. Ainsi avertis, nous sommes en mesure d'assembler les pièces du puzzle pour reconstituer étage par étage, ou du moins région par région, le catalogue des douleurs de dos. Un catalogue? Plutôt un répertoire, sous forme de flashes aussi rapides et précis que possible, pour vous aider à vous orienter dans l'imbroglio des souffrances vertébrales (croquis pages 150 et 151).

1. — *LA RÉGION CERVICALE*

Cette région clé de sept vertèbres (dont les deux premières supportent directement la tête) comporte deux des cinq charnières qui, nous l'avons vu, régulent les mouvements de la colonne : la cervico-occipitale, entre tête et cou, et la cervicodorsale, entre cou et dos. L'une et l'autre sont à l'origine de problèmes qu'il faut évoquer avant de passer en revue les douleurs qui en découlent.

Une charnière méconnue et une autre qui défraye la chronique. La charnière cervico-occipitale qui, rappelons-le, n'a pas de disques, présente peu de lésions radiologiques d'usure en dépit de l'énorme travail qu'elle accomplit. Aussi a-t-on tendance à l'oublier. On pense bien à la surveiller dans les cas de véritables rhumatismes destructifs parce que ceux-ci risquent de léser certains ligaments servant à maintenir en place l'Atlas et l'Axis. Mais en matière de pathologie courante, on la néglige résolument. C'est une erreur. Sans imiter les chiropractors qui voient en elle la source de tous les problèmes, il faut savoir qu'elle peut être responsable de certains maux de tête, voire de certains vertiges et de certains malaises — à ne pas confondre, toutefois, avec ceux que provoquent les lésions de l'artère vertébrale sa voisine.

La charnière cervicodorsale au contraire voit son rôle en pathologie souligné avec éclat. C'est l'arthrose qui est considérée comme sa lésion principale, mais le disque peut lui aussi être mis en cause, encore que beaucoup plus rarement que dans la région lombo-sacrée. Arthrose ou disque, la charnière cervicodorsale est tenue pour la grande coupable des douleurs de cou et des névralgies de bras. En revanche on méconnaît, bien à tort, la part qu'elle prend dans la production de nombreuses douleurs qui n'ont nul besoin d'arthrose, ni de lésion discale pour se manifester. Voici pour nous la première occasion de voir à l'œuvre les « dérangements intervertébraux mineurs » dont nous avons parlé. Le simple dysfonctionnement d'un des maillons de la charnière cervico-dorsale peut suffire à donner, non seulement des douleurs de cou, mais la plupart des douleurs dorsales (le fameux « point entre les omoplates », dont se plaignent tant de patients). Il peut aussi faciliter des douleurs d'épaules et des douleurs de coude.

Ces précisions apportées, voyons comment se présentent dans la vie quotidienne les douleurs qui intéressent toute cette région cervicale, en commençant par celles qui appartiennent au registre classique.

Le torticolis aigu

Tout le monde a connu, au moins une fois dans sa vie, cette mésaventure réputée bénigne et qui l'est dans la grande majorité des cas. Il est des torticolis aigus qui s'installent et qui durent ; ils peuvent être le signe avant-coureur d'une névralgie cervico-brachiale, qu'ils annoncent comme le lumbago annonce la sciatique ; dans ce cas la douleur, au bout de quelques jours, descend du cou dans le bras pour irradier jusqu'au bout des doigts. Certains torticolis peuvent être aussi l'indice d'affections moins courantes. De toute façon, un torticolis qui persiste et s'aggrave réclame une consultation sérieuse. Mais c'est là l'exception. Le plus souvent, la douleur disparaît en quelques jours.

Un mal qui peut tourner au supplice. Sous sa forme courante, ce mal dont on sourit volontiers mais qui peut prendre les dimensions d'un vrai petit supplice a trois origines possibles : articulaire, musculaire, plus rarement discale.

Dans le premier cas, le torticolis est la conséquence d'un mini traumatisme dû soit à un faux mouvement, soit à un choc, et qui a entraîné un dérangement d'ordre mécanique situé le plus souvent au niveau d'une articulation d'une des deux charnières. Mais ce peut être aussi le résultat d'une poussée inflammatoire d'arthrose.

Dans le deuxième cas, il est probable que certains virus jouent le rôle d'agents provocateurs (d'où les « épidémies » de torticolis).

Dans le troisième, il s'agit de la conséquence — sévère et heureusement rare — d'une hernie discale cervicale.

La douleur cervicale chronique

Voici un patient qui éprouve de plus en plus de difficultés à tourner la tête. Fâcheux handicap, et qui pèse sur les actes les plus quotidiens comme les plus nécessaires : parler à son voisin ou sa voisine de table, opérer une marche arrière au volant de sa voiture, trouver une position favorable au sommeil.

Les causes ? On se trouve le plus souvent en présence des suites d'un traumatisme ou d'un faux mouvement ayant provoqué une de ces mini-entorses qui, invisibles à la radio, n'en provoquent pas moins des dérangements intervertébraux source de douleur. Personne ne s'étonne d'avoir mal après un accident qui a touché le cou, ni lorsque l'investigation radiographique révèle une anomalie. Le problème commence lorsque la douleur s'installe sans cause connue et sans manifestation repérable à l'image. Nous avons longuement expliqué comment cela se produit. Répétons inlassablement que les dérangements intervertébraux mineurs non visibles à la radio fournissent la majorité des cas, et constituent le domaine spécifique où cet ouvrage espère, en révélant leur existence, vous apporter des clés nouvelles.

Responsabilité de l'arthrose. Toutefois, la douleur cervicale peut provenir également des suites d'une arthrose, à laquelle cette région est particulièrement vulnérable en raison de sa conformation. Cela sous trois formes.

La première est cette arthrose du disque qui, par prolifération du tissu osseux, lui fait présenter à la radio des « becs de perroquet » aussi impressionnants qu'inoffensifs.

La deuxième sorte d'arthrose cervicale est celle qui atteint les petites articulations postérieures. A la fois plus susceptible que celle du disque de gêner les mouvements, et sujette à des accès inflammatoires, elle entraîne l'irritation des branches postérieures des nerfs rachidiens correspondants.

Enfin l'arthrose peut toucher deux petites formations osseuses qui constituent, à la partie supérieure du corps des vertèbres cervicales, en arrière et de chaque côté, une sorte de petit rebord latéral permettant un meilleur ajustement à la vertèbre du dessus Ces formations sont appelées « uncus », d'où le nom d'uncarthrose qui est donné à cette forme d'arthrose, spécifique à la zone cervicale. Elle fait saillie dans le trou de passage du nerf rachidien qu'en règle générale elle ne gêne pas. Mais s'il se produit une poussée congestive, celle-ci, en gonflant les tissus, va irriter ou comprimer le nerf, et déclenchera une névralgie cervico-brachiale.

La névralgie cervico-brachiale

Que vous arrive-t-il? Une douleur des plus pénibles s'est installée dans votre bras Elle diffuse du cou à l'extrémité des doigts, en irradiant vers le dos au passage. Une sensation de crampe l'accompagne, avec des élancements, des fourmillements, des picotements, dans la main et jusque dans un ou plusieurs doigts. Vous vous mettez au lit, espérant y trouver une rémission C'est le contraire qui se produit La douleur s'aggrave en position allongée. Vos nuits se transforment en festival permanent de la souffrance.

Les causes qui peuvent entraîner une douleur du bras sont nombreuses, et toutes ne sont pas vertébrales. L'angine de poitrine, l'infarctus sont susceptibles de provoquer des irradiations cruelles dans le bras gauche, et même dans le droit. Certaines affections du poumon aussi, et diverses atteintes du système nerveux. C'est dire à quel point un diagnostic médical précis est indispensable.

Une « sciatique du bras ». Mais l'origine de loin la plus fréquente et la plus bénigne est la névralgie cervico-brachiale. Ce n'est pas pour autant la moins douloureuse. Elle est produite par l'inflammation d'une des racines nerveuses qui passent entre les dernières vertèbres cervicales : soit entre la 5ᵉ et la 6ᵉ, la 6ᵉ et la 7ᵉ, la 7ᵉ et la première dorsale. Ces racines sont respectivement appelées 6ᵉ, 7ᵉ et 8ᵉ cervicale (alors qu'il n'y a que 7 vertèbres cervicales) tandis que celle qui sort entre la 1ʳᵉ et la 2ᵉ dorsale prend le nom de 1ʳᵉ dorsale. Elles assurent l'innervation du bras, de sa peau, de ses muscles, de ses tendons : c'est ce qui explique le parcours de la névralgie cervico-brachiale; en somme, elle est au bras ce que la sciatique est à la jambe.

D'où vient l'irritation de la racine concernée? Le plus souvent d'une poussée inflammatoire d'arthrose (essentiellement celle des uncus, parfois celle des articulations postérieures). Mais elle peut provenir aussi, dans quelques cas, d'une hernie discale. La crise débute souvent par un épisode de torticolis accompagné d'une violente douleur entre les épaules, avant d'aboutir aux symptômes décrits plus haut.

Une névralgie cervico-brachiale livrée à elle-même dure, dans son état aigu, environ six semaines. Mais il est exclu que le malade puisse « tenir » aussi longtemps sans secours médical : nous avons déjà eu l'occasion de dire qu'il s'agit d'une des douleurs les plus pénibles qui soient, de par la nature des régions qu'elle intéresse. La sévérité de la souffrance est encore aggravée par ses paroxysmes nocturnes.

Les névralgies occipitales

Entre la deuxième et la troisième vertèbre cervicale sort un nerf — dit le grand nerf occipital d'Arnold — qui innerve toute la peau du crâne, autrement dit tout le cuir chevelu, dans la moitié qui correspond à son emplacement, droite ou gauche. L'irritation de ce nerf, pour une des raisons que nous commençons à connaître, produit des douleurs qui peuvent devenir aiguës et aboutir à des crises sous forme d'élancements parcourant tout son territoire, de la nuque au front. Mais le plus souvent s'installe une espèce de « mauvaise humeur » chronique de la racine, qui se traduit par des douleurs occipitales analogues à des maux de tête, ou parfois par un « mal de cheveux » du côté concerné.

Fausse rage de dents et fausse otite. Une autre forme de névralgie occipitale peut concerner le rameau antérieur du nerf d'Arnold. Elle irradie en direction du lobe de l'oreille et de l'angle de la mâchoire, et peut donner l'impression d'un mal de dents ou d'un mal d'oreille (fausse otite).

Sur cette évocation de la névralgie occipitale se clôt habituellement la liste des douleurs « communes » que l'on rapporte à la colonne cervicale. Or cette liste, pour moi, n'est pas complète, tant s'en faut.

Les maux de tête d'origine cervicale

Il faut d'abord y ajouter la longue cohorte des maux de tete, qui à mon avis ont le plus souvent une origine vertébrale cervicale. J'en apporte deux indices que l'on retrouve dans la plupart des cas. Le premier est le fait que l'examen révèle une vive sensibilité sur une des articulations, généralement entre la 2e et la 3e vertèbre. Le deuxième est ce signe insolite que j'ai trouvé, et qui me paraît révélateur de l'origine cervicale : c'est la douleur que l'on provoque au niveau du sourcil, du même côté que la sensibilité articulaire, en pinçant fermement la peau entre pouce et index et en la roulant (elle est d'ailleurs souvent épaissie) comme on ferait d'une cigarette. Chez d'autres patients, c'est la peau située au niveau de l'angle de la mâchoire près de l'oreille, qui présente cette caractéristique.

Même en dehors des crises. Cette sensibilité est aussitôt suspendue si l'on injecte quelques gouttes d'anesthésique dans l'articulation cervicale sensible, ce qui montre bien son origine. Mais il faut souligner que, dans ce cas comme dans tous ceux où

LES CHEMINS DE LA DOULEUR :

LES DIFFÉRENTES NÉVRALGIES QUI PEUVENT TROUVER LEUR ORIGINE DANS LA COLONNE VERTÉBRALE

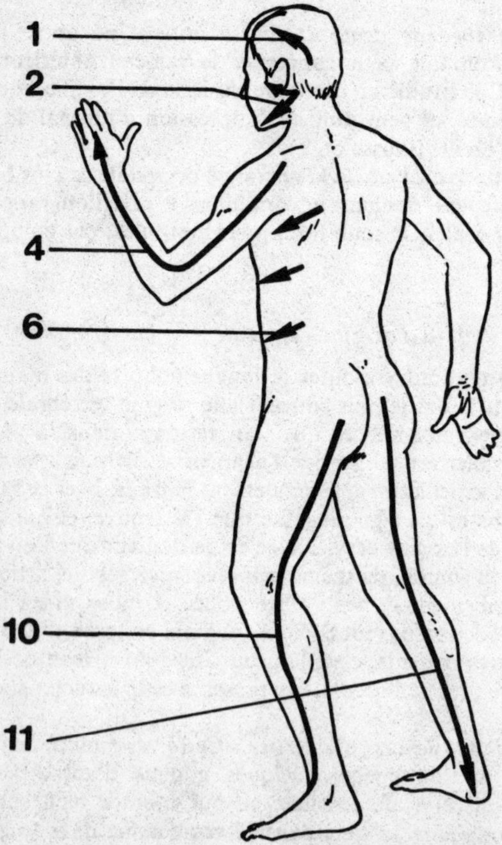

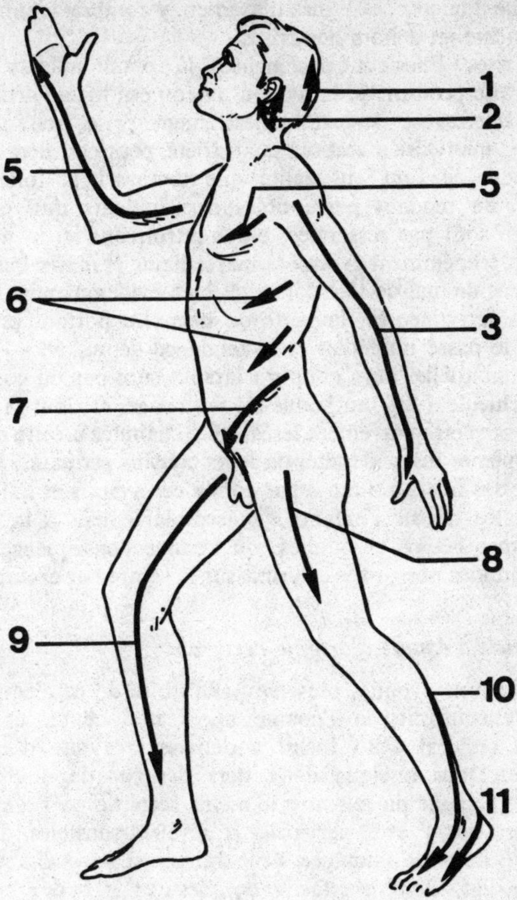

1) *Névralgie occipitale d'Arnold.*
2) *Névralgie auriculotemporale.*
3) *Névralgie cervicobrachiale C6.*
4) *Névralgie cervicobrachiale C7.*
5) *Névralgie cervicobrachiale C8.*
6) *Névralgies intercostales.*
7) *Névralgie abdominogénitale*
8) *Méralgie paresthésique (névralgie du nerf fémorocutane)*
9) *Névralgie crurale.*
10) *Névralgie sciatique L5.*
11) *Névralgie sciatique S1*

nous évoquerons un dérangement intervertébral mineur à la naissance d'une douleur, ces signes d'examen, y compris le pincé-roulé, existent même en dehors des crises.

Les crises? Elles sont déclenchées, là comme ailleurs, soit par une mauvaise position de la tête ou du cou qui irrite l'articulation, soit par une cause annexe généralement prise pour la cause principale : mauvaise digestion, contrariété, petit état dépressif, etc. Ces facteurs ne font en réalité que diminuer la tolérance de l'individu, en rendant perceptibles des douleurs qui, en temps normal, ne sont pas ressenties. Nous retrouvons ici la notion de « seuil » précédemment évoquée : marée haute et marée basse.

Ce type de mal de tête constitue bien évidemment — avec les sensations vertigineuses, la perte de mémoire portant principalement sur le passé immédiat et la tendance dépressive — une des séquelles habituelles du « coup du lapin » subi par un conducteur dont le véhicule a été tamponné au feu rouge, et dont la colonne cervicale, sans être gravement lésée, a été chahutée à cette occasion. Mais les mêmes maux de tête, ou leurs cousins germains, se voient aussi chez des sujets qui n'ont pas connu ces avatars et qui traînent leur céphalée depuis l'enfance, vraisemblablement à la suite de traumatismes bénins et oubliés, ou comme conséquence de certaines habitudes posturales : dormir sur le ventre par exemple.

Les douleurs d'épaule d'origine cervicale

Nous avons évoqué, plus haut, l'histoire de ce champion de tennis qui souffrait de l'épaule après une chute, et que le traitement cervical avait réussi à délivrer très vite d'une gêne persistante. Dans quelque deux tiers des cas de douleurs des tendons de l'épaule on retrouve le même scénario. A l'examen, les articulations des 4e et 5e cervicales se révèlent sensibles, du même côté que l'épaule endommagée. Et le traitement cervical apporte un gain immédiat, qu'il est facile de mesurer par des tests : en opposant une résistance manuelle aux mouvements douloureux du patient, on apprécie l'intensité de la gêne et sa diminution.

Les douleurs de coude (tennis-elbow)

Il en va de même pour le fameux tennis-elbow qui, lui aussi

dans deux cas sur trois, présente une origine, ou plus exactement une participation, de la colonne vertébrale.

Cette thèse, là encore, va à l'encontre des idées généralement reçues, et bien que les choses aient tendance à évoluer nous sommes encore très peu nombreux à la défendre. Elle relève pourtant de l'évidence, pour qui sait manipuler correctement un cou, lorsque le cas s'y prête. Il est vrai qu'il faut savoir reconnaître l'articulation responsable (elle se situe entre la 5ᵉ et la 6ᵉ, ou la 6ᵉ et la 7ᵉ vertèbre, du même côté que la douleur du coude) et bien accomplir la manœuvre appropriée : cela le système classique ne l'apprend pas.

Pour tester la gravité du mal. J'ai l'habitude, comme pour les douleurs d'épaule, de mesurer l'intensité de l'affection en utilisant un test contre résistance. On demande au malade de serrer fortement la main du médecin puis, contre la résistance de celui-ci, de tourner la paume successivement vers l'intérieur et vers l'extérieur, cela dans deux positions de l'avant-bras : à angle droit d'abord, tendu ensuite. Un dernier test est effectué, dans les mêmes positions du coude en s'opposant au redressement de la main et des doigts. Ces différentes manœuvres se révèlent plus ou moins douloureuses, voire impossibles. Mais s'il existe un problème cervical, et si on peut le traiter efficacement par une manipulation, on note dès le premier traitement une amélioration de ces tests. Quant au traitement classique (infiltrer le tendon douloureux au niveau de son attache, sur la petite protubérance osseuse, l'épicondyle, située à la partie externe du coude) il peut soulager même dans les cas où existe cette cause cervicale. Mais si l'irritation cervicale ou chronique est importante, il ne suffit pas.

En fait tout se passe comme si le dérangement intervertébral mineur cervical, comme l'épaule comme pour le coude, irritait légèrement le nerf qui va au tendon et rendait celui-ci plus vulnérable aux diverses agressions dont il peut être victime (changement de raquette, travail inhabituel, etc.). Il constitue un élément facilitateur le plus souvent, provocateur parfois.

Voilà encore un cas où l'étude des manipulations nous a permis de dépasser largement l'intérêt de celles-ci et d'apporter idées et solutions nouvelles pour le traitement des douleurs vertébrales.

2. — *LA RÉGION DORSALE*

La région dorsale est, rappelons-le, la plus étendue de la colonne : elle compte à elle seule, 12 des 24 vertèbres dont se compose ce mât central du navire humain. Ce devrait être aussi la plus libre de ses mouvements puisque, nous le savons, elle peut manœuvrer dans toutes les directions : flexion en avant, extension en arrière, rotation à droite, à gauche, latéroflexion (quand vous vous penchez de côté) à gauche comme à droite. En fait, la cage thoracique limite considérablement cette mobilité.

La région dorsale est impliquée dans de nombreux cas de douleurs vertébrales. Les statistiques affirment qu'elle est à l'origine de 10 % des consultations faites dans les services de rhumatologie. Proportion non négligeable, à partir de laquelle on devrait commencer à s'interroger sérieusement.

Silence sur la dorsalgie. Or un phénomène curieux se produit. Autant la douleur lombaire a fourni le sujet d'innombrables articles, fait couler des hectolitres d'encre, suscité des tonnes de livres, autant celle du dos a donné lieu à peu de publications. A ma connaissance, aucun ouvrage ne lui a jamais été consacré.

Pourtant cette douleur dorsale, qu'on appelle dorsalgie, ne se laisse pas facilement oublier. Parfois aiguë, elle est le plus souvent chronique, lancinante avec des répits qui donnent à espérer et des relances brutales. Je ne parle pas, sinon pour mémoire, de ces douleurs de dos qui ne sont que le reflet de la souffrance du cœur, des poumons, de l'estomac, du foie, de la vésicule ou du pancréas ; et non plus de celles qui relèvent d'une atteinte inflammatoire, infectieuse, tumorale, métabolique de la colonne : la liste en est longue, bien que dans la pratique ces affections soient rarement en cause dans les consultations quotidiennes, mais leur description sort de notre sujet.

Non, il s'agit seulement de la douleur dorsale de tous les jours : mais c'est celle qui forme la trame des souffrances de tant et tant de malades. Alors pourquoi ce silence autour d'elle?

Quand le disque n'est pas au programme. Une raison en est peut-être la rareté des hernies du disque dans cette région. Ce sont les grandes vedettes qui font les grands succès. Inversement, leur absence dissuade. Il arrive certes que des lésions d'usure discale se manifestent; elles accompagnent le plus souvent l'arthrose ou les séquelles de la maladie de Scheuermann; mais lorsque ces affections sont mises en cause, ce n'est pas le mécanisme discal lui-même qui est invoqué. Pas d'exploits qui défraient la chronique. Pas de procès retentissants. Les plus farouches « discologues » — j'allais écrire les plus fidèles supporters du disque — innocentent celui-ci. Voici le théâtre du dos renvoyé à des débats prosaïques, et voici « la bande des quatre », dont nous parlions précédemment, amputée d'un de ses affiliés.

Restent les trois autres : c'est-à-dire l'arthrose régionale ou dorsarthrose, les troubles statiques (notamment le dos rond ou hypercyphose, ainsi que la scoliose), et le psychosomatique.

La responsabilité des deux premières catégories de ces maux est souvent évoquée. Mais on sait bien que nombre de sujets qui en sont atteints ne souffrent pas. Certes, l'arthrose peut faire mal en cas de poussée inflammatoire; c'est un cas relativement rare et passager. Et il est exact que les troubles statiques de la structure peuvent dans certains cas favoriser une « rouille » globale du dos qui, normalement indolore. peut soulever quelques protestations de la colonne lorsque celle-ci est soumis à des exercices ou à des positions inhabituelles. Enfin, on accuse parfois la décalcification, surtout chez les sujets âgés, mais qui n'est douloureuse que si, importante, elle provoque des microfractures vertébrales sévères qui peuvent être la conséquence d'autres affections et ne rentrent pas dans le cas du présent ouvrage. Tout cela reste très minoritaire.

Pleins feux sur le psychosomatique. C'est donc au quatrième de la « bande des quatre » que la part du lion revient, dans les traités classiques. Le psychosomatique, ce cheval de retour plus ou moins compromis dans toutes les douleurs vertébrales, prend ici la vedette. Comment ne la prendrait-il pas? Quand on fait appel à lui, il s'agit le plus souvent d'un sujet jeune, et dans la plupart des cas d'une femme, dont la colonne reste parfaitement souple et dont les radios sont désespérément normales. Pourtant, elle souffre. Puisqu'il n'existe pas de signes objectifs, pense-t-on, c'est donc qu'il n'y a pas de soma. Et s'il n'y a pas de soma, il faut incriminer le psycho. Le tour est joué.

Cette pétition de principe en forme de cercle vicieux trouve une illustration parfaite dans la façon dont on considère habituellement la plus fréquente des douleurs de dos, la plus irritante aussi pour les médecins comme pour les patients : celle qui touche plus particulièrement les femmes. Elles n'en ont pas l'exclusivité mais fournissent de loin le contingent majoritaire des victimes de la dorsalgie, les hommes étant plus volontiers lombalgiques ; et dans le domaine précis que nous évoquons elles représentent quelque 75 % des cas. Ouvrons ce dossier. Il va nous fournir une nouvelle preuve du caractère trompeur de la souffrance vertébrale. Une nouvelle manifestation aussi du désaccord qui nous oppose aux idées classiquement admises — encore que perdant du terrain, semble-t-il, auprès de beaucoup de mes confrères.

Le mal de dos de la secrétaire ou de la jeune femme

Ces dorsalgiques décrivent leur douleur comme un point dans le dos, avec l'impression qu'une ficelle tire dessus lors de certains mouvements. Ou bien c'est une courbature douloureuse survenant à la fatigue. Mais négatif est l'examen, et peu actifs ou irritants les habituels traitements, tels que massages et rééducation, que le médecin aura prescrits quand il se sera assuré du caractère bénin de l'affection. Bien souvent la victime décrit ses malheurs avec un grand luxe de détails, parlant du « fer rouge » qui la brûle sous l'omoplate, ou de « l'abcès qui la ronge » à cet endroit. Le plus souvent il s'agit d'une douleur chronique, évoluant par poussées, que favorise la fatigue ou le surmenage ; le repos nocturne la calme en général, mais parfois elle se trouve aggravée au réveil, ce dont le patient s'étonne (croquis page 157).

Le fait que ce patient soit si souvent une patiente est sans aucun doute lié au caractère de certains travaux féminins, au point que cette « dorsalgie bénigne des jeunes femmes » a pu être appelée aussi « mal de dos de la secrétaire ». Mais il est commode, pour certains, de l'attribuer à la nature féminine, ou prétendue telle, plutôt qu'à la culture socio-professionnelle au sein de laquelle nous baignons. On met en avant le fait que les radiographies sont le plus souvent muettes, l'insuffisance musculaire des patientes (qui est fréquemment une réalité) et leur état nerveux pour expliquer le

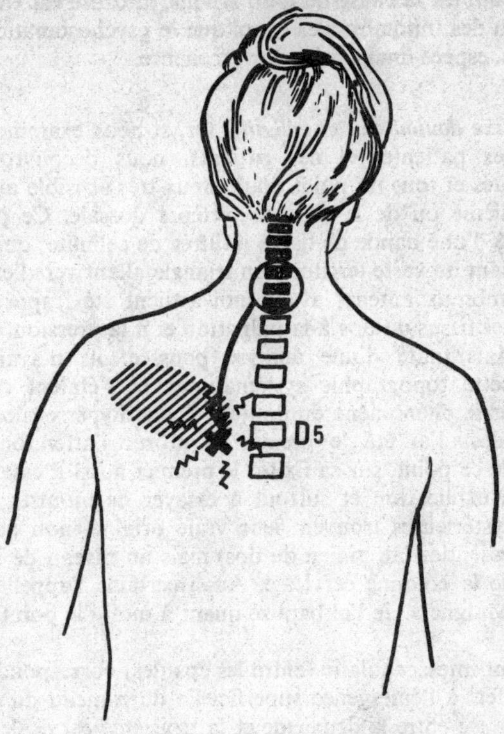

COMMENT LE « FER ROUGE » QUI VOUS BRÛLE DANS LE DOS VIENT EN RÉALITÉ DE VOTRE NUQUE

La colonne cervicale basse est la grande responsable des douleurs ressenties entre les omoplates.

Pour l'auteur, la plupart des douleurs dorsales qui touchent surtout les femmes et qui sont ressenties entre les omoplates, comme un point ou comme une brûlure, trouvent leur origine au niveau des vertèbres cervicales les plus basses (sans que le cou soit forcément douloureux).

Le point marqué d'une croix est vivement sensible si on appuie dessus, tandis que la zone grisée est douloureuse à la manœuvre du pincé roulé.

C'est la douleur type de dos des secrétaires ou des mécanographes. Autrefois c'était celle des couturières.

phénomène : c'est l'anxiété féminine, brochant sur un terrain vulnérable, qui est la cause de tout. Allons, la cause est entendue : il s'agit d'un des innombrables tours que le psychosomatique joue aux femmes, espèce imaginative par excellence.

Point fixe douloureux et cellulite. Or, si nous examinons avec attention ces patientes et ces patients, nous découvrons chez presque toutes et tous un point douloureux très sensible au niveau de la cinquième ou de la sixième vertèbre dorsale. Ce point est accompagné d'une bande de tissus infiltrés de cellulite, qui occupe en s'élargissant un vaste territoire en triangle allant vers l'extérieur.

De nombreux auteurs avant moi avaient été frappés par la sensibilité des tissus du dos à la palpation et à la pression, chez ces patients. Mais faute d'une analyse poussée, ils n'avaient pas remarqué cette topographie systématique, et s'étaient contentés de rapporter le phénomène douloureux à une hypersensibilité aux causes variées. J'ai été le premier à attirer l'attention sur la constance de ce point, sur sa fixité ; le premier aussi à essayer d'en donner une explication et surtout à essayer de montrer que ces douleurs mystérieuses trouvent leur vraie origine, non pas là où elles sont ressenties (au milieu du dos) mais au niveau de la partie inférieure de la colonne cervicale. Aussi certains l'appellent-ils le « point de Maigne ». Je l'ai baptisé quant à moi « le point cervical du dos ».

Ce point interscapulaire (entre les épaules) correspond exactement, en effet, à l'émergence superficielle du rameau du nerf qui prend naissance entre la deuxième et la troisième cervicale, au bas de la nuque. Une série de dissections, effectuées avec François Le Corre et Emmanuel Rageot, ont confirmé cette correspondance, ainsi que la large distribution de ce nerf, telle qu'on la trouvait dans un ancien traité d'anatomie du célèbre Hovelacque.

Ainsi le fil conducteur était repéré, identifié. Mais cela n'expliquait pas tout.

Quand le cou guérit le dos. Un élément décisif me fut apporté par certains patients que j'avais traités pour de petites histoires de cou — sans toucher à leur dos — et qui me déclaraient avoir vu disparaître dans le traitement cervical leur vieille douleur dorsale.

J'examinais alors systématiquement le cou de tous les douloureux du dos, et je trouvais régulièrement chez eux une vive sensibilité au niveau d'une des trois dernières articulations cervicales, du même côté que le point interscapulaire. Et celui-ci disparaissait ou diminuait aussitôt lorsque je pratiquais une manipulation cervicale — dans les cas, bien entendu, où elle était indiquée. Cette amélioration pouvait être durable ou passagère, mais elle augurait bien de la suite du traitement.

Il faut ajouter, à l'inverse, que je voyais souvent des patients victimes de manipulations mal faites du cou. Ces manœuvres malencontreuses avaient deux sortes de conséquences. Elles entraînaient des maux de tête si elles avaient touché la partie supérieure de la colonne cervicale. Mais elles provoquaient une douleur dorsale toujours agrémentée du point interscapulaire, lorsqu'elles avaient concerné les vertèbres cervicales basses.

Le mystère demeure. Fin de l'histoire? Non pas. Faire cette constatation ne suffit pas à éclaircir l'affaire. Quelle secrète correspondance peut conduire d'une douleur interscapulaire immuablement située en D5 et D6 jusqu'à un point de sensibilité cervicale qui, lui, est à la fois variable — puisqu'il peut se promener de C5 à D1 — et en toute hypothèse très éloigné du lieu de la dorsalgie : au minimum à quatre vertèbres de distance, et jusqu'à 8. Il faut avouer que le problème n'est pas simple.

Nous connaissons une partie du réseau de connexion : cette branche postérieure du 2e nerf rachidien dont j'ai parlé plus haut. Mais cela n'explique pas le lien qui unit le nerf à la colonne cervicale.

Si étonnant que cela paraisse, ce lien cliniquement, expérimentalement vérifié depuis 15 ans sur des milliers de patients, n'existe pas au plan anatomique. Comment est-ce possible? Pour le moment, le mystère demeure entier. Je ne saurais vous en fournir l'explication. J'ai des hypothèses à proposer, mais elles sont hors du propos de ce livre.

Retenons que cette douleur « interscapulo-vertébrale » apparaît comme le miroir des souffrances de la colonne cervicale inférieure, qu'elles soient du type articulaire, postérieur ou discal, et qu'elles soient bénignes ou non. Bien entendu leur origine habituelle est un « dérangement intervertébral », ou beaucoup plus rarement une arthrose enflammée de la colonne cervicale basse. Et c'est évidemment en traitant le cou — qui, lui, est généralement indolore, qu'on traitera efficacement ces douleurs de dos si fréquentes et si rebelles.

La dorsalgie des porteurs de paquets

Il est un type de douleur dorsale assez répandu, pas toujours rapporté à sa vraie cause, et qui se manifeste surtout lorsqu'on porte des paquets ou des valises un peu trop lourdes, et ou un peu trop longtemps.

C'est une douleur dorsale plus haute que la précédente, qui diffuse vers le milieu du dos et vers l'épaule. En examinant le patient, on trouvera un point particulièrement sensible au niveau de l'angle supérieur et interne de l'omoplate, cet os plat qui affecte la forme d'un triangle inversé, dont la base serait en haut. C'est là que s'attache un muscle rubané, fixé par ailleurs à la partie postérieure des premières vertèbres cervicales.

Ce muscle est celui qui vous permet de hausser les épaules. On le nomme l'angulaire de l'omoplate. Si l'on doit porter des charges lourdes alors qu'on n'y est pas entraîné, l'épaule se trouve abaissée par le poids et le muscle ainsi tiraillé voit son attache sur l'omoplate devenir douloureuse, et parfois le rester.

Des dorsalgies d'origine psychique

Mais oui! Il en existe. Ce que nous contestons, et condamnons, c'est le recours abusif au diagnostic psychosomatique pour masquer l'ignorance des problèmes intervertébraux. Mais il ne faudrait pas conclure, tant s'en faut, que nous nions la réalité des éléments névrotiques. Ils sont présents dans de nombreux cas, à différents degrés, qu'il faut clairement apprécier. Il y en a trois, en fait :

Toujours le seuil. 1) L'élément psychique n'intervient que pour potentialiser la souffrance mécanique légère d'un étage vertébral; sans lui cette souffrance, minime, resterait muette; en intervenant avec d'autres facteurs pour abaisser le seuil de tolérance, le facteur psychique le fait se manifester, le publie, le proclame; mais quand on remédie au dérangement intervertébral, tout rentre dans l'ordre, même si le patient est un anxieux ou un déprimé léger. C'est de loin le cas le plus fréquent.

2) L'élément psychique coexiste avec une cause organique de la dorsalgie, mais contrairement à la situation précédente, il est très important, au point de dominer le problème. C'est lui qui mène le jeu et c'est lui qu'il faudra faire passer au premier plan des préoccupations thérapeutiques, tout en essayant de trouver une solution au problème mécanique. Cela n'a rien de simple mais c'est courant : la psychasthénie ne met pas à l'abri des problèmes mécaniques vertébraux. L'amplificateur est ici trop puissant.

3) La dorsalgie est purement psychique. On se trouve alors en présence de douleurs qui offrent la caractéristique de ne témoigner d'aucun critère précis. C'est cette absence de critères qui, outre les renseignements fournis par un interrogatoire bien conduit, va mettre sur la piste du diagnostic.

Les amplifications de type spasmophile

Voici une situation déconcertante. Ce patient souffre d'une dorsalgie interscapulaire d'origine cervicale. Il en présente tous les signes, tels que nous les avons décrits, et ces signes sont suffisamment typiques pour qu'il soit impossible de s'y tromper. Pourtant le traitement que nous avons appliqué n'apporte chaque fois qu'un soulagement de courte durée.

Dans ces cas rebelles ou répétitifs, on se trouve en présence d'un patient qui présente une « spasmophilie ». Comme vous le savez sans doute, il s'agit d'une prédisposition fâcheuse des muscles à se contracter. On comprend dans ces conditions que la spasmophilie vienne régulièrement amenuiser les résultats du traitement cervical. Aussi convient-il de rechercher cette affection si l'on a affaire à une dorsalgie cervicale qui refuse de céder, et de la soigner lorsqu'on la constate. Cette hyperexcitabilité des muscles et des nerfs est due à une carence de certaines cellules de l'organisme en calcium et en magnésium. Tout le monde n'est pas d'accord sur les mécanismes qui la produisent. Il n'empêche que lorsqu'un traitement approprié est appliqué à ces patients leur état (fatigue, douleurs, etc.) en est transformé.

Les entorses costales

Mme L. 42 ans, est en train de jeter une couverture pour achever de faire son lit lorsqu'elle ressent dans le flanc droit une violente douleur en coup de couteau qui irradie vers l'aine et même vers la face interne de la cuisse; elle souffre beaucoup et doit s'aliter; au bout de trois jours de repos elle va un peu mieux et vient consulter.

Une marmite fatale. Pour Mme D., 41 ans, le problème a débuté de façon prosaïque : elle soulevait une marmite lorsqu'elle a ressenti une douleur violente dans la région lombaire haute, à gauche, si violente, et se réveillant si brusquement par crises successives les jours suivants, que le médecin a pensé à des coliques néphrétiques. On a hospitalisé la malade pour vérifier mais tous les examens rénaux se sont révélés normaux, de même que toutes les radiographies vertébrales. Ce qui n'a pas empêché Mme D. de continuer à souffrir avec des alternances de simple gêne et de poussées aiguës, notamment à la suite de certains travaux de ménage ou de certaines mauvaises positions. Lorsqu'elle vient consulter, cela dure depuis un an.

Ces deux cas illustrent de façon diverse une mésaventure qui fort heureusement n'est pas toujours aussi cruelle : le plus souvent, la gêne douloureuse disparaît d'elle-même au bout de 3 jours et ne reparaîtra plus. Mais quand l'affaire prend les proportions qu'évoquent nos deux exemples, et particulièrement le dernier, elle peut donner lieu à bien des méprises.

De quoi s'agit-il? Tout simplement d'un mini-dérangement des articulations qui unissent les côtes à la colonne dorsale. C'est en pratiquant le judo que j'ai pu mettre en évidence cette petite lésion et l'analyser médicalement. Elle est en effet assez fréquente au cours de certaines prises où le thorax est enserré par les genoux de l'adversaire. La douleur brutale qu'on ressent fait croire à une fracture de côte.

Les douleurs précordiales

Une souffrance très vive s'empare de vous dans la région du cœur. Justement alarmé, vous vous précipitez chez votre cardiologue. Rien. Aucune atteinte coronarienne. Pourtant la douleur est là, imitant à s'y méprendre celle que ressent un grand cardiaque, si angoissante qu'elle a reçu le nom éloquent « d'angor ». Comment est-ce possible? Votre colonne est tout bonnement en train de vous jouer un de ses mauvais tours et elle n'a, si l'on peut dire, que l'embarras du choix, car les causes possibles d'ordre vertébral sont, là encore, multiples.

Il peut s'agir aussi de fausses douleurs de vésicule ou d'estomac, et parfois de douleurs du sein qui n'ont rien à voir avec la glande elle-même mais qui sont dues, là encore, à un petit nerf irrité au niveau de la colonne.

3. — *LA RÉGION LOMBAIRE*

La suite de notre voyage récapitulatif nous amène dans la région lombaire. Cinq vertèbres seulement la définissent : les cinq vertèbres lombaires. Cela ne l'empêche pas de faire figure de grande vedette dans tous les procès vertébreux. Un de ses éléments est en effet la fameuse « cinquième lombaire » — vous en avez certainement entendu parler — qui entre sa voisine de dessus, la quatrième, et son socle le sacrum, endosse le personnage peu enviable d'ennemi public n° 1.

Des lésions spectaculaires. Pourquoi cet acharnement? Pour une raison qui désormais ne peut plus vous surprendre : la charnière lombo-sacrée présente fréquemment à la radiographie des lésions impressionnantes, notamment de l'arthrose et des pincements du disque. Aussi la charge-t-on volontiers. Ses débordements discaux, en particulier, lui font attribuer la responsabilité de toutes les sciatiques et autres lumbagos qui sont, hélas, fréquents. Bref on accuse le disque et on le condamne, à raison de toute évidence, à tort pourtant dans une certaine mesure.

A raison, car le rôle du disque dans la production des douleurs sciatiques n'est que trop réel, on peut même dire essentiel.

A tort parce qu'en ce qui concerne les douleurs lombaires sans sciatique on en rajoute, et que du coup, on en omet. A force de ne penser qu'au disque, obnubilé par lui, on oublie d'interroger les articulations postérieures et les ligaments, qui pourtant peuvent avoir leur part de culpabilité.

Quoi qu'il en soit une chose est certaine : la charnière lombo-sacrée, s'il peut lui arriver d'être victime d'une erreur judiciaire, ne peut en revanche espérer bénéficier d'aucune impunité. Elle est pour ainsi dire placée en permanence sous le feu des projecteurs. Ses moindres frasques, réelles ou supposées, sont examinées à la loupe. Voyons de plus près ce qu'il en est.

Le lumbago aigu

Nous l'avons déjà rencontré sur notre route à plusieurs reprises, aussi bien lorsque nous évoquions différents cas vécus au début de cet ouvrage qu'en analysant les processus les plus connus de production de la douleur. Comment s'en étonner? Sur le livre d'or des souffrances vertébrales, la lombalgie aiguë occupe une place de choix, tout comme la sciatique. A telle enseigne qu'on désigne souvent, sous le nom de lumbago qui lui est généralement donné, toute espèce d'affections vertébrales intéressant cette région. « J'ai un lumbago », « tu dois faire un lumbago », « pensez, avec son lumbago » se décline et se conjugue à peu près aussi fréquemment qu' « avoir la grippe »... alors qu'on a un simple rhume.

Tout pour le disque. C'est que le lumbago aigu participe aux avatars du disque et à la publicité tapageuse qui leur a été donnée. « Douleurs sur la ville ou le disque maudit », avec dans les principaux rôles Sciatique et Lumbago, pourrait être le titre de cette espèce de roman-photo qui depuis des années défraye la chronique médicale. Hélas, c'est dans beaucoup de cas un roman vrai, et le lumbago aigu fait authentiquement partie des douleurs lombaires les plus fréquentes comme les plus pénibles (croquis pages 166 et 167).

On lui attribue comme origine la lésion d'un disque : soit celui qui sert de coussinet amortisseur entre la 4e et la 5e vertèbre lombaire (L4-L5), soit celui qui sépare la cinquième lombaire du sacrum (L5-S1). C'est le « lumbago discal ». Le disque, comme nous le verrons, n'a cependant pas le monopole des lumbagos. Mais n'anticipons pas.

Lumbago capricioso. Ce lumbago aigu est aussi capricieux que cruel. Vous pouvez n'en être victime qu'une fois, et ne plus avoir de toute votre vie à subir sa morsure. Vous pouvez aussi entamer avec lui une longue cohabitation, avec des crises à répétition que suffisent à déclencher des efforts de plus en plus minimes, ou qui même éclatent spontanément, sans cause apparente. Simultanément, la situation d'une crise à l'autre va se dégradant. D'abord vous connaissez durant ces intervalles de vrais répits. Puis la douleur, en se retirant, laisse derrière elle un reliquat, une arrière-garde, un feu mal éteint, un peu à la manière d'une dent malade qui ne se laisserait plus oublier; et cette présence désormais permanente forme une trame de souffrance sur laquelle peut se greffer à tout moment le paroxysme d'une crise. Ce mal qui ne désarme jamais, c'est la lombalgie chronique, qui peut devenir pour vous un véritable handicap professionnel, social et psychologique. Enfin, il peut arriver que le lumbago débouche sur une sciatique.

La lombalgie chronique

Voici le « mal aux reins » dont se plaignent tant de personnes. Il est souvent difficile à localiser, mais bien gênant, survenant comme nous venons de le voir après le énième lumbago, ou s'installant progressivement, ou intervenant comme séquelle d'une sciatique. Mais les douleurs qui siègent en permanence dans la région des lombes peuvent aussi procéder de diverses affections non vertébrales : urinaires, gynécologiques, intestinales. Et dans le domaine vertébral, elles peuvent être produites par des lésions infectieuses des vertèbres ou des disques — comme le mal de Pott, qui est d'origine tuberculeuse — ou par des lésions tumorales, de type bénin ou malin, ou encore par des rhumatismes inflammatoires.

Le mal de reins de tout le monde. La liste, on le voit, est aussi longue que redoutable. Aussi convient-il de ne pas prendre à la légère ce mal de reins qui vous tarabuste, même si, sur l'ensemble des patients, ce répertoire de causes graves ne représente statistiquement qu'un très petit nombre de situations. En cas de doute, ce n'est qu'après avoir éliminé ces diverses hypothèses, grâce à des examens qui réclament des équipements parfois complexes, qu'on

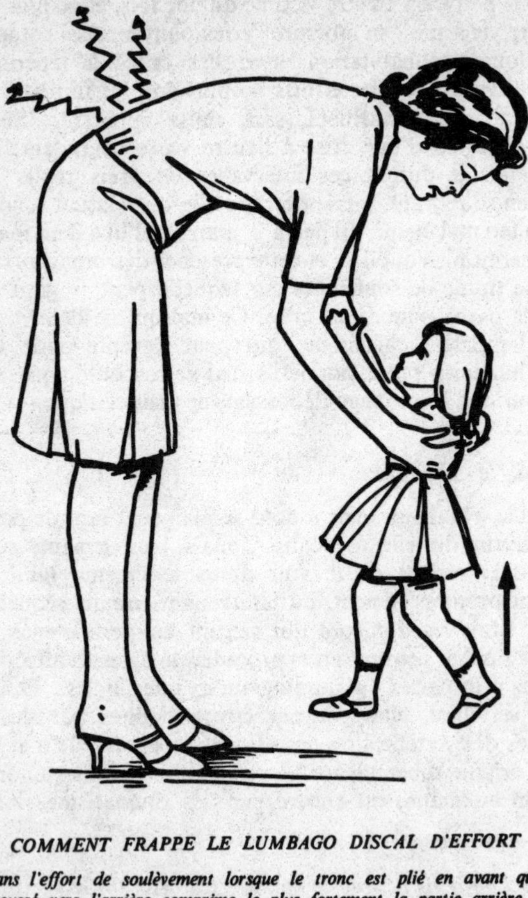

COMMENT FRAPPE LE LUMBAGO DISCAL D'EFFORT

— *C'est dans l'effort de soulèvement lorsque le tronc est plié en avant que le noyau discal poussé vers l'arrière comprime le plus fortement la partie arrière de l'anneau fibreux.*

— *Si cette partie est détériorée, ou si l effort est tellement violent qu'il provoque sa déchirure un fragment de noyau vient étirer les fibres superficielles les plus résistantes. et les seules innervées de l'anneau fibreux.*
En même temps, la pression se fait sur le ligament commun postérieur (2) *lui aussi extrêmement sensible.*

— *Cette distension provoque le lumbago discal* (1).

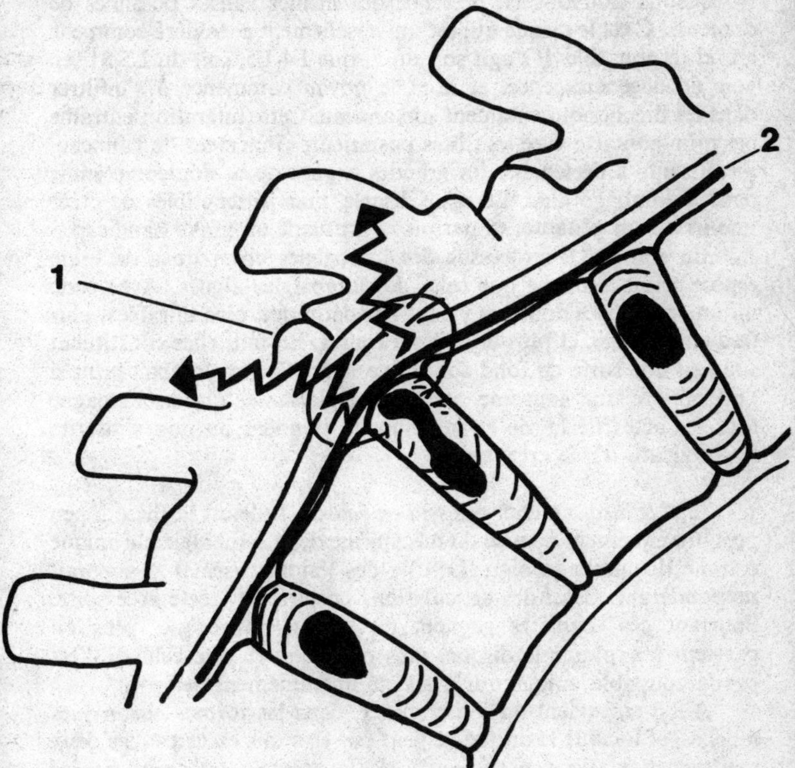
1
2

se retournera vers la lombalgie de type mécanique ou dégénératif celle de tout le monde, qui nous intéresse ici, et que nous allons examiner.

Ce sera relativement vite fait : l'analyse à laquelle nous venons de procéder pour les situations aiguës vaut pour les cas chroniques. Nous nous trouvons en présence des mêmes causes possibles de douleurs. C'est le disque qui est universellement considéré comme le grand responsable. Il s'agit soit du disque L4-L5, soit du L5-S1, en voie de dégénérescence, et dont le noyau commence à s'infiltrer dans les brèches qui entament son anneau. Cette migration entraîne des mini-contacts avec les fibres postérieures innervées de l'anneau, insuffisants à déclencher les grandes orgues de la douleur comme dans le lumbago aigu d'origine discale, mais susceptibles de créer une irritation gênante, et parfois constituant un grave handicap.

En somme, le processus des lombalgies chroniques de toute espèce serait le même que celui des lombalgies aiguës. Avec cette différence que les douleurs y sont par définition plus durables, plus fréquentes aussi, et plus difficiles à traiter. En fait, elles constituent souvent une sorte de fond sonore de la souffrance lombaire, ou si l'on préfère une sourdine combien déplaisante, qui accompagne tous les actes de la vie et sur laquelle viennent ou non s'inscrire les pizzicatti d'une crise aiguë.

Et si le disque n'était pas seul en cause? Telle est la thèse à peu près unanimement admise du mécanisme de la lombalgie chronique comme du lumbago aigu. Le rôle des lésions discales y apparaît prépondérant. Celui des articulations postérieures reste accessoire. Pourtant ces dernières gagnent du terrain. C'est que, plus on parvient à explorer le disque, plus on découvre que celui-ci n'est pas le coupable unique qui avait été unanimement désigné.

Aussi en revient-on à incriminer, dans les formes chroniques rebelles, et lorsque le disque ne peut pas être mis en cause, les deux petites articulations postérieures de la colonne qui sont situées entre les deux dernières vertèbres. Ce ne sont certes pas des inconnues en pathologie. Dans les années 30, on faisait même, de leurs lésions réelles ou supposées, l'explication de toutes les douleurs mécaniques de cette région, y compris la sciatique! Puis la découverte des hernies discales par Mixter et Barr gomma complètement leur responsabilité et les relègua dans l'oubli. C'était sans doute excessif. En 1971, dans le cadre de l'étude des manipulations, j'organisai un congrès international qui leur était consacré. Mais nous étions fort peu à leur accorder un certain intérêt.

Or, voici que le pendule scientifique se déplace de nouveau dans leur direction. Aux États-Unis, c'est la nouvelle mode. Les chirurgiens américains qui à tour de bras curetaient les disques et greffaient la région lombaire basse et la charnière lombo-sacrée, se sont mis à cautériser avec la même ardeur la surface de ces petites articulations postérieures des deux ou trois dernières vertèbres afin de les rendre insensibles en supprimant leur innervation. Résultat : des succès indéniables. Mais à mesure que le temps passe, les statistiques enthousiastes des précurseurs deviennent moins bonnes. C'est qu'il faut savoir choisir les cas qui sont justiciables de cette intervention. Et ceux-ci sont loin de constituer la majorité. C'est ce qui explique que la systématisation du procédé affaiblisse, quantitativement parlant, son efficacité.

Comme on le voit, la mêlée est confuse. Davantage encore si on y ajoute ceux — très minoritaires — qui accusent systématiquement la souffrance des ligaments attachant les dernières vertèbres entre elles, et qui les traitent par des injections sclérosantes (comme on fait pour les varices).

C'est cette complexité qui rend encore actuel ce que j'appellerai le « mythe sacro-iliaque ».

Le mythe des articulations sacro-iliaques. Ces articulations étaient vers 1910 l'objet de l'attention des chirurgiens orthopédistes américains, avant de devenir la préoccupation majeure des ostéopathes et des chiropracteurs. En fait la plupart des « manipulateurs » pensaient, et beaucoup pensent toujours, que les réussites qu'ils obtenaient venaient de ce qu'ils corrigeaient par leurs manœuvres des « luxations sacro-iliaques », que les plus prudents appelaient « blocages sacro-iliaques ».

Les articulations sacro-iliaques sont celles qui unissent les deux os du bassin (les os iliaques) au sacrum. Elles possèdent en réalité une mobilité pratiquement nulle, sauf chez les femmes au moment de l'accouchement, où intervient un relâchement des ligaments pour donner à l'articulation la légère souplesse qui est nécessaire au passage de la tête de l'enfant. Mais ce phénomène disparaît très vite après la parturition.

Toutes proportions gardées, ces sacro-iliaques occupaient dans la littérature ostéopathique ou chiropractique la même place que le disque dans les traités pratiques. Après le disque-roi, des chirurgiens et des rhumatologues, la sacro-iliaque à tout faire des ostéopathes et des chiropracteurs.

Je dois confesser qu'au début de ma carrière j'ai, moi aussi, accordé quelque crédit à cette thèse. Les manipulations qui prétendaient corriger ces « blocages sacro-iliaques » préalablement décélés par de subtiles manœuvres palpatoires, avaient le mérite de réussir là où les autres traitements avaient échoué.

Suspense lombaire! Pourtant, le manque de solidité de cette thèse m'apparut rapidement. Je convenais que ces articulations pouvaient être touchées, et subir de micro-dérangements, à l'occasion de chocs importants sur les fesses, ou mieux au cours de la grossesse et surtout de l'accouchement (voir plus haut). Mais que penser d'une telle explication pour des individus de sexe mâle n'ayant jamais connu de chutes sur leur postérieur, et pour cause jamais accouché, chez qui les obsédés de cette théorie, ou plutôt de ce système, trouvaient à profusion des « lésions sacro-iliaques ». Ce n'était pas sérieux!

Il fallait chercher ailleurs. Où? Permettez-moi de laisser pour quelques pages le problème en suspens. Il mérite d'être traité en soi. Nous y reviendrons tout à l'heure, après avoir évoqué deux grandes vedettes de la pathologie vertébrale, la sciatique et la névralgie crurale, et deux seconds rôles, la méralgie paresthésique et coccygodynie.

La sciatique

Voici donc la cruelle sciatique qui, dans une forêt des symboles ou des mythes à la Walt Disney, pourrait tenir l'emploi de la sorcière : yeux chargés de maléfices, doigts en forme de griffes et dents carnassières, car elle mord. Du moins cette princesse des Douleurs a-t-elle un mérite : elle ne cache pas son jeu et, à la différence de bien des affections vertébrales que nous avons eu l'occasion d'étudier, sa démarche est claire. Elle est provoquée, sans contestation possible dans l'immense major hernie discale faisant pression sur le nerf sciatiqu ou à l'étage L5-S1 (croquis pages 172 à 173).

Les avatars du nerf sciatique. Pourquoi ce « co-radiculaire », comme on l'appelle — autrement dit ace à face belliqueux d'un noyau qui a complètement rompu son anneau fibreux et d'une racine nerveuse —, surgit-il avec une fréquence particulière dans cette région? C'est parce que les hernies discales s'y produisent en nombre particulièrement élevé. Mais c'est aussi en raison d'une caractéristique locale de la racine qui, à ces deux étages, peut difficilement esquiver les agressions du disque.

Le nerf sciatique est celui qui innerve les muscles postérieurs de la cuisse et de la jambe. C'est le long de son parcours que retentissent les atteintes infligées à sa racine. Mais le trajet de la douleur ne sera pas tout à fait le même selon qu'il s'agit d'un conflit en L4-L5 ou en L5-S1 : l'un irrite le cinquième nerf lombaire (L5), l'autre s'en prendra au premier nerf sacré (S1).

Dans le premier cas, la douleur part de la fesse, gagne la face arrière et externe de la cuisse, chemine sur la face externe de la jambe, passe sur le cou-de-pied, emprunte le dos du pied et aboutit au gros orteil. On l'appelle communément « Sciatique L5 » (cinquième nerf lombaire).

Dans le deuxième cas (hernie du disque L5-S1) l'itinéraire de la souffrance est situé plus à l'arrière : face postérieure de la cuisse et du mollet, dessous du talon, pour arriver jusqu'au bord externe du pied et aux derniers orteils. Cette sciatique est dite S1, puisque, nous l'avons vu, c'est le premier nerf sacré qui en est la victime.

Une douleur « super ». En outre, la sciatique frappe plus ou moins fort. Elle peut être légère ou moyenne. Elle peut aussi provoquer des souffrances à ce point intolérables qu'on la baptise alors hyperalgique, c'est-à-dire « super-douloureuse » : une sorte de record pour ceux et celles qui en sont bien malgré eux détenteurs.

Enfin, il arrive que certaines hernies discales lèsent les fibres motrices du nerf sciatique. Le plus souvent, les muscles ainsi touchés retrouveront tout ou partie de leur puissance. Mais dans des cas très rares, il arrive que les atteintes motrices persistent. S'il s'agit d'une sciatique L5, le malade ne peut plus relever la pointe

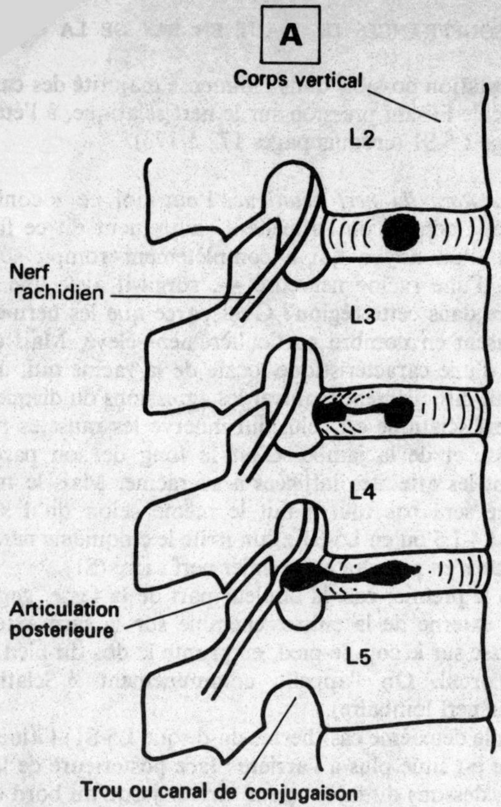

A) *TROIS AVENTURES DU DISQUE, A TITRE D'EXEMPLE*
(vu en coupe verticale)

— Entre L2 et L3 *tout est normal :*
- *le disque est normal;*
- *la racine nerveuse passe librement dans le trou (ou canal) de conjugaison.*

— Entre L3 et L4 :
Le disque s'est détérioré; les fibres postérieures de l'anneau fibreux sont rompues; une partie du noyau pulpeux s'est insérée dans la fissure et vient distendre les fibres superficielles de l'anneau (les seules qui sont innervées) provoquant un lumbago aigu discal.

— Entre L4 et L5 :
La partie exclue du noyau pulpeux (nucleus pulposus) a rompu complètement l'anneau fibreux et vient comprimer la racine nerveuse.

QUAND LE NOYAU DU DISQUE FAIT UNE FUGUE

B

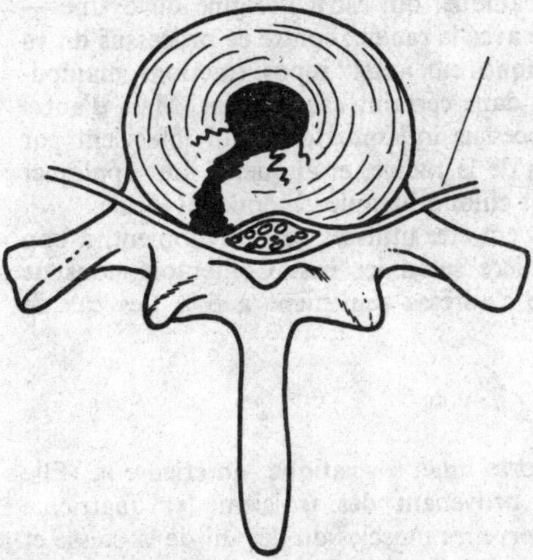

C

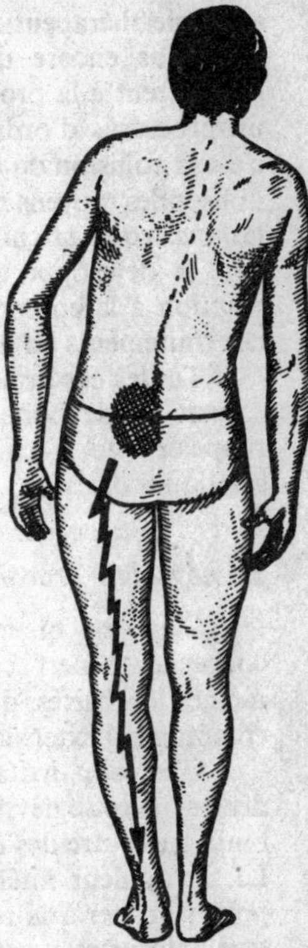

B) *LE MÉCANISME DE LA COMPRESSION DU DISQUE PAR LA HERNIE DISCALE*
(vu en coupe horizontale)
On comprend pourquoi seules les hernies discales de la partie postérieure du disque peuvent créer des douleurs. En avant et sur les côtés, elles ne rencontrent aucun nerf, et ne peuvent comprimer aucun élément sensible. De plus, seule la partie arrière et superficielle de l'anneau fibreux est innervée, donc sensible.

C) *L'ATTITUDE PARTICULIÈRE DITE « ANTALGIQUE » DES LÉSIONS DISCALES LOMBAIRES AIGUËS*
Le lumbago discal (douleur dans la zone hachurée), et la sciatique discale (tracé en zigzag dans le membre inférieur) provoquent généralement une attitude particulière, déhanchée, avec une forte contracture des muscles lombaires d'un côté, qu'on appelle « attitude antalgique ».

du pied et accroche le sol par le bout de sa chaussure. Si le mal touche S1, il ne peut plus se tenir sur la pointe du pied.

Un processus mécanique et un processus inflammatoire. Pour comprendre les raisons de la douleur sciatique, et bien assimiler la stratégie thérapeutique utilisée dans la lutte contre la sciatique, il faut plus encore qu'ailleurs s'intéresser aux deux éléments qui concourent à la production de la douleur. D'une part se déclenche un processus d'ordre mécanique, qui est à l'origine du drame — c'est la collision du disque avec la racine; contre ce processus on va utiliser des moyens mécaniques eux aussi : repos, tractions, manipulations, voire la chirurgie dans certains cas rebelles. Mais d'autre part se développe un processus inflammatoire, qui intervient par réaction à la compression de la racine, et auquel il faut appliquer des traitements ad hoc, par chimiothérapie générale ou locale.

Toutes ces armes doivent être utilisées au bon moment, à bon escient, et de bonne manière selon les cas. Contentons-nous de rappeler que la chirurgie s'adresse seulement à 5 % des cas de sciatiques discales.

La névralgie crurale

C'est en quelque sorte une « sciatique antérieure ». Elle concerne le nerf crural, provenant des troisième et quatrième racines lombaires, qui innerve les muscles du devant de la cuisse et commande l'extension du genou (le coup de pied du footballeur).

C'est son irritation par lésion discale qui, le plus souvent, déclenche cette névralgie, le long d'un itinéraire qui varie selon que l'une ou l'autre des racines est en cause : s'il s'agit d'une atteinte en L3, la douleur intéresse la face antérieure et interne de la cuisse pour s'arrêter à la rotule; dans le cas d'une atteinte en L4, c'est la face antérieure et externe de la cuisse qui sera touchée et la douleur gagnera la face interne de la jambe jusqu'à la cheville.

Il faut savoir que le conflit du disque et de la racine n'est pas la seule cause possible de cette affection. Mais lorsqu'il s'agit d'une origine authentiquement vertébrale et mécanique — comme c'est le cas dans la majorité des situations — la névralgie crurale relève des mêmes thérapeutiques que la sciatique.

La méralgie paresthésique

A la fin du siècle dernier, une curieuse affection frappait nombre d'officiers de cavalerie allemande. Ils se plaignaient d'une sensation de « peau morte », cartonnée, sur la face externe de la cuisse, avec des picotements et des fourmillements très désagréables. Quelle étrange épidémie était-ce là?

Guêpières et compression. C'est Roth, en 1895, qui en trouva l'explication : ces messieurs, pour se faire la taille fine comme l'exigeaient les canons de l'esthétique cavalière, portaient des guêpières qui comprimaient le nerf fémoro-cutané à son point d'émergence superficielle, un peu au-dessous de la cicatrice habituelle de l'opération de l'appendicite. Or c'est ce nerf qui, dans le trajet descendant, donne sa sensibilité à la peau de la partie externe de la cuisse. Les dames de l'époque connaissaient parfois les mêmes ennuis, pour les mêmes raisons : elles étaient sanglées dans des corsets-cuirasses qui appuyaient eux aussi sur le fameux nerf.

Hommes et femmes d'aujourd'hui sont délivrés de ces carcans. Pourtant la méralgie paresthésique — littéralement : douleur de la cuisse entraînant une sensation anormale » — reste assez fréquente. Elle l'est sans doute davantage qu'on ne le dit. Comme elle est assez souvent légère et intermittente, ceux qui en souffrent, après avoir vainement essayé de s'en débarrasser, acceptent la gêne qu'elle provoque et n'en font pas toujours mention devant leur médecin. Mais il m'est arrivé fréquemment, en procédant à l'examen systématique de sujets venus consulter pour une autre affection, de découvrir une zone de sensibilité anormale à la face externe de la cuisse. Et quand je poussais l'interrogatoire, je découvrais qu'il s'agissait d'un désagrément vieux de 5, 10 ou 15 ans et se réveillant par période.

Une origine vertébrale dans 60 % des cas. D'où vient donc la persistance de ce mal, qui dans ses formes accentuées peut se révéler très désagréable, avec la sensation que la peau est douloureuse, et que le moindre contact l'irrite? Le processus décrit par Roth reste certes valable : le nerf fémoro-cutané a pu être irrité par un fardeau appuyant sur la cuisse, ou par un bandage herniaire; on incrimine aussi les gros ventres qui se répandent en faisant des plis et coincent le nerf, alors tiraillé dans son trajet inférieur. Chez quelques sujets, il peut s'agir — rarement — d'une tout autre affection (tumeur, abcès, etc.) dont la méralgie n'est alors que le symptôme. Mais ces diverses explications ne couvrent en définitive qu'une minorité des cas. Le plus souvent, l'examen est négatif, et la cause de la méralgie reste inconnue.

Ou plutôt elle le resterait, si les heureux résultats qu'apportent les manipulations vertébrales dans environ 60 % des cas, n'indiquaient que, pour ceux-là au moins, il existe sans aucun doute une origine vertébrale. La nature de celle-ci peut être fortement suspectée lorsque l'examen segment par segment met en évidence, comme cela arrive fréquemment, des signes de souffrance de l'étage L2-L3, accompagnés souvent d'une bande d'infiltration cellulalgique du même côté que la méralgie. Alors plus d'hésitation, et la méralgie paresthésique livre son secret qui, dans ce cas, n'est qu'un des mille et un épisodes des avatars de la colonne lombaire!

La coccygodynie

Comme son nom le laisse pressentir, la coccygodynie est une affection du coccyx qui se traduit par une douleur plus ou moins pénible — surtout en position assise — de la pointe terminale de la colonne, près de l'anus. Elle peut d'ailleurs être la conséquence des problèmes de l'anus ou du rectum. Dans ce cas, elle n'est pas le seul symptôme, mais s'accompagne d'autres manifestations locales, et elle relève alors de la compétence du « proctologue » : le spécialiste des affections anorectales.

Après un accouchement ou une chute. Mais les coccygodynies de loin les plus fréquentes n'appartiennent pas à cette catégorie : elles ont une origine mécanique. La plupart d'entre elles surviennent après un accouchement, un traumatisme ou une chute. Quelques-unes, par exemple, sont la rançon de la fine plaisanterie qui consiste à retirer sa chaise à quelqu'un sur le point de s'asseoir, le faisant lourdement tomber sur les fesses.

Pour soigner ces affections réputées rebelles, on a proposé deux traitements manuels qui donnent des résultats incertains. L'un est le massage des muscles releveurs de l'anus : il est efficace mais son action, dans les cas traumatiques, est loin d'être constante; il faut généralement avoir recours à un certain nombre de séances. L'autre technique est de type ostéopathique; elle consiste à mobiliser le coccyx enre l'index (introduit dans le rectum) et le pouce (à l'extérieur) selon des mouvements de flexion ou d'extension, et de rotation : il s'ensuit parfois des succès immédiats mais la manœuvre ainsi pratiquée est très approximative. Aussi ai-je sensiblement modifié cette technique, et ce nouveau procédé se montre nettement plus efficace.

Solution de l'énigme lombalgique : la charnière dorso-lombaire débusquée ou les méfaits de la douzième dorsale

Revenons donc, pour finir, au mystère des douleurs lombaires rebelles, si fréquentes. D'où viennent celles qui persistent après qu'on ait procédé avec soin à l'ablation du disque, considéré comme responsable, et même si l'intervention a parfaitement guéri la sciatique associée? Et d'où viennent, a fortiori, celles qui se greffent sur une situation en apparence parfaitement innocente : disques normaux, articulations lombaires basses indolores, sacro-iliaques hors de cause?

Revoici la cellulite. En procédant à la manœuvre du pincé-roulé de la peau dans la région lombo-fessière, j'avais remarqué, chez certains malades, l'existence d'un pli cellulitique épaissi, extrêmement sensible au moindre pétrissage. Ce pli était situé au niveau de la moitié supérieure d'une fesse, du côté douloureux. Plus difficile à mettre en évidence pour les individus « enrobés », il était tout à fait net chez des personnes très minces et dépourvues par ailleurs de la moindre trace de cellulite.

Ces malades présentaient une autre caractéristique : dans les mêmes parages, en suivant du doigt le tracé de la crête iliaque, je trouvais à la partie moyenne ou interne de celle-ci, et au bord de la zone cellulalgique ci-dessus mentionnée, un point extraordinairement douloureux. Il suffisait de faire pression sur ce « point de crête », ainsi l'ai-je désigné en raison de sa situation, pour provoquer une souffrance « exquise », reproduisant fréquemment le paroxysme de la lombalgie pour laquelle ces malades étaient venus me consulter.

Téléphonie vertébrale. Vous avez déjà tout compris, et reconnu le code, désormais familier pour vous, de la téléphonie vertébrale : dérangement intervertébral et cellulotenomyalgie — ici cellulalgie — dans le territoire du nerf correspondant. Vous avez raison. Mais à l'époque je n'allais pas si vite, et ne suis parvenu que progressivement à reconstituer le scénario complet de cette souffrance à distance, et à comprendre pourquoi, traitant le dos, je soulageais les lombes.

Explication complète : ce sont les branches postérieures du douzième nerf rachidien dorsal et du premier lombaire qui fournissent l'innervation essentielle des plans cutanés de la moitié supérieure des fesses et de la région de la crête iliaque. Mais parfois, nos dissections l'ont confirmé, ce peut être le onzième, voire le dixième nerf dorsal ou même le deuxième nerf lombaire. C'est chacun de ces étages qu'il faut examiner : c'est-à-dire ceux qui se trouvent au niveau, ou juste au-dessous, de l'attache du soutien-gorge chez la plupart des femmes — bien haut, et bien loin de l'endroit où se manifeste la douleur (croquis pages 180 et 181).

Nous l'avons donc débusquée, cette charnière dorso-lombaire! Reste à savoir pourquoi elle est si souvent en cause.

Une charnière qui ne prend jamais de vacances. Rappelons que la charnière dorso-lombaire assume, du point de vue mécanique, un travail considérable. Elle est une transition entre la colonne lombaire, qui ne peut pas effectuer de rotation, et la colonne dorsale, libre dans toutes les directions. La douzième vertèbre dorsale est le symbole de cet état intermédiaire : elle est lombaire par ses articulations inférieures; elle est dorsale par ses articulations supérieures. Chose étonnante, l'usure ne semble pas avoir de prise sur elle : l'arthrose y est exceptionnelle, les lésions discales aussi. Ce sont donc des micro-pannes qui vont faire souffrir — à distance — cette mécanique étonnante. Mais elles seront fréquentes. Et la répétition de ces lombalgies basses d'origine dorso-lombaire ne doit pas surprendre quand on met en parallèle l'ampleur des sollicitations dont cette charnière est l'objet avec le fait que les petits nerfs postérieurs qui descendent vers les fesses sont collés aux articulations et souffrent avec elles.

L'étude attentive et prolongée de cette charnière m'a confronté à cet égard à des faits indiscutables. Je sais qu'elle joue un rôle déterminant *dans plus de la moitié des douleurs perçues au niveau de la région lombaire basse, fessière ou sacro-iliaque*, avec dans certains cas des irradiations vers les cuisses ou vers l'aine. Il arrive même que cette charnière ait à répondre de douleurs qui simulent des souffrances intestinales, gynécologiques ou urinaires. Inutile de dire que c'est la source de bien des difficultés, ou d'erreurs de diagnostic.

Il va sans dire, enfin, que la charnière dorso-lombaire, celle du haut, peut s'associer, dans ses méfaits, avec la charnière lombo-sacrée, celle du bas, et que cela ne simplifie pas le traitement.

Le petit monde de la colonne est décidément plein d'embrouilles et de surprises.

Au fond, la médecine du dos ressemble au jeu de l'Oie ; croyant arriver sur une case, on se trouve renvoyé vers une autre, avec amende à la clé pour le patient : passez trois tours avant de connaître la raison vraie de vos douleurs ! Il est bon d'en avoir conscience, pour le cas où l'on souffre, afin de pouvoir poser à son médecin, et se poser, les questions adéquates : celles qui l'aideront à choisir pour vous le traitement approprié, dans la panoplie que nous vous présentons ci-après.

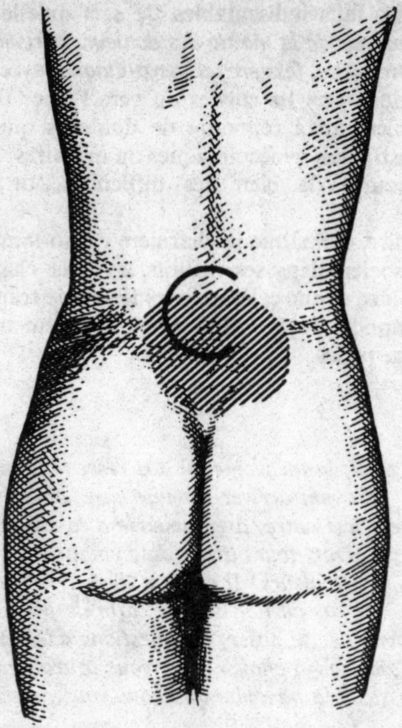

A

LA LOMBALGIE SELON LA CONCEPTION CLASSIQUE...

A) *Classiquement elle provient de la colonne lombaire inférieure et plus particulièrement des deux derniers segments L4-L5 et L5-S1. La zone hachurée est la zone douloureuse habituelle.*

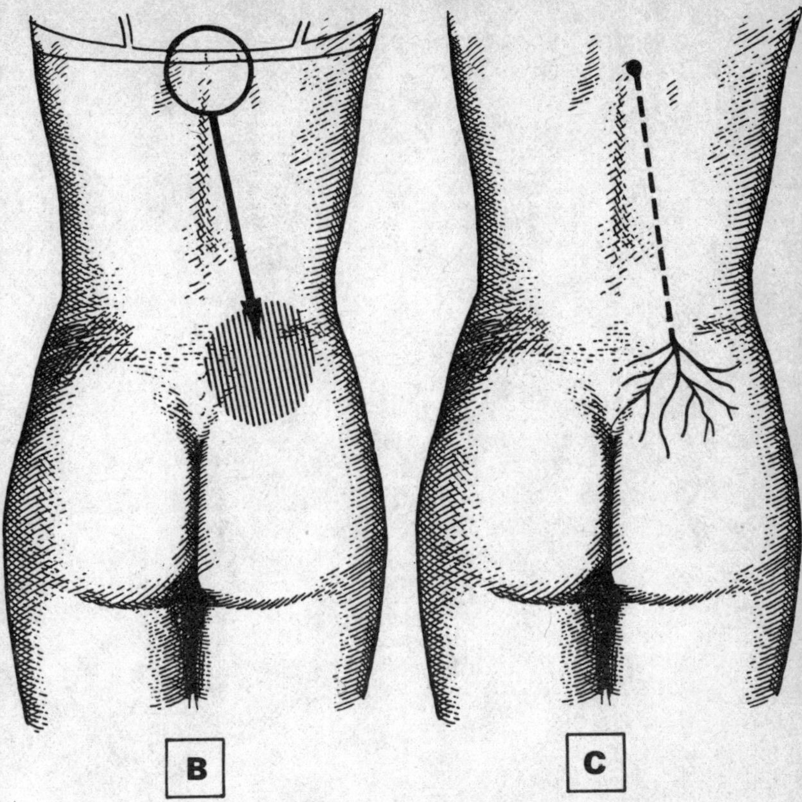

... ET LA LOMBALGIE QUI VIENT DU HAUT

B) *Pour l'auteur, dans un cas sur deux, elle provient de la zone charnière entre dos et lombes (11e, 12e vertèbre dorsale ou 1re vertèbre lombaire, parfois même légèrement plus haut). Chez les femmes, le segment responsable est souvent au niveau de la bretelle du soutien-gorge. La douleur n'est ressentie qu'en bas comme dans la lombalgie classique et jamais à son niveau d'origine dorsale. La douleur est plutôt d'un seul côté, mais les deux côtés peuvent être atteints.*

C) *La raison de cette douleur « téléphonée » est que la peau et les zones superficielles de la région lombaire basse et fessière haute reçoivent leur innervation des nerfs rachidiens (branches postérieures) issus de cette région dorsale basse.*
En pointillé le trajet profond des rameaux nerveux. En trait plein leur trajet superficiel. Cette notion a évidemment des conséquences importantes pour le traitement et la prévention.

Quatrième partie

COMMENT GUÉRIR ET PRÉVENIR LE MAL DE DOS

VII

LES TRAITEMENTS

Ce n'est pas seulement le dérangement mécanique, origine du mal, qu'il faut soigner dans les douleurs de dos; ce sont aussi ses conséquences : l'inflammation qu'il provoque, la contracture de défense qui l'accompagne, le phénomène d'auto-allumage de la douleur qui s'ensuit. La panoplie des traitements utilisés à cette fin, et qui peuvent bien entendu se combiner, se compose de cinq grandes catégories :

1) La mise au repos du segment vertébral qui souffre : *au lit si possible, éventuellement dans un corset plâtré ou un collier cervical pour les cas aigus.*

2) Les médicaments : *anti-douleurs, anti-inflammatoires (par infiltration le cas échéant) et décontracturants.*

3) Les manipulations : *longtemps victimes de la suspicion des milieux scientifiques, elles s'imposent aujourd'hui, non certes comme une panacée mais comme un acte médical qui, à condition d'être prescrit à bon escient et bien exécuté, peut soulager — parfois instantanément — certaines douleurs d'origine mécanique aiguës ou chroniques, en rétablissant le jeu articulaire normal du segment vertébral coincé.*

4) La chirurgie, *qui avait fait naître un temps des*

espoirs démesurés mais qui ne s'adresse qu'à certains cas, rares et sélectionnés.
5) Les thérapeutiques de complément, *qui viennent soit remplacer les moyens ci-dessus quand il n'y a pas d'autres recours, soit parachever leur action. Dans cette catégorie entrent la rééducation, la kinésithérapie, les massages, le port d'un lombostat, les cures thermales, la thalassothérapie, la balnéoclimatothérapie, l'électrothérapie, voire l'acupuncture.*
Enfin à ces cinq séries qui, à des titres divers, relèvent de la médecine, il faut en ajouter une sixième, hors champ : celle des procédés marginaux *auxquels le snobisme et la mode donnent une nouvelle actualité mais qui, recettes de bonnes femmes, gris-gris, ou pratiques héritées de l'Antiquité, ne font guère plus, en général, que flatter cette part obscure de l'esprit où superstition et magie font leur nid.*

Dans les affections dont nous traitons ici, la douleur est un drame en cinq parties; tout ce qui précède l'aura, je l'espère, clairement démontré. Prenons l'exemple d'une crise aiguë.

Le moment où se produit la panne. Acte I. Quelque part dans le système vertébral, un brusque dérangement d'ordre mécanique se produit, pour une des raisons que nous avons énumérées. Il vient troubler le fonctionnement harmonieux du segment concerné, gauchit imperceptiblement les pièces si bien ajustées par la nature, fausse leur jeu respectif. C'est la charnière qui se met à gripper, le piston qui boite, l'engrenage soudain désaxé : le monde de la machine est riche d'analogies qui aident à saisir le phénomène.

Acte II. Mais la machinerie humaine possède le double privilège d'être sensible et douée de conscience. La nouvelle de ce conflit est transmise par le réseau de télécommunication que constituent les nerfs et gagne la moëlle puis le cerveau : là où siège le gouvernement du corps, là où s'élaborent les décisions — réflexes qui concourent à sa protection. Cette nouvelle s'appelle la douleur.

Acte III. La réponse parvient. En une fraction de seconde se trouve déclenchée une contracture musculaire qui, en bloquant le segment dans une position neutre, constitue un système de défense destiné à éviter des dommages plus importants. En même temps apparaît, dans les cas les plus aigus, une réaction inflammatoire ou, plus exactement, congestive des tissus concernés par l'agression.

Quand la douleur entretient la douleur. Acte IV. Mais cette contracture protectrice entraîne le maintien du conflit et entraîne ce qu'on peut appeler l'auto-allumage vertébral : née de la souffrance d'un segment, elle retentit sur celle-ci, et d'effet devient cause. D'autant que la protection qu'elle apporte reste relative et ne peut empêcher qu'au cours de certains mouvements du corps, ou dans certaines positions, de brusques à-coups se produisent dans le segment lésé, créant des décharges douloureuses qui se traduisent chaque fois par une réactivation et une aggravation de la contracture réflexe. Celle-ci a donc tendance, surtout dans la phase la plus irritable, à aller seulement dans le sens de l'augmentation, comme les roues dentées munies d'un cliquet d'arrêt qui ne leur permet de tourner d'un cran que dans une seule direction, sans jamais revenir en arrière. Au bout du compte, plus vous avez mal, plus la contracture est violente. Mais plus la contracture s'installe et plus vous avez mal. C'est le chien (enragé) qui se mord la queue.

Petits déprimés et grandes souffrances. Acte V. Naturellement, la douleur physique a des répercussions d'ordre moral. Elle s'enveloppe d'une « aura » affective qui dépend de la personnalité du malade. Chacun, en fait, réagit différemment, en fonction de son état psychologique du moment, lui-même lié à son état général, et de son passé. Et là encore il y a interaction ininterrompue. Le « seuil » qui en s'abaissant a facilité le passage de la douleur risque de fléchir sous le poids de celle-ci, rendant l'organisme encore plus vulnérable à ses attaques. Les « petits déprimés » dont nous parlions, plus enclins que les autres aux incidents vertébraux, sont capables de devenir de grands déprimés sous le choc d'une crise aiguë. La douleur organique peut engendrer l'angoisse. Et l'angoisse renforce la douleur organique. Jeu de miroirs tragiques, à l'infini

Un dérangement mécanique, une réaction inflammatoire, une

contracture musculaire réflexe, et deux cercles vicieux, l'un purement physiologique, l'autre psycho-pathologique : tel est le schéma. Et tel est le « cahier des charges » auquel doit faire face le traitement. L'arsenal de moyens utilisés en témoigne.

1. — *AVANT TOUT : LE REPOS DU SEGMENT VERTÉBRAL CONCERNÉ*

Nous le dirons et le redirons : c'est au repos que se décide le sort de la bataille contre la douleur, pour peu qu'il s'agisse d'une attaque brutale de celle-ci.

D'abord la position allongée

Si par exemple vous tombez sous le coup de poignard d'un lumbago, ou sous la morsure d'une sciatique, plus vite vous vous mettez en position allongée, plus rapidement et plus sûrement vous guérirez. A l'inverse, chaque minute perdue multiplie les risques de voir le problème s'aggraver, l'anneau du disque se fissurer davantage, le fragment de noyau fugueur faire hernie à la superficie sous l'influence de la pesanteur, augmentée par la contracture.

Un lit bien ferme. Le lit doit être ferme : de cela aussi, nous reparlerons abondamment, au chapitre du « dos quotidien ». Un lit souple, contrairement à ce qu'on pourrait imaginer, entretient les contractures. Or, c'est bien de les supprimer qu'il s'agit. Le principal mérite du repos allongé est de placer le corps dans une position perçue comme non dangereuse par le système de défense, où son poids ne vient pas aggraver le conflit, et qui autorise ainsi le cordon de sentinelles que constituent les muscles en état de blocage à relâcher leur tension. En somme, le lit prend leur relève; encore faut-il qu'il réponde aux conditions nécessaires. « Ferme » ne signifie pas « en noyaux de pêche ». Un bon matelas placé sur une bonne planche de contre-plaqué fera l'affaire. L'idéal serait d'être en apesanteur.

Il faut aussi trouver la position ad hoc. La meilleure consiste généralement à être couché sur le dos, genoux demi-fléchis, soutenus par des coussins ou par deux oreillers, les pieds calés sur une boîte de carton placée au fond du lit, afin d'éviter qu'ils ne glissent. Naturellement, on ne peut pas toujours conserver la même attitude; vous trouverez une position-relais en vous couchant sur le côté, en « chien de fusil », c'est-à-dire cuisses et genoux fléchis. Mais levez-vous le moins possible, si ce n'est pour vous rendre aux w.-c. : encore le recours à un bassin se révèle-t-il nécessaire dans certains cas. Quant à la toilette, il faut l'organiser de telle façon qu'elle dure le minimum de temps. Au besoin, marchez à quatre pattes.

Si on ne peut pas garder le lit : le corset plâtré

Beaucoup de patients à qui on le propose s'effraient et le refusent : ils se voient invalides. Ils assimilent le plâtre à l'idée de fracture. La perspective de mettre un corset de plâtre leur donne à penser que leur colonne est devenue fragile comme du verre.

Fragile, elle l'est certes : le moindre mauvais mouvement va relancer la crise. Tout l'intérêt du corset plâtré est précisément de l'éviter. Cette sorte de gaine de plâtre entourant la taille constitue un moyen commode pour immobiliser une colonne qui nécessite du repos, tout en autorisant celui qui le porte à poursuivre une certaine activité. Il peut remplacer le séjour au lit dans les cas qui, quoique sévères, ne sont pas suraigus; il peut l'écourter pour les personnes que les nécessités de leur travail, ou de la vie, contraignent à se déplacer.

Un moyen discret. Il est bon de savoir que ce corset pose un petit problème d'ordre vestimentaire : il vous ajoute six centimètres de tour de taille. Donc, pas de pantalon ajusté, mais une paire de bretelles et un petit pull qui dissimulera éventuellement le premier bouton du haut, devenu impossible à fermer. Quant aux femmes, elles auront intérêt à choisir une robe un peu ample, sans être obligées d'aller jusqu'à la robe de grossesse. Un avantage pour compenser ces menus inconvénients : une fois le plâtre enlevé, on constatera que la graisse du ventre, quand on en avait, a partiellement fondu.

Cela dit, le plâtre ne se remarque pas. Je connais plus d'un haut personnage, qui, souffrant d'un insupportable lumbago et soumis à des obligations de déplacement ou contraints par la nature de leurs fonctions à rester debout de longues heures, ont pu, grâce à un corset plâtré, accomplir leur devoir sans trop d'inconfort, et sans que quiconque s'aperçoive de leur état. Et j'en connais de plus modestes qui, par le même moyen, se sont trouvés en mesure de mener à bien un travail auquel ils auraient été incapables de faire face autrement, sinon au prix d'atroces souffrances.

En outre, le corset plâtré raccourcit la crise. Après l'avoir gardé fermé de 5 à 7 jours, on le coupe et on peut ainsi l'enlever pour la nuit ou pour se mettre sous la douche. On le remet en l'attachant simplement par des bandes adhésives.

Vive donc le corset plâtré, s'il est bien fait, dans les cas qui le justifient.

Pour les douleurs intéressant le cou : le collier cervical

S'il s'agit d'une atteinte cervicale aiguë, on ne pourra pas se contenter du lit. Celui-ci repose rarement le cou douloureux. La colonne cervicale y trouve difficilement une position neutre et indolore. Même si elle y parvient, il arrive toujours un moment où le patient est obligé de se mouvoir, et voici le déclic douloureux qui donne le départ de la crise de névralgie.

La nuit, c'est pire. Impossible de contrôler sa position. Parfois, en dormant d'une manière donnée, on s'imagine n'avoir pas bougé sous prétexte qu'on se retrouve au réveil dans la posture où l'on s'était assoupi. Mais c'est une erreur. Nous remuons toujours dans notre sommeil. Cela n'a aucune importance pour un cou normal et souple. Il n'en va pas de même lorsque l'état de celui-ci lui rend insupportable telle ou telle position.

Aussi les cous en état de souffrance aiguë supportent-ils mal la position allongée, surtout dans les cas de névralgie du bras. A la difficulté de conserver une position indolore s'ajoute un état congestif des veines qui entourent le nerf irrité, augmentant sa compression. C'est pourquoi le repos et l'immobilisation du cou seront confiés à une minerve, dont l'importance dépendra naturellement de la sévérité du cas.

Do it yourself. Bien souvent, un simple collier, confectionné à l'aide d'une bande de carton entourée d'une serviette un peu large et tenue par un adhésif, constitue pour la nuit la solution la plus confortable. Il existe par ailleurs des colliers de plastique vendus dans le commerce. Certains, prenant le menton (Stroheim dans *La Grande Illusion*) sont en général utilisés pour de grands traumatismes du cou qui sortent du cadre de nos préoccupations; mais ils peuvent se révéler indispensables dans certaines névralgies suraiguës. D'autres sont plus légers, n'emboîtent pas le menton, peuvent se camoufler sous un foulard et sont suffisants dans la plupart des cas. Mais, supportables le jour, ils sont souvent gênants la nuit, où le collier « fait maison » est mieux accepté.

Indispensables dans les cas aigus, les colliers peuvent l'être aussi au début de certaines affections chroniques, notamment dans deux circonstances : la nuit, si le patient prend de mauvaises positions ou dort sur le ventre; en voiture, à cause des accélérations et des coups de freins qu'un cou sensible accepte si mal.

2. — *LES MÉDICAMENTS*

Anti-douleurs

Aiguë ou chronique, la douleur du dos est difficile à supporter. Et c'est de sa présence que le malade veut d'abord être délivré. C'est une réaction bien naturelle. C'est aussi un phénomène d'époque. La nôtre est plus encline que les précédentes à considérer que l'homme a le droit — parce qu'il en a le pouvoir — d'alléger son fardeau en utilisant des médicaments qui modifient la perception de la douleur. Celle-ci, naguère, était censée élever l'âme. Aujourd'hui on tend à la considérer comme un gaspillage inutile. Le progrès chimiothérapique est passé par là. Face à une tempête migraineuse, par exemple, les femmes d'autrefois n'avaient qu'une alternative : attendre que ça se passe, dans le noir et dans la solitude, ou bien prendre héroïquement sur soi. Désormais, une troisième voie leur est offerte : s'automédicamenter, aux anti-douleurs, notamment l'aspirine.

Pas de panacée. C'est justement l'aspirine qui dans le secteur des ennuis vertébraux constitue l'antalgique (l'anti-douleur) le plus répandu. Son efficacité n'a d'égale que sa facilité d'emploi. Mais pour qu'elle soit vraiment efficace, il faut la prendre à raison de 3 grammes par jour. Comme les comprimés sont en général dosés à 0,50 gramme, cela représente six comprimés quotidiens, en trois prises de deux, dans de l'eau et aux repas. Pourtant l'aspirine a ses contre-indications. Il ne faut pas en prendre si vous êtes sous traitement anti-coagulant, ou si vous avez des prédispositions hémorragiques — les femmes savent bien que, pris pendant les règles, elle a tendance à les faire saigner. En outre, certains individus y sont allergiques. Enfin, elle est à déconseiller à ceux qui souffrent de lésions digestives, telles que gastrite ou ulcère.

Il existe de nombreux autres antalgiques; beaucoup contiennent de l'aspirine, d'autres ont des formes différentes. Ce sera à votre médecin de choisir, avec votre aide et en confirmant ou non son choix au vu des résultats obtenus. Il n'y a pas d'anti-douleur miracle; il n'y en a pas non plus qui soit valable pour tout le monde. Tel médicament qui soulage celui-ci reste sans effet sur celui-là. Les chemins de la douleur sont complexes; ceux de la guérison aussi.

Anti-inflammatoires

Si les antalgiques ont pour objectif de combattre la douleur, les anti-inflammatoires sont chargés de résorber le gonflement œdémateux produit, localement, par le dérangement mécanique qui est le plus souvent à l'origine de l'incident (mais parfois il s'agira d'une poussée inflammatoire d'arthrose sans qu'il y ait de cause mécanique). L'importance respective des deux phénomènes varie considérablement selon les cas; la part mécanique peut être dominante, et l'inflammation faible, comme dans les situations chroniques; il peut arriver au contraire que la part mécanique soit limitée et l'irritation massive. L'efficacité des anti-inflammatoires, et donc leur opportunité, seront bien sûr très différentes dans une hypothèse et dans l'autre. De peu d'intérêt là, ils joueront ici un rôle essentiel, par exemple en décongestionnant la zone lésée par un fragment de noyau discal, et en calmant l'irritation produite sur les tissus sensibles et douloureux.

Des médicaments d'usage délicat. M[illegible] toires présentent un inconvénient : ils sont d[illegible] ne peuvent être prescrits que par le médec[illegible] plusieurs familles dont les deux principales son[illegible] dérivés de la cortisone et les non-stéroïdiens (ces[illegible] spécialement utilisés pour le genre d'affections dont tr[illegible] ils ont pour caractéristique commune de ne pas toujour[illegible] supportés. Ils sont, en particulier, strictement interdits à q[illegible] souffre — ou même a souffert — d'un ulcère de l'estomac [illegible] duodénum. Ils font courir en outre des risques (non prévis[illegible] d'éruption cutanée. Certains par ailleurs sont déconseillés chez [illegible] sujets âgés ; d'autres chez les patients sous anti-coagulants. C'es[illegible] dire à quel point il faut s'entourer d'un avis médical avant d'utiliser ce genre de médicament, en fuyant comme la peste le comprimé ou le suppositoire que vous propose gentiment le collègue de bureau sous prétexte qu'il s'en est trouvé bien. Attention, danger ! Un de mes patients, conseillé par une amie, s'est retrouvé en service de réanimation avec une hémorragie digestive massive, pour avoir avalé quelques dragées miracle d'un anti-inflammatoire puissant.

Les infiltrations

Voici un mot qui répand la terreur. Tous ceux et celles qu'une simple piqûre impressionnent ont le sentiment, en l'entendant prononcer par le médecin, qu'on leur propose de se prêter de bonne grâce à un genre de supplice chinois.

La réalité est beaucoup moins effrayante, beaucoup plus simple aussi. L'infiltration consiste simplement à apporter, avec une aiguille, un médicament donné dans un endroit précis. Rien de plus. Et s'il est des infiltrations désagréables, la plupart sont rigoureusement indolores. On peut ajouter que, même dans les cas réputés déplaisants, il suffit de quelques précautions dans l'utilisation de l'infiltration, conjuguées bien sûr avec l'habileté de l'opérateur, pour supprimer le plus souvent tout problème.

En épidurale ou en intradurale. De quelle sorte d'infiltrations s'agit-il dans le domaine qui nous intéresse ? De celles qui vont permettre de transporter le plus près possible de la zone irritée un médicament dont l'influence sera ainsi rendue plus nette. Le produit

…anesthésique, soit un anti-
…ivé cortisoné en très petite
…un mélange des deux. Si
…n se fait généralement en
…compris entre le canal
…qui contient le liquide
…articulièrement sévères,
…en injectant le produit
…nés, et jamais d'anes-
…n lui-même. Dans ce

…elle rend possible une
…et elle permet du même coup de
…bles quantités de celui-ci.

…*ans aucune douleur*. Mais il existe de nombreux autres usages de l'infiltration, surtout dans les cas chroniques. Pour ma part, fidèle à ma théorie des « dérangements intervertébraux mineurs » dont souffrent toujours les petites articulations qui accrochent les vertèbres entre elles, j'utilise volontiers cette thérapeutique pour les soigner si leur irritation ne disparaît pas grâce à la manipulation, ou lorsque celle-ci se révèle contre-indiquée. Cette infiltration est absolument indolore. Le plus souvent, le patient en est à se demander si elle a été faite! La difficulté est qu'elle soit précise et intervienne avec exactitude sur la bonne articulation. Mais cela, c'est affaire d'expérience de l'opérateur. L'infiltration peut aussi viser l'articulation d'un membre, un tendon, un point musculaire précis : là encore le succès dépendra de la justesse du diagnostic et de la sûreté du geste.

Les décontracturants

Aussitôt qu'ont été commercialisés, il y a quelques années, des médicaments exerçant un effet sur la contracture, les médecins se sont empressés de les utiliser pour traiter les problèmes vertébraux. Ils espéraient trouver là un remède à la souffrance musculaire qui, localisée ou diffuse, discrète ou spectaculaire, est toujours présente dans ce type d'affections. Malheureusement, l'effet de ces médicaments reste limité, du moins aux doses qu'on peut utiliser pour les contractures vertébrales, et il varie considérablement d'un patient à l'autre.

Un simple appoint. En outre, le cercle vicieux que nous avons décrit — douleur/contracture/douleur — est en fait alimenté par le problème mécanique de coincement ou de blocage qui est à l'origine de la crise : en protégeant le secteur douloureux, la contracture entretient le blocage. Or l'effet du décontracturant n'est en général pas assez puissant pour permettre à ce blocage de se défaire de lui-même. Il ne s'agit donc là que d'un médicament d'appoint et, sauf cas particulier, d'intérêt assez faible. En tout état de cause, si les décontracturants jouaient parfaitement leur rôle, ils ne feraient que renforcer l'indication du repos segmentaire, puisqu'en supprimant la contracture ils supprimeraient aussi la protection et le signal qu'elle représente.

3. — *LES MANIPULATIONS*

Il est évident que les moyens qui viennent d'être évoqués n'apportent pas de solution directe au problème mécanique qui est le plus souvent à l'origine de la souffrance vertébrale. Ils ont certes le mérite de supprimer les effets secondaires qui ré-alimentent le mal, et de mettre pour ainsi dire la nature à pied d'œuvre : une colonne au repos et délivrée, grâce aux antalgiques, anti-inflammatoires et autres décontracturants, des agressions diverses qu'elle subissait, a évidemment beaucoup plus de chances de guérir que si elle continuait d'avoir à se battre par ses propres moyens contre la douleur et les conséquences de la douleur. Avec l'aide du temps, pour une fois galant homme, on peut espérer que les choses vont rentrer dans l'ordre. C'est ce qui se passe en général. Après la crise, le répit, puis l'embellie. La souffrance s'atténue, la poussée inflammatoire et l'irritation battent en retraite, la contracture se dénoue : l'alerte passée, l'organisme rappelle ses limiers.

Des manipulations, pour quoi faire?

La crise est finie mais la panne qui a provoqué tout ce remue-ménage est toujours là. N'oublions d'ailleurs pas que dans de nombreux cas on n'assiste pas à cet orage de douleur du début les choses se font banalement, insidieusement. Cela n'empêche pas le dérangement intervertébral mineur, puisque c'est de lui qu'il s'agit, de rester à l'origine de douleurs légères ou pénibles, mais rebelles. Nous savons déjà que le dérangement présente deux aspects. L'un que l'on pourrait qualifier d' « anatomique », lorsque par exemple un fragment de disque est coincé. L'autre qui est « fonctionnel » et qui est la conséquence du premier : l'anatomie est redevenue normale et seul un état d'irritation auto-entretenue, une contracture persistante, crée le dysfonctionnement et éventuellement la douleur, locale et irradiée. Dans les deux cas, le danger est grand, si l'on ne soigne pas la cause, de voir se produire la crise ou persister les effets durables.

Traiter ces dérangements intervertébraux sinon en réparant le dommage initial, du moins en le « bricolant » avec assez d'efficacité pour rétablir le jeu articulaire normal du segment handicapé, c'est la raison d'être des manipulations. Et dans la mesure où elles y parviennent, c'est aussi leur problème. Et c'est le problème de cette thérapeutique à laquelle, pour beaucoup de médecins, mon nom est étroitement associé.

Entre l'arbre et l'écorce. Il n'est pas excessif, en effet, de dire que les manipulations ont longtemps été victimes de leur succès, en s'attirant la méfiance à proportion même des résultats que, dans certains cas, et sous certaines conditions, elles sont susceptibles de produire.

Voir quelqu'un qui, deux minutes auparavant, était plié en deux par un lumbago, incapable de se relever, se mouvant avec la lenteur calculée de ceux qui affrontent un invisible ennemi — la douleur — voir cette même personne soudain en mesure de reprendre la position droite, de se baisser, de marcher normalement, peut assurément présenter des aspects quasi miraculeux. Et les « miracles » sont dangereux.

D'une part ils soulèvent la suspicion des milieux scientifiques : les manipulations y ont rencontré des a priori d'autant plus tenaces que leur action s'exerce souvent à contre-courant des dogmes longtemps enseignés comme intangibles, particulièrement en ce qui concerne la prétendue relation de cause à effet entre ce que montrent les radios ou autres examens, et ce que ressent le malade.

Nous avons suffisamment développé ce point pour qu'il soit inutile d'y insister longuement. Mais le fait est qu'entre les adversaires et les partisans des manipulations s'établit un débat qui ressemble à certaines scènes de Molière.

Un dialogue de sourds. Vous ne pouvez pas démontrer scientifiquement l'action des manipulations, affirment les premiers. Donc il s'agit là d'une thérapeutique sans intérêt particulier. Il n'est d'ailleurs pas sûr qu'elle soulage le patient. Son effet est purement psychique!

— La manipulation, rétorquent les seconds, n'est pas le seul mode thérapeutique dont on ne connaisse pas exactement le mécanisme : voyez l'aspirine! S'il fallait se limiter à ceux dont l'effet est mesuré avec certitude, nous nous trouverions bien dépourvus devant nos malades! D'ailleurs il suffirait que vous veniez voir pour vous convaincre que les manipulations, sur des cas bien sélectionnés et si elles sont bien faites, soulagent le patient de manière évidente.

— Tant que vous ne nous apporterez pas de « preuves », nous ne changerons pas d'opinion.

— Précisément nous vous en proposons. Il ne s'agit pas là de cas isolés, mais quotidiens, et nombreux, constatés dans le même service, jour après jour, année après année.

— Les faits sont secondaires, on peut toujours les interpréter. Ce sont les principes qui comptent. Et notre expérience...

— Votre expérience? Mais vous n'en avez aucune dans ce domaine. Peut-être n'avez-vous même jamais vu traiter un patient selon cette méthode.

— Seules les statistiques ont une signification. Or il n'en existe pas pour les manipulations.

— Il en existe. J'en ai constitué moi-même, bien que je sache à quel point elles sont relatives dans un domaine aussi particulier.

Interminable discussion, où reviennent sans cesse les demandes de preuves et les généralisations, mais d'où l'on exclut soigneusement la confrontation sur des cas. « Ne venez surtout pas me troubler avec des faits », me disait un médecin anglais. Je lui avais proposé de faire un stage à l'Hôtel-Dieu afin qu'il soit en mesure de critiquer sur ce qu'il verrait, et non plus sur ce qu'il imaginait d'une thérapeutique qu'il combattait, Dieu sait pourquoi.

Des actes obligatoirement médicaux. Ce dialogue de sourds est fécond, après tout, en ce qu'il oblige le praticien à serrer ses approches jusqu'à ce que l'évidence s'impose. Les sourds n'en sont pas guéris pour autant, mais on peut souvent les appareiller! Les manipulations ont peu à peu édifié leur doctrine, affirmé leur spécificité, forcé les plus sceptiques à reconnaître leur existence.

Mais d'autre part leur caractère spectaculaire attire les faiseurs de tours, les mages, les sorciers. Autour d'elles se sont constituées des pratiques approximatives et des théories abracadabrantes, aussi dangereuses les unes que les autres ; et se sont organisées dans certains pays des professions qui ont peu à voir avec la chose médicale. Si bien qu'à la suite d'accidents survenus à des malades qui s'étaient fait « remettre des vertèbres déplacées » par des personnes non qualifiées, il a fallu que les pouvoirs publics interviennent. Les décrets du 20 décembre 1960 et du 6 janvier 1962 ont successivement spécifié que toutes les manipulations vertébrales, tous les traitements désignés sous les noms d'ostéopathie, de vertébrothérapie, de chiropraxie, etc., ne pouvaient être pratiqués que par des titulaires d'un diplôme d'État de Docteur en médecine français.

Comme quoi, entre l'arbre scientifique et l'écorce irrationnelle, il est parfois difficile de trouver son identité.

Ni panacée, ni gadget. Une chose est certaine. Les manipulations, précisément parce qu'elles s'inscrivent dans un contexte authentiquement thérapeutique, ne constituent en aucune manière une panacée. Elles ne peuvent pas servir à tout ni à tout le monde. Elles ne sont ni un gadget ni une réponse a priori. En fait elles apportent pour le scientifique plus de questions qu'elles n'en résolvent, et c'est justement la marque de leur valeur : elles dérangent, elles bousculent, elles obligent à réviser certaines conceptions trop facilement admises en matière de douleur vertébrale.

Les douleurs que peuvent soulager les manipulations

La première interrogation à formuler à l'égard des manipulations concerne précisément l'étendue de leurs applications. Sur quelles catégories de douleurs sont-elles susceptibles d'agir? Evoquons, l'espace d'un sourire, la thèse ancienne des chiropracteurs aux dires de qui toutes les maladies seraient provoquées ou favorisées par des coincements vertébraux, et donc relèveraient toutes de la manipulation. C'est évidemment absurde, et inadmissible. En revanche, deux catégories de douleurs peuvent être soulagées ou améliorées par la manipulation. Et si leur double liste peut paraître courte, la fréquence des phénomènes qu'elle désigne est assez grande pour qu'il soit inutile d'en rajouter.

La première catégorie est celle où entrent bon nombre de douleurs vertébrales mécaniques, dûment reconnues comme telles :

— les torticolis et les cervicalgies;

— les dorsalgies (le mal de dos des dactylos et des couturières);

— les lumbagos et les douleurs lombaires rebelles;

— bon nombre de névralgies : occipitales; cervico-brachiales; intercostales; sciatiques ou crurales.

En un mot : des douleurs vertébrales variées, telles qu'il en survient après accidents, traumatismes, faux mouvements, accouchements, ou apparemment sans cause.

Dans la deuxième catégorie s'inscrivent des affections dont la relation avec la colonne n'était pas évidente, mais auxquelles les manipulations remédient avec tant de constance et de régularité qu'elles en ont authentifié l'origine vertébrale. C'est un des points auxquels je faisais allusion tout à l'heure en disant que les manipulations ont fait éclater un certain nombre d'idées reçues. Appartiennent entre autres à cette catégorie :

— certains cas d'épaules douloureuses;

— certaines douleurs du coude (épicondylalgies), telles que le fameux « tennis-elbow » qui dans près de deux tiers des cas est favorisé par un problème cervical, sans douleur du cou;

— la plupart des maux de tête habituels.

Qu'est-ce qu'une manipulation?

Reste à se demander ce qu'est une manipulation vertébrale, et comment cela fonctionne. Réponse : c'est une mobilisation forcée passive (le sujet la subit) qui tend à entraîner les éléments d'une articulation ou d'un ensemble d'articulations plus loin que leur jeu habituel — et jusqu'à la limite du jeu anatomique possible. En clair, vous disposez par l'exercice de votre volonté d'une certaine amplitude de mouvement ; par exemple vous pouvez tourner la tête vers la gauche jusqu'à un certain point et pas au-delà. La manipulation consiste à dépasser ce point, en trois étapes :

Mise en position, mise en tension, manipulation. 1) Le médecin saisit à deux mains la tête du patient (allongé sur le dos) et porte lentement la tête en rotation gauche ; c'est ce qu'on appelle la « mise en position ».

2) Cette rotation gauche rencontre bientôt une résistance qui donne au médecin comme au malade l'impression de ne pouvoir aller plus loin. Il maintient cependant sa pression : c'est la « mise en tension ». S'il laisse le cou revenir à sa position de repos et recommence plusieurs fois ce mouvement souple, élastique, on dit qu'il exécute une série de *mobilisations en rotation gauche*. Il obtient déjà de la sorte une amplitude un peu plus grande que celle du mouvement volontaire. Mais la mobilisation, pour paraphraser un mot célèbre, n'est pas la manipulation.

3) La manipulation, la voici. Après la « mise en tension » et sans relâcher celle-ci, l'opérateur exagère brusquement la rotation d'un petit coup sec du poignet droit. Avec le sentiment soudain d'avoir vaincu une résistance, il perçoit un ressaut qui s'accompagne d'un bruit de craquement. Bien entendu, cette impulsion soudaine ne doit pas pour autant être brutale, et ne doit donc pas requérir de celui qui la pratique une force excessive. Il ne s'agit pas d'outrepasser le jeu anatomique possible — sinon, la manœuvre aboutirait à une luxation. Et si le patient a été placé dans la position convenable, la force utile bien appliquée, sur le bon étage, dans la bonne direction, la manipulation ne doit en aucun cas être douloureuse.

La règle de la non-douleur. La règle d'or de la manipulation, telle que je l'ai codifiée, est d'ailleurs celle du mouvement contraire et de la non-douleur. Entendez par là que la manœuvre utile est celle qui s'effectue dans le sens opposé à celui du mouvement pénible. Supposez par exemple que, souffrant d'un torticolis à la suite d'un faux mouvement, vous vous trouviez dans l'impossibilité de tourner votre tête à droite mais que vous puissiez la faire pivoter librement vers la gauche. Eh bien, la manipulation se fera en rotation gauche. Cette pratique offre en outre l'avantage, non négligeable, d'être indolore pour le patient.

C'est en recherchant les directions libres et indolores que l'opérateur composera la manœuvre appropriée : sur les six mouvements possibles de la colonne (flexion, extension, rotation droite et gauche, latéro-flexion droite et gauche), trois au moins doivent être non douloureux pour que la manipulation puisse raisonnablement être appliquée.

L'opinion commune est que cette manœuvre, si elle est correctement exécutée, a pour effet de « remettre les vertèbres en place ». Cette croyance se fonde notamment sur le craquement dont nous venons de parler, assimilé à je ne sais quel remue-ménage mécanique d'engrenages retrouvant leur complémentarité, ou de maillons se réajustant aux dents d'un pignon. Pure imagination. Le craquement n'est pas synonyme de manœuvre réussie. Il peut se produire en dehors de toute manipulation, par exemple lorsque vous jouez à faire le casse-noisette en tirant sur vos doigts. A l'inverse, il est des cas où du point de vue thérapeutique l'opérateur a intérêt à ne pas aller jusqu'au craquement et à se contenter de mobilisations répétées; alors le soulagement sera bel et bien obtenu sans craquement.

Un craquement témoin. En fait, le craquement n'est rien d'autre qu'un témoin ou un signal; il signifie simplement que le degré de manipulation a été suffisant pour permettre une brusque séparation des surfaces articulaires. Celles-ci sont lubrifiées par le liquide synovial, dans lequel se trouvent des gaz dissous. Un brusque étirement comme celui que produit la manipulation a pour effet de modifier la pression de ce liquide au point d'y entraîner la formation d'une microbulle de vide, dans laquelle se précipitent les gaz dissous. Et c'est leur irruption qui produit cette mini-implosion, en remplaçant la bulle de vide par une bulle de gaz — qui est appelée à se dissoudre à nouveau dans le liquide synovial.

Ce craquement n'a donc rien que de naturel. Il n'est en aucune façon l'indice d'un danger quelconque et, en dépit de certaines croyances, il ne provient pas d'un contact osseux. En réalité, le phénomène qui le provoque ressortit à la mécanique des fluides. Quand elle craque, votre articulation brusquement écartée produit le même phénomène, dit de « cavitation », que celui qui entraîne la formation de cavités au sein d'un liquide en mouvement.

Les trois effets des manipulations

Les manipulations, si elles ne remettent pas « les vertèbres en place » — et pour cause — n'en contribuent pas moins efficacement à supprimer la douleur. Leur spécificité est, nous l'avons vu, d'assurer un meilleur fonctionnement du segment concerné en rétablissant le jeu articulaire normal. Comment? Et peut-on se contenter de dire qu'elles obligent la « pièce » défectueuse à rentrer dans l'ordre, un peu comme lorsqu'on dégrippe un piston, ou qu'on fait tourner un écrou paralysé par la rouille? Ce serait oublier que la mécanique humaine est infiniment plus complexe que l'autre. En fait, les manipulations semblent agir de trois façons complémentaires :

1) *Un phénomène mécanique.* Elles exercent une *action d'ordre mécanique* dont les effets sont doubles. Non seulement cette action mobilise l'articulation enraidie par l'entorse chronique qui est la conséquence du dérangement discal, ou articulaire, mais elle s'attaque aux causes mêmes. Dans le cas où le problème vertébral est provoqué par la migration et le blocage d'un fragment du noyau discal dans une fissure antérieure, postérieure ou latérale de l'anneau, il est facile d'imaginer que la manipulation, en ramenant vers le centre du disque ce fragment baladeur, l'écarte des zones sensibles ou hypersensibles du pourtour, et donc supprime la douleur. On peut sans risque d'erreur avancer que c'est ce qui se produit en cas de blocage discal lombaire postérieur sous-ligamentaire : celui qui, s'adressant à la zone la plus riche en terminaisons nerveuses, est responsable du lumbago aigu discal. Et il en va de même lorsqu'il s'agit d'un de ces dérangements intervertébraux mineurs, sans doute souvent issus d'un blocage intradiscal muet, qui peut ne comprimer aucun élément sensible et ne produire aucun symptôme direct, mais qui n'en perturbe pas moins le fonctionnement du segment mobile en faisant souffrir une

autre partie de celui-ci : et notamment les articulations intervertébrales ainsi que les branches postérieures du nerf rachidien.

En revanche, le problème devient beaucoup plus complexe si l'on entreprend d'expliquer les heureux résultats obtenus par les manipulations sur les hernies discales, c'est-à-dire dans toutes les situations où le noyau a carrément rompu l'anneau et arrive directement au contact de la racine du nerf rachidien. L'hypothèse qui vient à l'esprit est que la manipulation a pour effet d'obliger la hernie à réintégrer la cavité centrale du disque. C'est peut-être possible si le fragment concerné est minuscule. Cela devient fort douteux à partir du moment où il a quelque importance. La pâte dentifrice une fois sortie rentre difficilement dans le tube! D'ailleurs des observations faites « avant » et « après » sur des malades traités par manipulations pour des sciatiques discales, tendent à montrer qu'on ne constate, à la radiculographie, aucune modification de l'image de la hernie : même quand le malade a été parfaitement soulagé, celle-ci reste identiquement la même.

Reste une explication qui est sans doute la bonne : c'est que la manipulation entraîne le fragment discal dans une zone de non-douleur, une zone « silencieuse »; il suffit pour cela qu'elle le déplace imperceptiblement; la hernie n'en est pas modifiée mais le contact disque-racine qui provoquait la douleur est supprimé; si deux fils électriques s'écartent, fût-ce d'une fraction de millimètre, le court-circuit disparaît.

2) *Un cercle vicieux brusquement rompu.* Mais les manipulations produisent également une *action réflexe* dont il faut souligner l'importance. Elle est due à la brusque traction exercée sur des organes — les muscles et leurs tendons, les ligaments, la capsule articulaire — qui sont très riches en éléments et en récepteurs nerveux chargés de recueillir les sensations issues du corps. Cette action réflexe semble avoir un effet inhibiteur remarquable sur les contractures et les réactions périarticulaires. Brusquement séparés, les protagonistes apaisent leur irritation et, dégonflés, retrouvent le secret d'une cohabitation indolore. Ainsi se trouvent soulagées les contractures vertébrales dont le rôle, nous l'avons vu, est capital dans le déroulement de la souffrance vertébrale; soulagement tout provisoire si le dérangement mécanique initial n'est pas réparé; mais qui peut devenir définitif dans le cas contraire, et notamment

si la douleur n'était que la conséquence et un cercle vicieux entretenu par la contracture, après disparition de la cause mécanique.

3) *Un effet psychologique qu'il ne faut pas exagérer.* Enfin les manipulations exercent une *action psychothérapique* dont certains ont voulu faire l'essentiel (on voit bien pourquoi!) et qu'il convient de remettre à sa juste place. D'une part on ne voit pas bien ce que peut la psychothérapie contre la douleur fulgurante d'un lumbago ou d'une sciatique aiguë. Mais d'autre part, la prise en main, au propre et au figuré, du patient par l'opérateur constitue un élément non négligeable de la guérison. C'est vrai par définition de tout acte médical; la relation médecin-malade y intervient à coup sûr comme facteur positif ou négatif. Ce l'est sans doute davantage dans un domaine où le résultat de la manœuvre présente un caractère d'immédiateté quelque peu « magique » (encore que cette magie aille diminuant à mesure que les manipulations se vulgarisent), et surtout où s'établit un contact direct, corporel, entre celui qui souffre et celui qui soigne. Encore convient-il de ne pas se laisser abuser par le rituel, et de comprendre que les manipulations n'ont pas de valeur en soi, mais seulement par la manière dont elles sont pratiquées. Mal faites, elles aggravent ou provoquent toutes les douleurs que, bien conduites, elles peuvent soulager. Que devient ici l'argument psychothérapique?

Les réactions aux manipulations

Les manipulations, à la mesure même de leur efficacité, ne laissent pas de provoquer des réactions chez le patient. Fréquemment, celui-ci éprouve une sensation de chaleur, ou bien est envahi par une somnolence, voire plonge la nuit suivante dans un sommeil plus profond et plus long qu'à l'habitude. Il arrive aussi que la première séance amène un renforcement passager des douleurs, en tout cas des courbatures qui vont rester sensibles durant plusieurs jours. Ces manifestations, qui ne doivent pas inquiéter, sont du même ordre que celles qui suivent un effort inhabituel, lorsque après des mois d'inactivité on fait travailler (c'est bien le cas) des muscles ou des ligaments rouillés. Elles varient selon le tempérament du sujet et aussi selon les techniques choisies et/ou leur mode d'application. Les médecins qui pratiquent les manipulations en tiennent compte pour adapter, chaque fois, la suite du traitement. C'est une des spécificités des manipulations : contrairement à d'autres thérapeutiques, elles ne peuvent pas être programmées à l'avance puisque chaque séance est décidée et choisie en fonction des résultats de la précédente, et surtout d'après l'examen du moment.

Les manipulations sont-elles dangereuses?

Tout ce qui précède concourt à souligner le caractère rigoureusement thérapeutique des manipulations, et du même coup fournit une réponse à la question souvent posée de savoir si elles sont dangereuses. Elles ne le sont absolument pas, à condition d'être pratiquées quand elles sont justifiées, par des mains médicales et compétentes. Si ces conditions sont remplies, les risques sont nuls. Si elles ne le sont pas, des inconvénients sérieux peuvent s'ensuivre, à commencer par celui d'avoir subi un traitement parfaitement inefficace (souvenez-vous de la dame aux 102 manipulations). Les accidents très graves demeurent en tout état de cause relativement rares, compte tenu du nombre considérable de manipulations, ou prétendues telles, qui sont pratiquées chaque jour hors médecine, avec des techniques approximatives, sur des indications le plus souvent douteuses.

Un accident qui n'a rien à voir. On peut rappeler dans cet ordre d'idée l'histoire tragique et souvent racontée de ce biologiste américain, un solide gaillard d'une trentaine d'années, à qui sa jeune et frêle épouse dit un soir : « Chéri, je reviens de chez mon chiropracteur, il m'a fait tellement de bien; regarde, il m'a pris le cou et il m'a fait une torsion, comme ça. » Et crac! le mari s'écroule. Pris de vertiges et de nausées, il sombre dans le coma et, transporté à l'hôpital, y meurt dans les vingt-quatre heures. La même mésaventure est arrivée à un chiropracteur qui avait entrepris de soigner son client par manipulations pour un rhume de cerveau et qui, pareillement, le vit s'écrouler de façon... définitive

Il est clair que ce genre d'accident, dû à une anomalie des artères vertébrales congénitalement rétrécies, n'a rien à voir avec les manipulations. D'abord parce que chacune des deux victimes aurait pu en être frappée dans n'importe quelle autre circonstance : chute maladroite ou tamponnement dans un accident de voiture. Ensuite, parce que les deux auteurs du geste fatal, celui qui savait manipuler tout comme celle qui en était incapable, ont omis de prendre les précautions indispensables. Le médecin, lui, ne manque jamais de procéder, sur le patient qu'il envisage de manipuler, à des tests dits « de posture » qui ont précisément pour but de vérifier, en plaçant la tête en hyper-extension, si n'apparaissent pas des sensations vertigineuses significatives d'une contre-indication de ce genre.

Une manipulation contre la montre. Il est vrai que les Etats-Unis, par tradition anglo-saxonne, ont fait preuve d'une grande tolérance à l'égard de certaines pratiques manipulatrices qui ont cependant peu à voir avec la science médicale. Un de mes fidèles patients m'a raconté à ce sujet une histoire édifiante. Atteint d'un problème mécanique à répétition que soulageaient fort bien les manipulations, il fut victime d'une crise aiguë durant un séjour à Las Vegas et entreprit de se faire traiter par un chiropracteur dont on lui avait vanté les mérites. Celui-ci le reçut dans un cabinet cossu, aux murs tapissés de diplômes et d'attestations, l'appela séance tenante par son prénom, à l'américaine, et avant de se mettre au travail, lui dit à brûle-pourpoint.

— Quelle belle montre vous avez!

— C'est un nouveau modèle. Je l'ai achetée il y a un mois, dit mon client étonné. Ça vous intéresse?

— Oui, avant d'être chiropracteur, j'étais bijoutier.

— Il y a combien de temps?

— Oh! deux ans et demi.

— Et comment avez-vous appris la chiropraxie?

— Eh bien, j'ai suivi des cours du soir. Voyez-vous, j'avais commencé par être tailleur comme mon père, mais le métier ne me plaisait pas. Alors je suis devenu bijoutier. Vraiment, quelle belle montre!

— C'est curieux, s'écrie mon malade. En vous parlant, comme ça, je ne sais pas ce qui s'est passé, mais brusquement je n'ai plus mal du tout. Je crois que ce n'est pas la peine que vous me manipuliez. Demain, si ça ne va pas, je vous téléphonerai. Combien vous dois-je?

— Vingt dollars.

Il les paya sans protester, et court encore.

Pas un accident sur 300 000 cas, dans un cadre médical. En France, nous l'avons vu, les approches sont plus rigoureuses. Et dans le domaine strictement médical, les accidents par manipulations sont inexistants. A l'Hôtel-Dieu dans le service que je dirige, en vingt ans, sur des dizaines de milliers de cas, je n'en ai connu aucun. Et l'autre jour, avec quatre de mes amis qui, comme moi, manipulent depuis un bon quart de siècle, nous nous amusions à évaluer le nombre de colonnes qui nous étaient, c'est le cas de le dire, passées entre les mains. Nous arrivions au total non négligeable de quelque 300 000 manipulations! Or aucun de nous cinq n'avait jamais eu le moindre accident, ni même incident grave.

Attention aux manipulations fantaisistes. Cela ne veut pas dire que les manipulations non médicales soient inoffensives. Tout au contraire, elles peuvent provoquer et elles provoquent, sinon des catastrophes, du moins des troubles sérieux et durables : vertiges, bourdonnements d'oreille rebelles, douleurs cervicales, etc. Nos consultations, hospitalières ou privées, regorgent d'incidents de ce genre. Et l'on peut déplorer qu'en dépit de la loi, qui est formelle, certains kinésis (qui sont heureusement une toute petite minorité) continuent de se laisser aller à la tentation de manipuler, en se bardant de diplômes fantaisistes d'ostéopathes, d'étiopathes.

Quant aux chiropracteurs ou « Docteurs en chiropraxie », ils peuvent, malgré leur insuffisance médicale, rendre des services dans des pays où les médecins, pour des raisons variées, ignorent l'art des manipulations. Mais en France, où nous avons la proportion la plus élevée au monde de médecins manipulateurs (dont le nombre va d'ailleurs croissant) nous n'avons nul besoin de ces pratiques ni de ces praticiens. Encore font-ils moins courir à leurs clients le risque des gestes maladroits, que celui de voir manipuler à répétition une colonne qui ne devrait pas l'être. Mais que dire des amateurs, profs d'éducation physique ou de judo, qui se découvrent une vocation de manipulateur et, croyant bien faire, entreprennent, au détour du gymnase ou du tatami, de soulager leurs élèves d'un torticolis ou d'un lumbago? Et que dire des patients — les mêmes qui hésiteraient à se laisser faire une infiltration anodine, mais qui n'ont pas peur de se confier à des mains aussi dangereusement inexpertes?

Ce que dit la loi. En fait, les manipulations sont, d'après la loi, et doivent rester des actes rigoureusement médicaux. Il est indispensable d'apprendre non seulement à les pratiquer mais à les utiliser où et quand il faut. Leur bonne exécution ne résulte pas d'un don, mais d'une initiation longue et difficile. Sans doute peut-on soutenir qu'il existe certaines prédispositions naturelles du médecin pour son art — c'est vrai de tous les arts — et que d'aucuns ont plus de facilité que d'autres pour accomplir ce geste. Mais ce geste n'est pas tout. Un *diagnostic* doit le précéder pour déterminer si, compte tenu de l'affection dont souffre le malade, les manipulations sont indiquées. Des *tests* doivent le mettre en situation pour vérifier s'il n'existe pas de contre-indication. Enfin une *prescription* doit l'environner : quelles manipulations? A quel moment? Associées à quels médicaments? Complétées par quelle autre thérapeutique? Et cette prescription ne se fait pas une fois pour toutes. Les manipulations sont des actes médicaux portant sur une situation donnée qu'elles contribuent à modifier. On ne peut donc pas les prédéterminer. Il faut chaque fois les décider et les choisir à nouveau en fonction des signes observés.

La formation universitaire pour médecins en matière de manipulations

C'est dire à quel point la formation de médecins qui sachent manipuler a de l'importance. Aussi me suis-je particulièrement attaché à susciter la création, dans ce domaine, d'un enseignement valable. Sur ce point, la France a pris une position en flèche. Elle est le seul pays au monde où les thérapeutiques manipulatrices soient enseignées dans des facultés de médecine. Elles le sont selon diverses modalités. Sans doute ne le sont-elles pas encore assez. Mais les débuts apparaissent prometteurs.

D'une part, dans le cadre des études faites pour devenir spécialiste en médecine de rééducation, certaines facultés de médecine délivrent dans cette discipline des informations de base aux candidats pour les C.E.S. (certificats d'études supérieures) correspondants.

D'autre part, et surtout, il existe à l'Université Paris VI (Faculté Broussais Hôtel-Dieu) un cycle — que j'assure avec mon équipe — visant à la délivrance d'un D.U. (diplôme d'Université) en médecine orthopédique et thérapeutiques manuelles ; ce cycle est, par décret universitaire, réservé aux médecins et aux étudiants déjà qualifiés en rhumatologie ou en rééducation fonctionnelle, c'est-à-dire possédant déjà l'acquit de dix années d'études médicales ; il dure une année universitaire ; il comprend des cours, consultations et travaux pratiques quotidiens ; il est sanctionné par un examen théorique, clinique et pratique donnant accès au diplôme. Un enseignement calqué sur le nôtre a été créé plus récemment à Marseille.

Enfin, des associations et sociétés savantes organisent des journées d'études, qui permettent aux médecins intéressés par ces problèmes de s'informer ou de se perfectionner dans cette matière, comme dans tous les autres compartiments de la médecine.

On le voit, les techniques manipulatoires ont conquis droit de cité dans le monde pédagogique. Aussi nos confrères ont-ils moins tendance à confondre, comme naguère, les manipulations authentiquement et sérieusement médicales avec les manœuvres dangereuses qu'ils pouvaient redouter par ailleurs, du fait de gens non compétents ou faussement qualifiés.

Une méthode nouvelle? Non. Une thérapeutique miracle? Encore moins. Mais une technique médicale qui, si elle ne répare rien, « dépanne » avec une rare efficacité quand on sait s'en servir et la replacer dans son contexte.

4. — *LA CHIRURGIE*

La chirurgie peut rendre d'immenses services dans le traitement du mal de dos, mais dans des cas très limités, et qui doivent être bien sélectionnés.

La greffe et l'ablation du disque

Pendant de longues années, la seule approche chirurgicale des douleurs vertébrales communes — celles dont nous traitons — a été la greffe, c'est-à-dire une soudure des vertèbres entre elles. Cette technique, utilisée pour d'autres affections de la colonne, semblait trouver ici une indication rationnelle, fondée sur un raisonnement simple : ce qui est immobile cesse de poser problème ; à partir du moment où on met dans l'impossibilité de bouger, en les soudant entre elles, les vertèbres correspondant à un segment douloureux, elles ne font plus mal. C'est vrai de toutes les articulations.

Les effets qui semblaient miraculeux. Puis vint la découverte, dans les années 30, de la pathologie discale, par les Américains Mixer et Barr, suivie de l'application chirurgicale qu'en firent, quelque dix ans plus tard, de Sèze et Petit Dutaillis, en introduisant l'ablation de la hernie discale comme traitement de la sciatique. Les effets en apparurent aussitôt miraculeux. Des patients qui avaient abominablement souffert, hurlant de douleur au moindre mouvement, se retrouvaient du jour au lendemain libérés de leur sciatique. Hosanna !

Des espoirs excessifs. De là à penser que la chirurgie était de nature à résoudre un nombre considérable de problèmes lombaires et même cervicaux, il n'y avait qu'un pas. On commença par le franchir, notamment aux États-Unis ; en France, malgré un engouement très passager pour ce type de solutions, on se montra dès le début infiniment plus modéré dans ce domaine. Mais les Américains se précipitèrent massivement dans la voie ainsi ouverte. C'est que leur esprit pragmatique les pousse à aimer ce qu'a de net l'approche chirurgicale : on ouvre, on voit, on enlève le disque ou bien on greffe — ou on fait les deux — et l'on referme. Aussi sont-ils de grands balafrés du dos. Certains n'hésitent pas, après des échecs successifs, à se faire opérer trois ou quatre fois !

Malheureusement, il a bien fallu se rendre à l'évidence : la chirurgie a été impuissante à supprimer la grande masse des douleurs lombaires pour lesquelles elle paraissait la plus indiquée. Une statistique récente fait apparaître qu'à terme 80 % des interventions ainsi pratiquées aux États-Unis laissent subsister ou réapparaître la douleur. Ce n'est certes pas la panacée à laquelle, un moment, on avait cru.

Seulement 5 % des sciatiques par hernie discale. En revanche, la chirurgie enregistre peu d'échecs lorsqu'elle s'adresse aux sciatiques par hernie discale. Mais 5 % à peine de ces sciatiques sont concernées par une telle solution : celles qui s'affirment rebelles au traitement médical et au repos. Encore ne faut-il demander à cette chirurgie que ce qu'elle peut donner. Elle supprime la douleur du nerf dans la jambe (bien que celui-ci puisse continuer à se manifester par des crampes ou autres désagréments résiduels qui sont en quelque sorte les souvenirs de la lésion dont il a souffert). Mais elle ne soulage pas à tout coup la souffrance lombaire associée. Celle-ci disparaît parfois, mais souvent persiste, voire s'accentue après l'intervention. J'ai pu constater que dans la plupart des cas cet « échec » partiel tient à ce que la douleur lombaire persistante vient de plus haut : de la charnière dorso-lombaire, de cette 12ᵉ dorsale dont nous avons longuement parlé, mais à laquelle mes confrères s'intéressent assez peu. Quand elle sera mieux connue d'eux, il y aura à coup sûr moins de lombalgiques !

Au niveau du cou. La chirurgie discale est également susceptible d'intervenir au niveau du cou, où peuvent exister des hernies discales responsables de névralgies rebelles du bras, ou d'autres troubles par irritation de la moelle.

Quant à la greffe, elle ne s'adresse en réalité qu'à un nombre infime de cas mais qui, s'ils ont été bien choisis, peuvent trouver en elle une solution très efficace.

Nouvelle intervention : pour les douleurs lombaires basses

A cette panoplie chirurgicale vient s'ajouter une nouvelle intervention, que j'ai mise au point avec Henri Judet. Elle s'adresse aux douleurs lombaires basses qui, comme je l'ai montré, viennent de beaucoup plus haut — de la région du soutien-gorge chez les femmes — et qui ne se trouvent soulagées que très passagèrement par le traitement médical (manipulations localisées, infiltrations articulaires, etc.); ce qui, heureusement, est rare. Cette intervention reste donc d'application limitée. Elle consiste à éplucher la capsule, c'est-à-dire l'enveloppe, de l'articulation vertébrale responsable — entre la 11ᵉ et la 12ᵉ dorsale ou entre la 12ᵉ dorsale et la première lombaire le plus souvent — et qu'on a au préalable soigneusement repérée par l'examen clinique.

L'électrocoagulation percutanée

C'est une technique qui connaît actuellement une très grande vogue aux États-Unis, où l'on est toujours à la recherche d'un moyen de soulager la lumbagie. Elle consiste à coaguler la capsule articulaire, afin de la dénerver, en utilisant une aiguille électrique isolée, qu'on manipule comme pour l'infiltration d'une articulation postérieure. Là encore, les statistiques enthousiastes du début font place à des chiffres plus réalistes : 20 à 30 % de réussites sur les douleurs lombaires résiduelles après ablation du disque. C'est que les Américains appliquent cette méthode au niveau des articulations des dernières vertèbres lombaires (4e et 5e lombaires) sans se demander encore — on y vient, mais doucement — si la souffrance ne vient pas de beaucoup plus haut. Voir ci-dessus. J'utilise personnellement l'électrocoagulation percutanée mais je ne l'applique qu'en fonction des données de mon examen, et dans ces conditions elle constitue un appoint sérieux pour le traitement de certains cas rebelles.

La nucléolyse

Bien qu'il relève d'une tout autre technique que la chirurgie, nous évoquons ici ce procédé, qui a fait l'objet ces dernières années de divers travaux dans la mesure où lui aussi tend à soigner le mal par ablation de sa racine. En fait il s'agit d'une sorte de « bistouri chimique ». La nucléolyse — littéralement « la décomposition du noyau » — s'effectue à l'aide de la papaïne, un enzyme tiré de la papaye, fruit d'un arbre d'Amérique tropicale.

C'est un expérimentateur du nom de Thomas qui a découvert aux États-Unis, en 1956, que l'injection de cette substance provoquait la destruction du cartilage des oreilles du lapin. Un autre chercheur, L. Smith, a eu alors l'idée de mettre cet « enzyme glouton » au service de la médecine du dos, en l'injectant directement dans le disque responsable de la douleur, selon une technique analogue à celle qu'on utilise pour la discographie. Après lui, de nombreux auteurs américains, canadiens, belges, anglais, russes, yougoslaves et français (O. Troisier) ont utilisé ce procédé.

Ils ont enregistré des résultats fort intéressants, qui ont conduit à mettre en évidence les cas pour lesquels la nucléolyse se montre plus intéressante que la chirurgie : il s'agit, soit de problèmes discaux répartis sur plusieurs niveaux, soit de situations confuses où l'endroit de la compression exercée par le noyau ne se trouve pas clairement désigné dans les examens de contraste.

Des cas très limités. Cette opération est suivie d'une phase d'irritation qui dure quelques jours, et à laquelle succède une période d'adaptation désagréable qui est plus ou moins longue. Sous réserve d'une sélection extrêmement restrictive, les résultats sont bons dans la plupart des cas choisis, à condition qu'une rééducation post-opératoire bien faite et bien suivie soit organisée (O. Troisier).

Mais cette technique a rencontré des oppositions, notamment dans son pays d'origine, les États-Unis, où l'usage de la papaïne a été interdit par l'autorité suprême que constitue le Food and Drug Administration (F.D.A.), équivalent de notre ministère de la Santé, à cause d'accidents allergiques, rares, mais imprévisibles, qui peuvent nécessiter des soins de réanimation intensifs. Malgré tout, la nucléolyse semble une procédure intéressante, dans des cas limités. Mais il est sans doute nécessaire de disposer de plus de recul, et surtout d'un plus grand nombre de praticiens entraînés à son utilisation pour qu'elle trouve, éventuellement, sa juste place dans la panoplie des moyens de lutte contre la hernie discale.

5. — *LES THÉRAPEUTIQUES DE COMPLÉMENT*

Rééducation et kinésithérapie

Dans le traitement des douleurs de dos, la rééducation (c'est-à-dire la gymnastique de réapprentissage des muscles) constitue une arme de première grandeur, dont on ne saurait trop souligner l'intérêt et l'efficacité. Mais elle n'est pas, elle non plus, la panacée que certains voudraient y voir. Sans parler des cas où elle est franchement contre-indiquée — cela arrive évidemment — il en existe où elle ne sert à rien; d'autres où elle entretient, à l'insu du malade et du rééducateur, la douleur qu'elle est supposée combattre. Il faut le savoir et y prendre garde, pour pouvoir l'utiliser à bon escient.

Ne pas essayer de retrouver un dos « normal ». Commençons par souligner qu'il n'est pas question de prétendre lutter contre un dos douloureux, comme cela se pratique parfois encore, en essayant de le redresser parce qu'il est trop cambré. Pas question non plus, à l'inverse, de vouloir creuser des lombes qui ont perdu leur cambrure usuelle et qui souffrent. Ce n'est pas en s'efforçant de donner un aspect « normal » à la colonne qu'on soulagera un patient douloureux. Au contraire, le plus souvent.

Il est facile de comprendre en effet que si cette colonne a été amenée à modifier sa courbure dans un sens ou dans l'autre, c'est d'une conséquence de ses lésions vertébrales, et non d'une cause, qu'il s'agit là. Vouloir à tout prix lui faire retrouver un profil courant, aboutit à la contraindre à reprendre les attitudes contre lesquelles elle cherchait précisément à se défendre, et donc fournit une excellente recette pour aggraver la situation : ce qui n'est tout de même pas le but recherché! Bien sûr, le problème devient différent lorsqu'on s'adresse à des jeunes qui ne souffrent pas et chez qui, pour des raisons variées, la colonne est en train de perdre ses courbures normales. On doit alors essayer de les leur faire retrouver par une rééducation appropriée — à condition que ce ne soit pas douloureux.

La rééducation ne doit être douloureuse ni pendant, ni après. Mais chez le patient qui souffre, il faut au contraire respecter les attitudes acquises de défense, en se donnant comme objectif numéro un de l'aider à ne plus souffrir, et comme règle absolue de faire en sorte que la rééducation ne soit jamais douloureuse, ni pendant la séance, ni le lendemain.

La rééducation, en fait, a pour rôle de rendre au douloureux du dos le bon usage de ses muscles, que la souffrance lui a fait perdre, et d'éviter les mauvaises habitudes posturales qui conduisent à la récidive. Ce faisant, elle permet de renforcer les points faibles — ce sont le plus souvent les abdominaux — tout en apprenant à l'ensemble des muscles du bassin, du ventre et de la colonne à travailler ensemble : ce qui est le secret d'une bonne répartition des pressions sur la colonne.

La rééducation a ses « trucs » très bénéfiques : renforcer les muscles des cuisses et assouplir les genoux des vieux lombalgiques afin de les entraîner à se servir tout naturellement de leurs jambes pour se baisser, se relever, se tourner, faisant ainsi l'économie non négligeable d'un effort vertébral.

Vogue de la kinési. La kinésithérapie, qui associe les massages aux techniques de mouvement, connaît actuellement une vogue considérable. Lorsque, par comparaison, je me retourne vers les difficultés que mes collègues et moi avons rencontrées dans les années 50 pour faire connaître et apprécier cette thérapeutique des douleurs vertébrales, je ne puis m'empêcher de penser que le pendule est arrivé un peu trop loin de l'autre côté !

Pour beaucoup de médecins en effet, « douleur de dos », désormais, se traduit quasi automatiquement par une prescription de « vingt-quatre séances de massage et rééducation » — pour autant bien entendu que la souffrance incriminée relève de ce que nous sommes convenus d'appeler les douleurs mécaniques ou communes, et qu'on s'en soit assuré au préalable.

Il est exact que la kinésithérapie fournit souvent la solution de tels problèmes. Mais pas toujours, et pas à n'importe quel stade du déploiement d'une stratégie thérapeutique. Utilisée hors de propos, ou à contre-temps, elle fera exactement l'inverse de ce qu'on attend d'elle et/ou de ce qu'elle aurait pu donner à une autre période du traitement.

Je l'ai souligné à diverses reprises dans ce livre : ce ne sont pas, il s'en faut, toutes les douleurs vertébrales qui sont justiciables de la kinésithérapie et qui peuvent recevoir les améliorations qu'elle procure. Rares sont les douleurs dorsales qui en bénéficient vraiment, et il en va de même pour les douleurs lombaires venues du dos. Quant aux douleurs du cou, certaines d'entre elles s'en trouvent régulièrement aggravées, quelle que soit la qualité du traitement. En définitive, ce sont les lombalgies d'origine lombaire basse qui, dans leur quasi-totalité, ont grandement à attendre de ces techniques.

Mais, bien sûr, tout est cas d'espèce.

Seulement après les soins médicaux. La rééducation ne se résume d'ailleurs pas à ce qui est fait chez le kinésithérapeute. Dans les cas simples, quelques mouvements bien adaptés, bien étudiés, devront être accomplis quotidiennement et se révéleront suffisants. Si les problèmes sont plus complexes, il faudra faire appel à une kinésithérapie intelligente et progressive. Mais elle n'interviendra qu'une fois donnés les soins médicaux, et pour constituer l'essentiel du *complément thérapeutique*.

Au préalable, en effet, il faut toujours faire disparaître ou atténuer la source du mal, en procédant, dans l'ordre :

1) Au traitement du segment responsable par infiltrations, manipulations, corset plâtré, médicamentation, etc.

2) A la définition des précautions essentielles à prendre pour éviter une récidive.

3) Enfin à la mise en œuvre éventuelle de la kinésithérapie.

C'est dans ce contexte que la kinésithérapie prend tout son intérêt. Elle ne nécessite pas les séries interminables de quarante séances ou davantage qui parfois lui sont consacrées : douze à vingt suffiront, au terme desquelles le patient aura été initié aux trois ou quatre mouvements qu'il devra exécuter lui-même tous les jours une fois cette kinésithérapie achevée, à charge pour lui de revoir de loin en loin son médecin et son kinésithérapeute pour modifier ou améliorer éventuellement le programme ainsi établi en fonction de l'évolution du problème.

Dans quelques cas cependant, il arrive qu'on ait recours d'emblée aux procédures masso-kinésithérapiques : c'est que les autres formes de traitement se révèlent inutiles, ou impossibles. Tout cela, encore une fois, est affaire de circonstances, de degré d'évolution du mal, et de personnalité du patient.

On a beaucoup vanté, par ailleurs, les mérites de la rééducation en piscine. Il est vrai que l'eau constitue un adjuvant étonnamment efficace pour assurer la détente musculaire, au déclin d'une crise aiguë ou dans les cas très chroniques. Il arrive même qu'elle soit alors un élément de premier plan. Mais on ne vit pas dans l'eau. Et c'est l'adaptation à la vie courante qu'il est nécessaire de rechercher ; la rééducation doit donc être poursuivie et faite au sol, en faisant appel à toutes les subtilités que les progrès accomplis dans cette discipline nous ont appris à utiliser.

Les massages

Qui ne s'est pas fait masser le dos — de la bonne manière — après un long trajet en voiture qui l'avait laissé tout courbatu, est incapable d'imaginer le bien-être qu'on ressent alors. Certes un bain ou une douche bien chaude, suivis d'un repos sur un plan ferme, sont également bienfaisants. Mais le massage dispense une sensation toute particulière de détente.

Il ne faudrait pas en conclure pour autant qu'il est par excellence « le traitement des maux de dos ». Il a, comme toutes les autres thérapeutiques, ses indications et ses contre-indications. Il faut en réalité l'utiliser comme complément, lorsque, le traitement du segment douloureux ayant été mené à bien, il subsiste des contractures musculaires rebelles, ou que les plans cutanés conservent des placards infiltrés de cellulite dans la région douloureuse.

Il ne suffit pas de frotter. Le massage dépend avant tout de la qualité du masseur. Cette vérité de La Palice trouve malheureusement son application a contrario dans la réalité actuelle : nos modernes « masseurs kinésithérapeutes », qui choisissent plus volontiers de s'intituler « kinésithérapeutes », font trop souvent l'abandon simultané de la connaissance du massage. Il est vrai que c'est là une technique ingrate, extrêmement délicate, et pour laquelle peu d'individus sont véritablement doués. Il ne suffit pas de frotter avec ardeur, de balloter vigoureusement un muscle, ou de pétrir avec des pouces agressifs les zones douloureuses pour faire un bon massage!

Qu'il s'adresse aux plans cutanés ou aux muscles, le massage doit être dosé, et la technique adaptée à chaque réaction du patient. Pour cela, il est indispensable que le masseur possède, comme disait mon amie Marcelle Peillon, « des mains intelligentes ».

Il ne s'agit pas non plus de se faire l'adepte d'une des multiples religions que nous voyons éclore dans ce jardin, et qui toutes ou presque portent le nom de leur inventeur — plus souvent d'ailleurs zélateur que réellement découvreur. Ces techniques prétendent trouver leur justification dans des considérations physiologiques pas toujours bien démontrées, et plus que discutables. Qu'importe après tout si elles conduisent à des gestes utiles. Mais encore faut-il qu'ils le soient vraiment!

Les lombostats

Tout le monde a entendu parler de ces « corsets de fer » qu'on impose à certains douloureux des lombes et dont le nom a un relent de supplice médiéval, et de ces « ceintures de soutien » qui viennent au secours de muscles ou de vertèbres avachies.

Ces divers équipements, généralement constitués en coutil et renforcés par des baleines (plus exactement de petites lames d'acier) s'appellent en réalité des lombostats. Il en existe de différents types, plus ou moins rigides et plus ou moins renforcés.

Certains médecins n'ont que dédain pour ces accessoires thérapeutiques. « Faites-vous des muscles, disent-ils, ils remplaceront avantageusement votre corset. » D'autres, au contraire, en prescrivent largement, précisant même : « Ne le quittez que pour prendre votre bain. »

Tous ont raison. Comme toujours, c'est affaire de cas.

Un soutien à utiliser à bon escient. Rejeter systématiquement le lombostat est une erreur. Il constitue un soutien et une protection efficaces pour certains patients qui viennent d'affronter une crise douloureuse, ou qui supportent mal la station debout prolongée que leur impose leur métier.

Encore convient-il de se montrer logique dans l'utilisation qu'on fait du lombostat. Le conseiller à un sujet chez qui l'interrogation bien conduite révèle que la douleur est plutôt matinale, et s'en va progressivement à mesure que les heures passent, est une prescription irrationnelle, même s'il s'agit bien d'une souffrance d'origine mécanique.

De même, amener un patient jeune à devenir esclave de son lombostat n'est pas lui rendre service. Et faire porter un lombostat à un malade dont la douleur lombaire vient en réalité de plus haut, revient à mettre un cautère sur une jambe de bois : c'est la certitude de l'échec.

Pas en période de crise. En réalité, le lombostat doit essentiellement fournir une aide temporaire ou occasionnelle. Vous le porterez durant quelques semaines après un épisode aigu qui vous a laissé vulnérable. Ou bien vous y aurez recours pour affronter un déplacement en auto, train ou avion que vous savez supporter mal. Par contre, mettre son lombostat lorsqu'une crise s'est déclenchée est souvent une erreur ; il arrive certes qu'il procure un certain soulagement, mais dans la plupart des cas il est difficilement toléré, alors que le corset plâtré, dont nous avons parlé au début de ce chapitre, se montre fort efficace pour alléger la douleur.

Pour ceux donc qui doivent y avoir recours, qu'ils le fassent avec raison et bon sens. On doit se sentir bien dans son lombostat. On ne doit pas avoir à le « supporter » comme un carcan ou un cilice.

Si l'on se trouve dans l'obligation d'en porter un durant une longue période — ce qui est rare — il est évidemment indispensable d'effectuer chaque jour un minimum d'exercices abdominaux, pour conserver leur tonus aux muscles du ventre. Certains patients s'imaginent que le lombostat, même pour quelques semaines, va faire fondre leur musculature comme neige au soleil et la rendre irrécupérable. C'est absurde — même s'il en est parmi eux qui font tout pour arriver à ce résultat !

Quoi qu'il en soit, mieux vaut ne pas souffrir grâce à un lombostat que d'avoir mal sans lombostat : et les muscles y trouvent leur compte. Chez les sujets âgés, d'ailleurs, c'est parfois le seul recours thérapeutique. Alors n'hésitons pas à l'utiliser, en programmant, si c'est possible, le minimum nécessaire d'exercices. Et tant pis pour les muscles du ventre, si tant est qu'ils doivent y perdre un peu de tonus — ce qui reste à démontrer.

Lombostats et ceintures. Ce n'est pas toujours le support lombaire qui est intéressant dans les corsets mais, bien souvent, le *soutien abdominal* et les solutions qu'il fournit à différents problèmes : ventre trop gros ; muscles insuffisants ou relâchés, lors de la post-ménopause par exemple, qui ne se referont que lentement, même si la gymnastique est régulière et bien conduite ; ptôses digestives qui, elles, persistent quoi qu'on fasse. Dans tous les cas, pas de lombostats rigides mais des ceintures à la fois souples, légères et conçues pour soutenir et « remonter » l'abdomen, qui offriront à ces patients une aide très efficace au prix d'une contrainte minime. Le modèle « Atlas » conçu par feu le Dr Leven est, de loin, le plus astucieux du genre.

Dans certains cas, c'est seulement parce que son lombostat lui tient chaud dans la région lombaire que le patient se déclare soulagé par lui. Qu'il n'hésite pas, alors, à le remplacer par une de ces petites ceintures bien douillettes, et thermiquement très productives, qu'on voit dans les vitrines de toutes les pharmacies.

Il est enfin un autre usage de la ceinture : celui qu'en font les motards qui se servent d'elle pour fixer la colonne, limiter les vibrations et venir en aide aux amortisseurs vertébraux ; ou les usagers du tracteur, pas toujours adapté, pour cause, au problème de dos de son conducteur ; ou enfin les haltérophiles, qui trouvent en elle un appui solide pour leurs muscles abdominaux si fortement sollicités.

En définitive, pas de haro sur le lombostat. Bien choisi, porté intelligemment, c'est un moyen très utile pour certains, mais pas pour tous. Il ne faut donc généraliser ni dans un sens, ni dans l'autre. En guise de conclusion, on pourrait dire de lui qu'il doit jouer, auprès de ceux des menacés du dos pour qui il est indiqué, le même rôle qu'un parapluie : on l'emmène avec soi, pour ne l'utiliser qu'en cas de besoin. Avec cette différence essentielle, toutefois, qu'il faut s'en servir lorsque la pluie menace et non lorsque l'averse a débuté !

Les cures thermales

Les origines du thermalisme se perdent dans la nuit des temps. La Grèce, Rome, la Gaule utilisaient les ressources de l'eau thermale. Puis le déclin et la chute de l'Empire romain ouvrirent une longue période d'abandon qui dura pratiquement jusqu'à Henri IV. C'est lui qui renoua avec le thermalisme, fréquentant Aix-les-Bains et y faisant construire un hôpital thermal militaire pour accélérer par les eaux la guérison des blessés. Par la suite, les rois — en France et ailleurs — instaurèrent l'habitude d'aller « prendre les eaux ». Les lettres que Mme de Sévigné écrivait de Vichy ont fait entrer dans la littérature un thermalisme qui connut son âge d'or au XIXe siècle, où têtes couronnées et hauts personnages fréquentaient assidûment les stations.

Un mépris injuste. Le xxe siècle, avec ses exigences rationalistes, amena la nécessité de démontrer scientifiquement les résultats qui avaient été constatés sur le plan clinique. C'est dans cette perspective que furent créées en France, à compter de 1933, des chaires d'hydrologie dans la plupart des facultés de médecine.

Après la guerre de 1940-1945, un tournant fut marqué par la généralisation de la Sécurité sociale, qui posait le problème du remboursement total ou partiel de ces cures. Puis se dessina, sans doute sous l'influence des Américains, un mouvement de remise en cause qui peu à peu se fait jour, tandis que l'enseignement de l'hydrologie médicale régresse considérablement dans les facultés de médecine. Aujourd'hui, il est de bon ton de dire que les cures thermales ne servent à rien.

C'est faire peu de cas des résultats indiscutables qui sont obtenus non pas sur des douleurs (pour lesquelles on peut toujours contester l'objectivité des données) mais sur des affections purulentes régressant spectaculairement à la suite de cures : affections des sinus par exemple, dans des stations sulfureuses comme Luchon ou Cauterets.

Des avantages indiscutables. Même si l'on tient à nier l'effet spécifique de telle eau et de ses composantes sur tel groupe d'affections, il faut bien reconnaître que, dans le domaine qui nous intéresse, les cures thermales comportent au moins trois avantages :

1) Elles impliquent un ensemble de traitements régulièrement suivis par le patient et médicalement surveillés.

2) Elles sont assorties d'un repos que le malade aurait du mal à respecter s'il lui fallait rester dans son cadre quotidien.

3) Elles marquent avec la vie et l'environnement habituel une coupure qui peut jouer un rôle plus ou moins important selon les cas.

Cela étant dit, doit-on récuser la vertu particulière de cette eau-ci ou de celle-là, et rejeter comme négligeables des techniques thermales à base d'hydrothérapie qui, mises au point au long des décennies, voire des siècles, donnent également satisfaction aux médecins comme aux malades? Je ne l'affirmerai pas

Pas si coûteuses. Bien sûr se pose le problème du financement Il n'est pas toujours facile de faire admettre à telle personne qui traîne ses courbatures vertébrales à longueur d'année que son voisin, souffrant aussi, va bénéficier dans un lieu de détente souvent agréable d'un traitement dont son propre cas ne relève pas, mais au financement duquel elle va participer comme cotisant... surtout si ce traitement, parce qu'on l'estime indispensable, a lieu en dehors des vacances normales.

Notons toutefois qu'au niveau collectif, les cures sont d'un bon rapport. Un certain nombre d'études montrent, en effet, que les patients qui en ont effectué une pour une affection otorhinolaryngologique dépensent, dans l'année qui suit, 41 % de moins en médicaments (Pr Claude Laroche, sur 1 678 dossiers analysés). La proportion est de 44,7 % pour les asthmatiques (Dr Lardy).

Laissons à d'autres le soin de trancher dans ce domaine si délicat. Et contentons-nous de souligner, mais c'est important, que du seul point de vue qui nous intéresse, celui des souffrances du dos, la cure thermale, sur des cas bien choisis, dans des stations bien adaptées, fournit au traitement un appoint de grand intérêt. Combien ont laissé leurs problèmes hépato-vésiculaires à Vichy. Mais qui ne sait en Auvergne que Chaudesaigues soulage les sciatiques chroniques? Et qui ne connaît, dans le monde entier, le rôle qu'ont joué les médecins aixois (J. Forestier, F. Françon) dans la rhumatologie moderne?

La balnéoclimatothérapie

Les cures balnéoclimatiques font appel, comme leur nom l'indique, à des bains exploitant les propriétés particulières, ou supposées telles, de la géologie ou de la climatologie locale. Elles sont fort utilisées dans les pays de l'Est. Une des plus célèbres stations est celle des boues noires d'Eforie Nord, qui a bénéficié d'importants efforts de rénovation et de publicité. On y utilise des enveloppements d'une boue noire à l'odeur peu agréable pour traiter les affections les plus diverses : neurologiques, gynécologiques, rhumatismales et orthopédiques. Bien entendu on associe à ces méthodes la kinésithérapie, l'électrothérapie, etc.

En Italie, outre les cures thermales de boue et d'eau, ce sont les bains de sable auxquels on a recours.

D'abord chercher l'origine du mal. Toutes ces thérapeutiques ont certes leur intérêt. Mais là comme ailleurs, rien ne saurait être entrepris ni réalisé rationnellement sans procéder au préalable à un examen complet et à la recherche — pas seulement sur le vu des radios — de l'origine vraie de la douleur du patient.

Alors seulement le traitement le plus efficace peut être trouvé et les traitements complémentaires — rééducation, cures thermales, thalassothérapie ou balnéoclimatothérapie, etc. — peuvent être conseillés.

La thalassothérapie

Très répandue dans certains pays — surtout ceux de l'Est — elle connaît en France, depuis quelques années, une vogue grandissante. Elle consiste à pratiquer des traitements de kinésithérapie, de massages et de rééducation en faisant appel à l'eau de mer.

Dans notre pays, c'est à Roscoff (Dr Bagot) qu'elle a pris naissance, avant qu'elle ne soit rendue populaire grâce à un de nos champions cyclistes qui, ayant lui-même bénéficié de cette cure, sut en faire apprécier les mérites grâce à des installations confortables et à toute une promotion que favorisait sa notoriété sympathique.

C'est ce qui a déterminé nombre de jeunes spécialistes en médecine de rééducation à se diriger vers cette activité, à laquelle ils ont apporté les techniques modernes de rééducation.

Intéressante par la conjugaison du repos avec des traitements rééducatifs et hydrothérapiques, la thalassothérapie est fort utile pour certains cas. Mais ce n'est pas une panacée.

L'acupuncture

L'acupuncture, qui comme chacun sait consiste à piquer des aiguilles en certains points du corps, le long de « lignes de force vitales » pas forcément voisines de la partie à soigner, est aujourd'hui à la pointe de la mode. Un peu trop sans doute.

Elle n'est pas nouvelle en France, où elle est pratiquée depuis longtemps par des acupuncteurs entraînés. Son action s'exerce notamment dans le domaine de l'hypoalgie (diminution de la douleur) qu'elle permet lors de certaines interventions chirurgicales, et qu'il ne faut pas confondre, comme on l'a fait trop souvent, avec une anesthésie. Ces résultats ont conduit les spécialistes de la douleur à s'y intéresser, ce qui ne peut qu'être favorable à une meilleure connaissance et à une meilleure application de ce traitement.

Parfois des résultats spectaculaires. Dans le domaine dont nous nous occupons, celui du mal de dos, l'acupuncture peut avoir un effet heureux et spectaculaire, dans les cas où la contracture est importante, mais où la cause mécanique déclenchante reste minime. Quand celle-ci au contraire est franche et importante, l'action de l'acupuncture ne peut évidemment être que nulle ou passagère. En revanche, une fois l'obstacle mécanique levé, elle peut agir favorablement sur certaines douleurs résiduelles.

En définitive, si les douleurs de dos peuvent parfois bénéficier de cette thérapeutique, elles n'en constituent sans doute pas la meilleure indication.

6. — *LES PROCÉDÉS MARGINAUX*

Notre époque est caractérisée par un net retour aux procédures d'ordre magique, ou qui se veulent simplement naturelles, par réaction sans doute à la froide rationalité de l'âge industriel. La médecine n'échappe pas à cette lame de fond, et la médecine du dos moins que tout autre secteur. Il faut le comprendre. Par sa quotidienneté lancinante, par son caractère souvent inexplicable en apparence, par l'impuissance dans laquelle certaines approches trop classiques se trouvent à son égard, le mal de dos a suscité au fil des siècles un nombre particulièrement élevé de recettes, « trucs », remèdes de bonne femme, tours de mains de guérisseurs et autres « secrets » exotiques. Il est normal que l'actuelle mode du « rétro », conjuguée à la méfiance envers la technologie, trouve ici un aliment de choix. Aussi ce catalogue ne serait-il pas complet si nous n'y ajoutions, brièvement, l'évocation de ces procédures diverses et sans doute diversement efficaces !

Techniques d'ailleurs et d'autrefois. Le *hammam* n'est que l'héritage des thérapeutiques d'autrefois, par l'eau et la chaleur ;

mais les massages et les manœuvres manipulatrices qu'il est de tradition d'y pratiquer sont seulement relaxants, et de moins en moins thérapeutiques ; ils peuvent aussi bien aggraver que soulager votre douleur récente ou ancienne.

Le procédé qui consiste à piétiner le dos du patient pour le soulager, une « *pédipulation* » en quelque sorte, vient lui aussi du plus lointain passé : on en a trouvé un exemple dans les travaux d'Hippocrate, et l'Extrême-Orient l'utilise aussi ; le moins qu'on puisse dire est qu'il s'agit là d'une pratique peut-être douce, mais hasardeuse.

Les *pointes de feu,* appelées « moxas » dans la médecine d'Extrême-Orient, et les « *massages digitaux* » de certains points douloureux pour compléter ou remplacer l'acupuncture, se signalent également par l'inégalité des résultats qu'ils produisent, un récent livre à succès recommande de traiter les lumbagos en frottant un point situé au milieu du pli du genou, à sa partie postérieure ; j'ai vu des patients qui, pour avoir utilisé ce procédé, présentaient à l'endroit désigné de magnifiques meurtrissures, sans que leur lumbago ait compris pour autant qu'il devait céder ! Il est vrai que ceux qui ont été guéris de cette manière, s'il s'en trouve, ne sont pas venus me le dire.

Les *cataplasmes d'argile* constituent, au même titre que les bains à bonne température, un traitement par la chaleur qui peut apporter un soulagement temporaire.

Trucs, recettes et gris-gris. Enfin, il faut signaler les « trucs » variables selon les cultures, les pays, voire les régions, qui vont chercher dans la mémoire collective l'espoir légendaire d'une protection ou d'une guérison. Par exemple :

— la *pomme de terre* qu'on laisse se dessécher dans la poche : quand elle est sèche, le mal de dos s'en va ;

— le *marron d'Inde* qui dans certaines régions joue le même rôle, alors que dans d'autres il est surtout destiné à traiter varices et hémorroïdes ;

— le *germe de pomme de terre* que les paysannes du Nord serraient entre chemise et corset ;

— le *collier de gousses d'ail* qui chasse les vers, tient l'hypertension en respect et soulage du mal de dos ;

— la *corde de toupie* nouée autour de la taille (c'est le

« clachiron » du Nord) ou une *corde à broche* utilisée par les ouvriers du textile, réputées souveraines contre les douleurs des lombes ou, en bracelet autour de la cheville, contre les crampes;

— la *feuille de chou* appliquée sur l'épaule, pour soulager les douleurs dites rhumatismales et qui, en réalité, doivent être des douleurs tendineuses;

— l'*anneau de cuivre* inséré dans l'oreille, en Afrique du Nord, contre les souffrances dorsales;

— le *bracelet de cuivre* autour de la cheville chez les clients d'un rebouteux d'Andalousie, ou autour du bras chez les membres de la *jet society* auprès desquels cette pratique a fait fureur avant de se démocratiser largement.

Et aussi : les *infusions*, les *emplâtres*, les *frictions à l'ortie*, etc.

Ces adeptes de la médecine qui n'en est pas une vont-ils mieux pour autant? Si c'était le cas, nous ne les verrions pas se presser aussi nombreux dans nos consultations. Du moins leurs recettes mystico-écologiques offrent-elles un avantage : elle ne sont pas dangereuses, ou plutôt elles n'aggravent pas le mal, même s'il est clair que de s'en tenir à elles risque de retarder la guérison.

Une anecdote pour terminer. Mon ami Waghemacker m'affirme que, dans sa région du Nord, la corde de chanvre ci-dessus mentionnée est vendue sous le nom de corde de sainte Rita, patronne des causes désespérées. Dans une église vouée à celle-ci, près de Lille, on peut lire parmi des centaines d'ex-voto ce témoignage de reconnaissance assez insolite :

« Remerciements d'une veuve »!

Entre les moyens naturels (repos), la pharmacopée moderne, les manipulations remises à leur vraie place d'acte médical et associées ou non à d'autres traitements, et toute la gamme des thérapeutiques de complément, la nouvelle médecine du dos quotidien n'est certes pas désarmée. Il est réconfortant de le savoir. Peut-être est-il meilleur encore d'essayer de ne pas être l'enjeu de cette compétition avec la douleur, en apprenant à prévenir et à éviter les problèmes de dos. C'est la raison d'être du manuel pratique qui débute à présent dans les pages suivantes.

VIII

VOTRE DOS QUOTIDIEN

Ce chapitre est la reconstitution d'une journée de votre dos. Il énumère les occasions de fatigue, de mauvaises positions et d'incidents douloureux que lui fournit la vie moderne, en énumérant les précautions à prendre afin d'éviter les inconvénients qui peuvent s'ensuivre pour votre colonne. Le lit *doit être ferme ; une planche glissée sous le matelas y pourvoira. Au* réveil, *attention aux mouvements brusques ou mal contrôlés : c'est l'heure où le lumbago frappe le plus volontiers ; il existe une manière non dangereuse de se lever ; apprenez-la. Méfiez-vous particulièrement des attitudes en porte à faux que vous prenez en faisant votre* toilette *et prenez le temps de faire un* petit déjeuner *convenable. Choisissez des* vêtements *qui ne laissent pas à découvert vos points de moindre résistance et des* chaussures *qui ne cambrent pas exagérément votre colonne ; pas de* serviette *trop lourde qui vous arrache l'épaule et vous déhanche. La* voiture *est un piège roulant pour la colonne ; connaissez les attitudes dangereuses et découvrez les mérites de la* planche anti-douleur *qu'on glisse sous ses fesses. De même il y a une bonne et une mauvaise façon pour la colonne d'accomplir vos* gestes professionnels *et vos* tâches de maîtresse de maison ; *voici lesquelles.*

Le soir, nouveaux dangers : la télévision *est une grande ennemie de votre dos, par les mauvaises habitudes qu'elle vous fait prendre, et à cause des* sièges mous et bas *sur lesquels vous vous alanguissez. Évocation des erreurs anti-vertébrales du* design. *Pour vous endormir, ne faites pas de votre* traversin *et de votre* oreiller *des sacs à cervicalgie. Le week-end venu, ne vous avisez pas de jouer sans préparation les* bricoleurs sauvages *ou les* Tarzan amateurs. *Enfin connaissez les mouvements de* gymnastique préventive *qui vous aideront à vous constituer un bouclier musculaire de protection de votre colonne. Et n'oubliez pas les* petits trucs *qui facilitent la vie de votre dos, soit pour prévenir les incidents soit pour parer au plus pressé en cas de besoin.*

Que vous ayez déjà eu maille à partir avec votre dos ou que vous soyez de ces heureux mortels qui n'ont jamais eu affaire à la douleur vertébrale, ce chapitre vous concerne. Il rassemble un certain nombre de conseils pratiques qui valent aussi bien pour prévenir les incidents possibles que pour éviter le retour d'une souffrance trop familière.

On pourrait dire de notre dos qu'il est ce que nous le faisons, ou plutôt ce que nous en fait faire la vie moderne. J'ai déjà eu l'occasion de souligner à quel point, en effet, les conditions actuelles d'existence constituent pour les problèmes vertébraux un contexte facilitant et aggravant : défaut d'exercice, mauvaises attitudes, usure nerveuse, stress, rupture d'habitudes du week-end, toutes choses qui à la fois rendent la colonne moins apte à résister, la fatiguent, l'agressent et abaissent le seuil de tolérance à la douleur de l'individu.

Mais nous vivons dans ce contexte. Il fait partie de notre histoire, jour après jour. Et nos enfants n'en ont pas connu d'autre. On finit par ne plus voir ce qui est sous le regard en permanence. Comment pourriez-vous, si on ne vous en prévient pas, vous douter des mille et une embûches que votre mode de vie comporte pour votre colonne? C'est à vous les signaler et à vous indiquer la façon de les déjouer que ce chapitre est consacré. Il m'a semblé que la meilleure façon de le faire était d'adopter le mode chronologique en déroulant une de vos journées parmi d'autres, et en l'analysant du point de vue qui nous préoccupe. En somme, nous allons prendre une tranche de vie et la regarder, si je puis dire, avec les yeux de votre dos!

1. — *LE RÉVEIL : ÊTES-VOUS COURBATURÉ?*

Vous ouvrez les yeux sur une nouvelle journée, et la sensation diffuse qui vous accompagne durant les dernières heures de votre sommeil se précise : vous avez des courbatures. N'allez pas en conclure que vous êtes forcément en train de couver un ennui vertébral. Il faut d'abord savoir quelle est la part, dans ce problème, qui revient à votre colonne et celle qui revient à votre lit. En fait je commence par un des conseils les plus importants parmi ceux que j'aurai à vous donner : si comme beaucoup de gens vous dormez dans un lit mou, *changez-le immédiatement pour un lit ferme*. Quand vous l'aurez fait, il y a beaucoup de chances pour que vos courbatures du matin disparaissent. Si ce n'est pas le cas, vous avez intérêt à consulter votre médecin.

2. — *VOTRE LIT : UN ÉLÉMENT CAPITAL*

Combien de personnes, qui n'hésitent pas à investir beaucoup d'argent dans la décoration de leur appartement, dorment sur un matelas défoncé et n'attachent, apparemment, aucune importance à leur lit. Or elles y passent, comme nous tous, le tiers de leur vie! Ne les imitez pas, et consacrez tous vos soins à ce meuble essentiel, en considérant qu'il s'agit d'une dépense absolument prioritaire. C'est durant le sommeil que les muscles se décontractent, que les disques se réhydratent, que la colonne refait ses forces et son élasticité. Imaginez quels risques vous courez si, au lieu de ce repos, votre lit lui inflige un supplice chinois!

Quelles sont les conditions auxquelles doit répondre un bon lit? Naturellement, il faut que ses éléments constituants soient en bon état et de bonne qualité : évitez de dormir sur un sommier dont les ressorts jouent la passionata chaque fois que vous vous retournez, ou qui vous oblige à vous cramponner dans votre sommeil parce qu'il penche d'un côté, ou qui vous tend le piège de son creux médian; fuyez les matelas exténués, plats comme des galettes ou dont la laine se trouve répartie inégalement; apportez tous vos soins à choisir au contraire un matelas bien homogène, à ressorts, ou en mousse selon vos goûts, et plus ou moins dur à la convenance de chacun.

Craignez les couches moelleuses. Mais cela ne suffit pas. Un bon lit doit avant tout être ferme. Il nous faut réviser sur ce point les idées reçues qu'a fait naître toute une littérature, toute une symbolique du douillet, du moelleux, du tendre et du chaud. On en voit bien l'origine : elle remonte à l'enfance. Pourtant vos enfants, comme vous-même, ont besoin d'apprendre très tôt à dormir sur des lits fermes. C'est l'impératif nº 1 pour un sommeil qui permet à la colonne de se reposer. Cela se comprend aisément : si vous êtes allongé sur une surface molle, votre dos s'y enfonce et épouse toutes les courbures qui se produisent sous l'effet de la pesanteur; d'où permanence des contractures. Si au contraire votre couche, tout en restant élastique, est suffisamment ferme pour obliger les muscles à se détendre, le tableau est bien différent.

Il serait anormal que cette règle ne connaisse pas d'exceptions : certains douloureux du dos (rares) se sentent confortables, et se lèvent sans gêne, avec des lits mous. Ils prétendent, en revanche, être mal sur des lits fermes. Il faut respecter leur particularité.

Une planche sous le matelas. C'est un problème tellement important que je vous recommande systématiquement, pour vous-même et toute votre famille, l'usage d'une planche que l'on glisse sous le matelas pour lui donner cette fermeté élastique dont nous parlions à l'instant. Attention! Je dis bien : sous le matelas. N'allez pas vous imaginer que je vous invite à jouer les fakirs, et ne faites pas comme certains malades que j'ai connus qui, comprenant de travers la prescription, s'ingéniaient à dormir à même la planche, simplement placée sous le drap! Naturellement, ils avaient très mal au dos!

Cette planche, entre sommier et matelas donc, sera en contre-plaqué de un centimètre d'épaisseur, ni trop flexible, ni trop rigide. L'important est qu'elle occupe de façon homogène toute la surface à dormir. C'est facile quand il s'agit d'un lit d'une personne. Ce l'est moins pour un grand lit. Bien sûr, vous pouvez commander une planche de 125 × 175 centimètres pour équiper un lit de 130 × 190, mais il faut reconnaître que ce n'est pas très commode. Pour tourner la difficulté, on peut diviser la planche en deux moitiés, à condition qu'elles soient disposées transversalement au lit, soit deux planches de 125 × 90 et non pas dans le sens de la longueur : auquel cas les poids respectifs des deux occupants les feraient se plier différemment et donc se désajuster.

L'intérêt des lits jumeaux. Il existe une autre solution au problème du sommeil conjugal : celle qui consiste à adopter deux sommiers, deux matelas, voire deux lits jumeaux (chacun, bien sûr, muni de sa planche). Il est des ménages où l'un des conjoints s'oppose toujours à cette séparation, pour des raisons plus symboliques que réelles. La formule des lits jumeaux risque-t-elle d'avoir des incidences au plan affectif? Je ne le sais pas, ou plutôt j'en doute. Mais ce que je sais bien c'est que, dans le cas où l'un des conjoints souffre du dos, la cohabitation dans un même lit risque de lui être très préjudiciable.

Et même s'il n'y a pas de problème vertébral immédiat pour l'un ou pour l'autre, cette mesure me paraît relever de l'hygiène la plus normale; je dirai davantage : du respect mutuel qui fait partie des devoirs élémentaires d'un couple. A-t-on le droit en effet d'imposer à l'autre ses mouvements, ses soubresauts (bien que certaines marques de matelas affirment les neutraliser) et le handicap de son poids, quand on est le plus lourd? La différence de poids peut être considérable et certains conjoints dorment en pente, toujours en train d'essayer de se rattraper comme s'ils étaient sur le pont d'un bateau.

Le « lumbago de la traversée » est bien connu; c'est celui que peut provoquer, en croisière ou en voyage, l'effort fait pour s'adapter au roulis et au tangage. Ne risquez pas le lumbago de la traversée conjugale!

3. — *DORMIR EN VOYAGE*

Lorsque vous êtes en déplacement, n'allez surtout pas vous priver pour autant de votre planche. D'ailleurs votre corps a pris l'habitude des bienfaits qu'elle lui dispense. Et si un jour vous sacrifiez au sommeil dans un lit qui ne soit pas muni de ce précieux accessoire, les courbatures que vous éprouverez le lendemain vous rappelleront à l'ordre.

Votre assurance-dos dans une valise. Pour une maison de campagne, pas de difficulté : il suffit de l'équiper avec le même soin que votre habitation principale, en garnissant chaque lit de sa planche. Reste le problème des séjours en location ou dans un hôtel (encore que les bons établissements de tourisme prennent de plus en plus l'habitude de prévoir des planches pour ceux de leurs clients qui en ont besoin). Que faire lorsque vous vous trouvez aux prises avec un lit sauvage, ou plutôt amolli par un excès de fréquentation? Si le sommier est vraiment trop mou, tirez le matelas par terre, et dormez tranquille! Mais pour ceux qui se déplacent beaucoup et sont appelés à changer souvent de lit — par exemple les représentants de commerce — il sera tout à fait indiqué de faire exécuter par le menuisier une planche pliable en trois morceaux reliés par des charnières. Fermée, elle sera épaisse de 3 centimètres, large de 60 et longue de 50 à 60 centimètres. Verrouillable sur le côté, elle vous suivra partout sans problème, et discrètement. Placée dans une housse et munie d'une poignée, elle ne sera ni plus encombrante, ni plus pesante qu'une valise légère.

4. — *LE SAUT DU LIT : GARE AUX GESTES INCONSIDÉRÉS*

Êtes-vous de ceux qui, sitôt un œil ouvert, débordent de vitalité et se lèvent sans perdre une minute? Ou bien appartenez-vous à l'espèce qui a besoin d'une longue transition pour émerger des brumes du sommeil? Dans les deux cas, méfiez-vous. Au moment où vous quittez votre lit, vous êtes doublement menacé du point de vue vertébral : d'une part vous risquez, en reprenant contact avec le sol, de mal contrôler vos mouvements ; d'autre part vos muscles encore engourdis sont mal préparés à répondre aux sollicitations intempestives qui pourraient leur être adressées.

Une seule méthode pour ménager votre dos. Donc allez-y prudemment, en évitant les flexions et surtout les torsions brusques. Ne sautez pas du lit à la parachutiste, ne vous précipitez pas la tête en avant, mais ne commettez pas non plus l'erreur fréquente qui consiste à poser les pieds par terre tandis que votre corps reste allongé, puis à donner un coup de reins en biais pour vous lever : vous réunissez alors toutes les conditions de l'incident vertébral !

La seule méthode qui ménage votre dos est celle-ci : commencez par vous asseoir dans votre lit, puis pivotez sur votre séant à 90 degrés de façon à présenter vos jambes face au sol ; alors seulement vous pouvez atterrir en douceur. Ou bien roulez-vous sur le ventre, approchez du bord, mettez un pied à terre, puis le genou, puis l'autre jambe. Vous êtes à quatre pattes : relevez-vous doucement.

5. — *LA TOILETTE : UN PASSAGE DANGEREUX*

Redisons ce que nous avons déjà signalé à propos des attaques du lumbago : la période qui, suivant immédiatement le lever, se déroule dans votre cabinet de toilette ou votre salle de bains, se révèle particulièrement dangereuse pour vous si vous êtes lombalgique ou menacé de le devenir. Pourquoi ? Pour les mêmes raisons que précédemment (muscles endormis, etc.) mais avec cette circonstance aggravante que la plupart des occupations auxquelles vous vous livrez alors placent votre colonne en porte à faux : se brosser les dents, demi penché au-dessus d'un lavabo, se raser ou se maquiller en essayant de voir ce que l'on fait dans une glace pas toujours bien éclairée. Toutes ces positions menacent non seulement votre dos, mais votre colonne cervicale, pour peu qu'elle soit fragile.

Les pièges de la salle de bains. Des solutions ? D'abord être conscient du problème. Ensuite éliminer le maximum de risques. Rasez-vous devant un miroir accroché au niveau de votre visage et sous une source de lumière suffisante : il existe des miroirs à éclairage incorporé qui sont des plus commodes. Maquillez-vous assise à votre coiffeuse, ou devant une surface plane qui en tient lieu. Mais il faudrait pouvoir aller plus loin, et concevoir la salle de bains ou le cabinet de toilette en pensant aux problèmes de la colonne : des rangements à bonne hauteur, qui n'obligent pas à se casser en deux ou à se hausser sur la pointe des pieds; des accessoires faciles à saisir; un éclairage convenable, sans zones d'ombre ni faux reflets; des prises de courant à portée de vos mains; et surtout un lavabo bien proportionné, suffisamment éloigné du sol, en tout cas adapté à votre taille et dont la cuvette ne présente pas un rebord trop large.

Malheureusement ces principes et ces normes, sauf exception rarissime, ne sont jamais pris en compte par les architectes ou les décorateurs, pas plus dans cette pièce que dans les autres compartiments de l'habitation. Nous en reparlerons tout à l'heure.

6. — *LE PETIT DÉJEUNER : RELAX*

Vous avez déjà compris que, durant toute cette première partie de la journée qui vous voit reprendre contact avec les réalités de la vie, la précipitation est votre pire ennemie. C'est elle qui vous pousse aux faux mouvements, aux attitudes et aux postures mal contrôlées. Les incidents ou les accidents arrivent toujours quand on se bouscule, c'est bien connu. Aussi est-il indispensable que vous calculiez votre temps assez largement pour ne pas avoir à courir après les minutes perdues. Mieux vaut assurément sacrifier un morceau de sommeil que d'être obligé de forcer votre rythme.

Mangez en pyramide. Cette règle d'or vaut également pour votre petit déjeuner. On a l'habitude de croire qu'il n'existe pas de relation entre les problèmes diététiques et ceux de la colonne. C'est faux. Il est clair que si vous vous nourrissez mal, vous serez dans un de ces états de moindre résistance dont nous avons souvent parlé depuis le début de cet ouvrage : soit que vous ayez l'estomac vide et une chute de tension, soit qu'au contraire vous vous trouviez alourdi par une digestion laborieuse. A cet égard les habitudes françaises sont déplorables. On mange trop à midi et le soir, pas assez le matin, et l'on vit en perpétuel déséquilibre alimentaire. Mieux vaudrait adopter le menu en pyramide : large pour commencer la journée, moyen au milieu, succinct avant de dormir. Et le petit déjeuner du type anglo-saxon serait sans doute préférable au bol de café qu'on avale à la va-vite, et aux tartines qui jouent les étouffe-chrétiens.

Quoi qu'il en soit, prenez le temps d'avaler posément votre nourriture matinale et ne faites pas comme ces obsédés de la vie moderne qui, l'oreille tendue vers la radio, un œil sur le journal ou sur un dossier, l'autre sur leur montre, boivent et mangent sans même savoir ce qu'ils font. Souvenez-vous du dicton qui affirme que l'estomac est un serviteur à ménager, si vous ne voulez pas qu'il devienne votre maître.

7. — *LES VÊTEMENTS : CHAUDS ET CONFORTABLES*

Deux règles absolues vont présider au choix de vos vêtements : ceux-ci ne doivent ni vous gêner ni vous exposer aux agressions du froid et de l'air.

Sur le premier point, il faut vous méfier des gaines qui trichent avec la silhouette, des ceintures qui étranglent la taille, des jeans dans lesquels on entre comme dans un carcan en se contorsionnant.

Les décolletés attrape-lombalgies. Quant au deuxième point, il met en cause l'adaptation stricte du vêtement aux conditions atmosphériques du jour mais aussi la façon dont, localement, sont protégés les endroits sensibles. Un polo qui bâille sur le cou, un décolleté découvrant les épaules et le dos, une robe d'été laissant à nu les reins, sont autant de pièges dangereux. Même en période de canicule, des courants d'air frais peuvent circuler, surtout à une époque où l'habitude de la climatisation se répand, créant dans les bureaux, les appartements, parfois les voitures, des microclimats qui vous imposent de brusques écarts de température qu'une colonne sensible supporte mal.

Ces précautions valent pour les hommes aussi bien que les femmes, mais il est indéniable que la mode féminine — peut-être parce qu'elle est plus inventive et plus autoritaire — pose des problèmes particulièrement délicats du point de vue qui nous intéresse. Il lui arrive de n'être pas très raisonnable dans ce domaine, c'est le moins que l'on puisse dire, et vous devrez parfois arbitrer entre une légitime coquetterie et le souci de votre santé vertébrale. Bien sûr, vous êtes libre de choisir. Il ne devrait pas être impossible de trouver des compromis satisfaisants : un foulard toujours à portée de la main évitera bien des avatars à des cous sensibles ; un pull qu'on peut nouer autour des hanches protègera efficacement cette région si elle est vulnérable aux vents coulis.

8. — *LES CHAUSSURES : RENONCER AUX TALONS HAUTS?*

La mode, encore elle, joue avec la forme des chaussures, la cambrure du pied, l'épaisseur et la hauteur des talons : tantôt les aplatissant en spatules, tantôt les effilant comme des aiguilles. Ce faisant, elle ne vous propose pas seulement des choix d'ordre esthétique — à chacun ses goûts — mais elle exerce sur votre façon de marcher une influence dont il faut que vous appreniez à mesurer la portée. Les hommes sont concernés : les bottes à l'espagnole, qui font le pied menu et qui haussent la taille de quelques centimètres, ont modifié les données du problème pour eux aussi.

Chaussures-chasses et souliers plats. Le talon haut a plusieurs effets. D'abord, il entraîne le poids du corps à se porter en avant et à reposer essentiellement sur l'avant-pied, supprimant dans une large mesure ce qu'on pourrait appeler la « fonction amortisseur » du pied ; la marche normale est en effet un déroulement du pied, qui permet à celui-ci d'amortir les chocs ; si ce déroulement est gêné, c'est la colonne vertébrale, à partir de la région lombaire, qui va encaisser.

Ensuite un talon haut implique une exagération de cambrure de la colonne vertébrale. Risque-t-elle de provoquer la douleur? C'est selon. Dans certains cas de lombalgie, elle jouera un rôle d'exaspération de la souffrance. Dans d'autres, c'est la cambrure vertébrale qui au contraire sera indolore, et la posture inverse pénible. Il n'y a donc pas de règle absolue. Et bien entendu, le problème est différent selon que vous êtes en coquetterie avec votre dos ou que vous possédez une colonne normale et tolérante. Dans la première hypothèse il vous faut être très attentif aux incidences, bonnes ou mauvaises, de la hauteur de vos talons. Dans la seconde, vous pouvez sacrifier à la mode sans trop de crainte, mais en prenant conscience des données du problème : vous accroissez pour l'avenir vos risques d'ennuis vertébraux.

De toute façon, il n'est pas plus logique d'avoir des talons trop hauts que pas de talons du tout. L'être humain, tel que l'ont façonné la nature et la culture, n'est apte ni à déambuler sur des échasses en miniature ni à marcher à plat. Tenez-en compte et retenez cette règle : eu égard aux habitudes acquises et à la mode dominante pour chaque sexe, il doit y avoir pour l'homme une différence de niveau de deux à trois centimètres entre la peau du talon et celle de la plante des pieds, pour la femme elle peut atteindre 5 à 7 centimètres ; au-delà c'est excessif ; au-dessous, c'est insuffisant.

Pas de changement brutal. Une autre difficulté se présente : à force de porter des talons d'une certaine hauteur, vous contractez des habitudes qui conditionnent votre équilibre, c'est-à-dire la façon dont se répartissent les pressions musculaires. Survienne un changement brutal — par exemple si vous quittez du jour au lendemain des talons hauts pour des talons plats ou inversement — et vous souffrirez de très vives douleurs dans les mollets. Si donc vous voulez pouvoir suivre la mode dans ses variations, je vous conseille de vous y entraîner. Comment? D'une part, en portant chez vous des talons de hauteur moyenne, qui feront transition. D'autre part, en pratiquant quotidiennement une dizaine d'exercices d'étirement du mollet : vous vous placez une jambe fléchie en avant, comme un escrimeur qui se fend, tandis que la jambe postérieure reste tendue, le talon bien appliqué sur le sol. Par poussées successives, on augmente la pliure de la jambe avant et on étire le mollet postérieur en insistant lentement et progressivement sur le talon.

Dernière précision sur les chaussures : quelqu'un qui, ayant des ennuis avec sa colonne, est appelé à circuler beaucoup en ville, sur de l'asphalte, a intérêt à avoir des semelles, et surtout des talons, susceptibles d'absorber les chocs au maximum : crêpe ou caoutchouc donc. Il faut savoir que ce ne sont pas les mêmes types de supports qui conviennent à la marche dans les champs ou en forêt et à la pérégrination à travers la jungle urbaine. Je ne parle ici que de la matière des semelles et des talons, indépendamment, bien sûr, des questions de forme générale, d'esthétique et de confort.

9. — *LA SERVIETTE : PAS TROP LOURDE*

Vous voilà fin prêt. Vous empoignez votre sac et/ou votre serviette, prenez congé des vôtres, refermez la porte de votre appartement, appelez l'ascenseur. Êtes-vous sûr de ne pas transporter avec vous une cause de fatigue vertébrale? Je ne fais pas seulement allusion au sac des dames (qui est devenu aussi celui des messieurs), encore qu'il prenne parfois des proportions et un poids impressionnants. Non : je vise la serviette de l'homme d'affaires, ou de la femme d'affaires moderne, bourrée à éclater, qui, portée à bout de bras, constitue un facteur de déséquilibre certain et, pour une colonne fragile, un risque inutile.

Attention à l'angulaire de l'omoplate. Même si vous n'avez pas d'ennuis particuliers avec votre dos, cette serviette en plomb, à force d'être trimbalée quotidiennement, risque de vous jouer le même tour qu'un bagage trop lourd en vous infligeant une douleur très particulière. Nous en avons parlé au chapitre des souffrances de la colonne dorsale : c'est celle qui intéresse, en haut du dos, un petit muscle situé à l'angle interne et supérieur de l'omoplate et appelé pour cette raison « angulaire de l'omoplate ». Soyez donc raisonnable, et demandez-vous sérieusement si tout cet attirail de dossiers, de courrier, de documentation que vous transportez de votre bureau à votre domicile, et de votre domicile à votre bureau est bien indispensable. Est-ce qu'il ne constitue pas plutôt un recours tout symbolique contre votre angoisse?

Il est vrai que vos enfants aussi ont à porter de lourds fardeaux, pas toujours pour les mêmes raisons : la démesure des programmes, les exigences de certains enseignants et les aléas de l'emploi du temps les condamnent souvent à s'encombrer excessivement de livres et de cahiers. Vous n'y pouvez rien, sinon choisir pour eux un sac à dos qui au moins équilibrera la charge.

10. — *LA VOITURE : VOTRE ENNEMIE INTIME*

Peut-être allez-vous emprunter les transports en commun : train, bus, métro. Certes, ils ne ménageront pas votre dos ; secoué comme dans un panier, serré comme dans une boîte à sardines, exposé aux vents coulis sur le quai d'une gare ou devant un arrêt d'autobus, vous maudirez plus d'une fois les pressions sociales, au propre et au figuré qui caractérisent notre époque.

Cinq moyens de souffrir en voiture. Tout aussi lourds de conséquences pour une colonne fragile sont les inconvénients que vous réserve votre voiture, si vous n'y prenez pas garde. Elle est pour vous un véritable piège roulant, non seulement parce qu'en vous dispensant de marcher elle vous déshabitue d'efforts naturels à l'homme, mais parce qu'elle encourage des attitudes, des situations et des gestes dangereux. Voici les plus néfastes :

1) Se retourner pour effectuer une marche arrière.

2) Faire de même pour poser sa serviette — surtout quand elle est lourde — sur le siège arrière, ou l'y reprendre.

3) Laisser une vitre entrouverte si on a le cou fragile.

4) Bien sûr changer une roue (heureusement les voitures ne démarrent plus à la manivelle, qui en son temps a été à l'origine d'innombrables problèmes lombalgiques et de fractures du poignet !).

5) Enfin et surtout, être assis, parfois durant de longues heures, sur un siège mou et qui vous inflige une position anti-naturelle, tandis que chaque coup de frein, chaque accélération enfoncent vos fesses dans le coussin et obligent votre colonne à s'adapter à tout moment. D'où une fatigue considérable pour elle, alors même que vous vous croyez au repos sur l'espèce de tapis roulant qu'est la voiture dans le monde moderne.

La planche qui sauve. C'est sur ce dernier point que je voudrais insister. Il constitue le principal inconvénient de la pratique automobile et apparemment le moins évitable. Or il existe un remède, très simple, et que j'utilise avec succès aussi bien pour moi que pour nombre de mes patients. C'est le même, toutes choses à leur place, que pour pallier les inconvénients d'un lit trop moelleux : une simple petite planche placée sous vos fesses exercera des effets quasi miraculeux. A la rigueur, un carton à dessin ou un dossier pourra occasionnellement dépanner. Il s'agit, vous l'avez compris, d'éviter les voussures qu'inflige à votre colonne la mollesse excessive d'un siège dans lequel votre séant s'enlise! Du coup non seulement la route sera moins fatigante, mais les gestes dangereux de la marche arrière perdront un peu de leur nocivité dans la mesure où, pivotant plus facilement sur cette surface dure, vous exercerez une moindre torsion sur vos vertèbres.

Je me souviens d'être un jour descendu dans le Midi, il y a une vingtaine d'années, au volant d'une voiture qui présentait la double et fâcheuse caractéristique d'avoir des sièges mous et creux et un volant disposé légèrement en biais par rapport au conducteur. Certains de ceux qui ont utilisé ce modèle, très répandu à l'époque, savent bien de quoi je parle : ou plutôt leur colonne le sait! Arrivé à la hauteur d'Avignon, j'étais réduit à l'état de charpie! Je sortis comme je pus de ma voiture et, sentant qu'il fallait absolument faire quelque chose, mû par je ne sais quelle inspiration, j'entrai chez le premier marchand de journaux que je trouvai, pour lui acheter un paquet de revues, épaisses et dures sur lesquelles je m'assis pour reprendre la route. Sauvé! Plus aucune douleur. Je pus achever sans encombre mon trajet et découvrai les vertus du siège dur pour les disques en péril.

11. — *LES GESTES PROFESSIONNELS : DES PRÉCAUTIONS A PRENDRE*

Dans votre atelier, ou assis à votre bureau, restez vigilant. Certains gestes apparemment anodins sont dangereux pour une colonne intolérante : se retourner pour prendre un outil ou un dossier sans se lever du siège ou sans tourner les pieds si l'on est debout; se pencher en biais pour attraper le téléphone; bref, tout ce qui sollicite vos muscles et vos articulations dans le sens d'une torsion, d'une flexion avant, ou d'une flexion latérale; tout ce qui risque d'exercer des pressions brusques sur les points faibles de votre colonne. Mais, demandez-vous, peut-on surveiller toutes ses attitudes, et se tenir en permanence à l'affût des réactions de sa colonne? Certes non. Mais on peut, au prix d'une éducation préventive qui s'acquiert vite, apprendre les « bons mouvements ». Et ceux-ci deviendront des réflexes.

Apprendre les gestes qui ne font pas mal. Ces « bons mouvements » sont ceux qui, pour obtenir le même résultat, mettent en jeu d'autres muscles que ceux dont l'action sollicite directement nos vertèbres. Autrement dit, il s'agit de faire travailler les autres parties du corps plutôt que la colonne.

Exemple : pour ramasser une feuille de papier sur le sol, vous pouvez vous casser en deux comme un canif et faire bâiller vos vertèbres vers l'arrière, encourageant ainsi le noyau abîmé d'un disque à flirter dangereusement avec son anneau. Mais vous pouvez aussi « descendre » à la verticale en pliant les genoux.

Autre exemple : si vous voulez saisir un objet placé sur le côté et un peu en arrière, vous avez bien entendu le droit de rester collé sur votre fauteuil et de vous retourner, tordant ainsi votre colonne dans un sens qui est peut-être celui de la douleur pour un segment en dérangement. Mais qu'est-ce qui vous interdit, cette fois, de « monter », en vous aidant de vos mains posées à plat sur le siège, et de vous mettre debout afin de pouvoir vous tourner sans solliciter la charnière malade? Rien. Ce sera peut-être un peu plus long, et plus fatigant, mais le jeu en vaut la chandelle.

Et si vous avez à rester debout? Eh bien, il faut que vous appreniez à modifier de temps à autre la pression qui s'exerce ainsi sur vos disques. Pour cela, serrez fortement les fesses en basculant votre bassin vers l'avant et restez dans cette position quelques minutes de temps en temps. Cela vous sera facile si vous vous appuyez sur un dossier de siège ou, mieux, contre un mur.

A chacun sa grammaire vertébrale. Ce ne sont pas les mêmes positions qui sont nocives pour tous, ni les mêmes gestes. Dans l'exemple, cité plus haut, de la voiture au volant en biais vers la droite, il est clair que tous les conducteurs pour qui la rotation du tronc ainsi imposée allait dans le sens de leur douleur, trouvaient à la conduire une aggravation de leurs maux, alors qu'il n'en allait pas de même pour ceux à qui seule la rotation inverse posait problème. Chacun, en quelque sorte, a sa grammaire vertébrale propre et chacun doit s'en servir au mieux pour vivre en bonne intelligence avec sa colonne. Mais l'objectif reste identique : il s'agit de trouver les attitudes et les gestes neutres. Et ce sont les mêmes principes de base qui servent, par exemple dans la façon de soulever un fardeau.

En utilisant les techniques de l'haltérophilie. Ces principes ont été mis en évidence, notamment, par les études réalisées dans de nombreux pays sur la prophylaxie des problèmes discaux. Ils sont enseignés à titre préventif dans différentes écoles de manutention, en France ou ailleurs, aux travailleurs spécialisés dans le port manuel des charges. Inspirés directement des techniques de l'haltérophilie, ils sont au nombre de quatre :

1) Réduire la distance de la charge par rapport au corps, autrement dit, se rapprocher d'elle.

2) Maintenir le rachis lombaire vertical.

3) Rapprocher le tronc de la verticale.

4) « Verrouiller » la colonne au moment de l'effort maximum.

Ces quatre principes demeurent valables quelles que soient l'importance et la nature du fardeau, et qu'il s'agisse de prendre votre enfant dans vos bras, de « lever » un sac de sable ou d'aller chercher un dossier au bas d'un classeur. Dans tous les cas de figure, c'est toujours de faire travailler les autres muscles qu'il est question, et de laisser autant que possible la colonne dans sa position normale.

Pour en revenir aux activités professionnelles statiques, soulignons que le travail de secrétariat, en raison de ses contraintes particulières, est un de ceux qui posent le plus de problèmes aux douloureux vertébraux — et qui en créent le plus.

12. — *LES TRAVAUX MÉNAGERS : PLEINS DE DANGERS*

Les mêmes consignes de prudence s'imposent pour toutes celles qui, durant la journée, ou comme supplément à leurs activités professionnelles, doivent vaquer à ce qu'on appelait autrefois, avec un humour sans doute involontaire mais cruel, des « occupations ménagères », et dont on commence à reconnaître que ce sont de véritables travaux. Maîtresses et employées de maison le savent bien : leur colonne est durement sollicitée par toutes ces tâches.

Des équipements anti-colonne. Ce que je voudrais souligner présentement, pour le déplorer, c'est le caractère d'inadaptation achevé des équipements ménagers. Sans doute la technologie moderne a-t-elle inventé toute une armada de robots domestiques, réfrigérateurs, aspirateurs, machines à laver le linge ou la vaisselle, mixers, rôtissoires, etc., qui allègent la tâche des femmes quand elles ont les moyens de se les procurer. De cela, on peut créditer notre époque. Mais ces appareils sont souvent dimensionnés selon des normes qui ne tiennent pas compte des problèmes élémentaires d'équilibre vertébral, en forçant les femmes à adopter pour s'en servir des attitudes fatigantes : il suffirait d'allonger le manche d'un aspirateur, d'élever la plaque de cuisson d'une gazinière, de fabriquer en série des matériels suspendus, c'est-à-dire fixés au mur à hauteur de geste.

Surtout, l'ensemble des équipements fixes — plans de travail dans les cuisines, et rangements dans toute la maison — semblent avoir été conçus comme autant de défis à la colonne : ils sont en règle absolue trop bas ou trop hauts, obligeant celles qui les utilisent soit à ramper soit à se hausser sur la pointe des pieds, selon que l'utilisatrice mesure 1 m 80 ou 1 m 50.

Je sais bien que la place coûte cher, et que ce sont des considérations de prix de revient qui ont transformé la plupart des immeubles modernes en fourmilières où le moindre mètre cube doit être rentabilisé. D'où ces chambres-cellules, ces cuisines-mouchoirs de poche, ces entrées minimum et, par voie de conséquence, ces rangements qui se logent verticalement. Mais j'ai bien peur que les contraintes d'espace ne constituent un alibi un peu trop commode pour les promoteurs et les architectes; elles leur ont donné en tout cas de mauvaises habitudes; même quand ils n'ont pas trop à économiser les volumes, dans les appartements dits « de grand standing », le problème des équipements ménagers n'est pas toujours bien résolu.

Et si les médecins étaient consultés? Suggestion : et si les bureaux d'études en tout genre faisaient appel un peu plus à des conseils médicaux pour tout ce qui concerne la sécurité, le confort, la maniabilité, bref l'équilibre physique? Après tout, il s'agit de définir le cadre dans lequel les gens, particulièrement les femmes, vont avoir à vivre, et qui conditionne pour une large part leur bien-être, voire leur santé On a calculé qu'une maîtresse de maison parcourait chaque année des milliers de kilomètres à son domicile, en allées et venues à travers la cuisine, et de la cuisine aux autres pièces. A-t-on calculé les centaines de milliers, les millions de gestes qu'elle accomplit et les tonnes de fardeaux en tout genre qu'elle soulève? Il me semble que cela vaudrait la peine de s'en préoccuper et de faire en sorte que ce travailleur de force, car c'en est un, soit mieux prémuni contre les inconvénients en tout genre qui le menacent.

13. — *LE SOIR : TÉLÉ-PARTY ET FOLIES-DESIGN*

La famille se retrouve. Repas du soir et télévision, souvent les deux ensemble. C'est le moment pour moi d'attirer votre attention sur les dangers très particuliers que court votre colonne au cours de cette séquence, qui devrait pourtant être celle de la détente heureuse et du vrai repos.

D'une part les attitudes que vous prenez devant votre récepteur sont, la plupart du temps, mauvaises : écroulé dans un fauteuil ou vautré sur un divan, la colonne en tire-bouchon, à moins que vous ne vous dévissiez la tête pour suivre, de votre place à table, le journal télévisé ou les jeux de 20 heures. La télévision, toutes les études le montrent, est perçue dans l'inconscient collectif comme une figure symboliquement maternelle ou grand-maternelle, qui vous prend sur ses genoux pour vous distraire ou vous instruire. C'est sans doute ce qui explique que vous vous teniez souvent devant elle comme des enfants : mal. Beaucoup de lombalgies, de dorsalgies, de cervicalgies sont nées, en tout cas ont été puissamment facilitées ou aggravées, comme autant de suppléments non prévus au programme des trois chaînes.

Les fabricants de mal de dos! Mais d'autre part, il faut achever de dénoncer ici les erreurs monumentales que commettent à l'égard du mobilier en général, des sièges en particulier, les designers contemporains. Si j'étais cynique, je dirais qu'ils sont nos meilleurs alliés, en tout cas nos plus sûrs pourvoyeurs : ils nous expédient bon ou mal an des milliers de clients!

Leurs méfaits s'exercent également dans le domaine des transports publics, où les fauteuils de chemin de fer, pour ce qui est de l'inconfort vertébral, le disputent aux fauteuils d'avion. Ces derniers notamment, vite défoncés par les innombrables derrières qui s'y succèdent, constituent de véritables pièges à colonne où, trop enfoncé, calé, coincé, les épaules non soutenues, la tête trop en arrière en hyper-extension ou, selon les compagnies, trop en avant en hyper-flexion, vous passez parfois huit à dix heures sans pouvoir bouger, dans la pire position qui soit. Un véritable supplice pour vos vertèbres.

Du moins ne prenez-vous pas l'avion tous les jours, sauf si vous appartenez au personnel navigant d'une compagnie aérienne. Tandis que vos sièges de salle à manger ou de séjour vous servent quotidiennement et, plusieurs heures durant, à longueur d'année, exercent leur influence sur votre corps, par les postures qu'ils lui imposent. Or eux aussi présentent le plus souvent deux défauts majeurs : ils sont bas et ils sont mous, autrement dit ils obligent votre colonne à prendre les pires attitudes qui soient pour elle.

Qu'est-ce qui peut conduire à de telles aberrations? Écartons l'hypothèse de la malignité. Alors? Le souci de l'esthétique passant devant celui du confort? Il est vrai que l'école moderne du design, héritière du Bauhaus et de la Gestalt a plutôt tendance à considérer les volumes, les formes, les masses de couleur qu'à s'attarder aux détails qui humanisent la vie. Mais il me semble que le malentendu est plus grave. Il est général. Il se produit au moment où, dans certaines revues techniques, on s'efforce de définir le siège idéal et où on donne ses cotations (que les productions contemporaines sont loin de respecter) : il est présenté comme devant épouser les courbures du corps humain.

Des sièges qui mettent vos vertèbres en éventail. Or, il est évident que les courbures ne sont pas les mêmes pour tout le monde, ni les tailles, ni en général les morphologies, et qu'à construire en série un siège sur ces principes on s'expose — à moins de prévoir un « sur mesure » tout à fait irréaliste — à certaines déconvenues. Passe, si l'occupant du siège est doté d'une colonne souple et indolore : il s'accommodera de tout. Mais celui qui souffre d'un défaut vertébral, exprimé ou non, risque de le voir s'aggraver dans certaines conditions, que lui-même n'est pas toujours capable de définir. En réalité, il n'y a pas de siège idéal pour lui. Il y a seulement des sièges dangereux et d'autres qui le sont moins. Et les sièges de loin les plus nocifs en ce qui le concerne sont précisément ceux que lui propose le design contemporain.

Pourquoi nocifs? Tout simplement parce que, sur ces fauteuils à ras du sol et de contexture molle, où vous vous enfoncez douillettement en essayant de trouver une position confortable à grand renfort d'oreillers et de coussins, vous placez vos vertèbres en position d'écartement maximum. En fait vous les ouvrez en arrière comme un éventail! Ce faisant, vous favorisez certains coincements de vos articulations dans des positions qu'elles n'aiment pas, ou bien vous faites sortir un peu plus de son alvéole un disque qui frappait déjà à la porte. Et lorsque vous vous relevez tant bien que mal, plié en deux, la charnière endolorie et bloquée, vous allez, en essayant de vous redresser, tirailler sur l'articulation en cause et pincer le disque turbulent. La plupart du temps, vous en serez quitte pour un mal de dos qui s'estompera au bout de quelques instants, mais si cette opération se répète 365 fois par an, imaginez les conséquences qu'elle peut avoir. Il faut le savoir et le dire clairement : les sièges mous favorisent et accélèrent le dénouement lombaire.

Le salut est sous vos fesses. Que faire? Vous ne pouvez tout de même pas jeter à la décharge publique un mobilier qui vous a coûté beaucoup d'argent ; d'ailleurs vous aurez du mal, à moins de changer carrément d'époque, à en trouver un autre mieux adapté. Mais vous pouvez prendre deux mesures conservatoires qui ne vous coûteront rien. D'abord laissez ces sièges-pièges aux autres (ceux qui n'ont pas mal), et réservez-vous une chaise ou un fauteuil qui vous maintiennent en position moins affalée. Ensuite et surtout modifiez du tout au tout les conditions dans lesquelles votre colonne est placée, en glissant, sous la galette ou le coussin du siège, une planche de contre-plaqué comme celle dont nous avons déjà parlé à propos de la voiture.

Voici en effet le point capital, sur lequel nous n'insisterons jamais assez : en position assise ce n'est pas tant le dossier qui compte (encore qu'il soit souhaitable d'être bien calé au fond de son siège et le dos bien maintenu). C'est le support, autrement dit le « sous-fesse ». Vous aurez beau en effet vouloir vous tenir en position aussi verticale que possible, si votre séant s'enfonce dans un coussin, il est clair qu'il s'ensuivra pour vous une pliure qui se répercutera tout au long de votre dos. La planche évite cet inconvénient, car il est facile de trouver une position d'équilibre sur un siège ferme, tandis que lorsqu'on bouge sur un siège mou, il faut opérer une adaptation permanente et fatigante de la colonne, chaque fois qu'on change de position

Toujours la planche. La même recette vaut d'ailleurs pour tous les sièges que vous êtes appelé à fréquenter au long de votre journée, en particulier les fauteuils de cinéma ou de théâtre qui, cédant à la contagion générale, sont devenus à leur tour des instruments de supplice pour lombalgiques. Comment faire si vous souffrez assis? C'est bien simple. Découpez un morceau de contre-plaqué aux dimensions d'un porte-document, glissez-le dedans, et placez sous vos fesses ce coussin d'un nouveau genre. Ni vu ni connu. J'ai donné récemment le « truc » à un comédien célèbre qui se plaignait de ne plus pouvoir aller voir les spectacles de ses confrères : « Je suis obligé de partir à l'entracte, tant j'ai mal, et je me fâche régulièrement avec eux. » Il a suivi mon conseil et s'en trouve fort bien. Il en va de même pour un ambassadeur à qui j'ai fait la même recommandation et qui peut supporter désormais sans souffrir les longues conférences qu'il redoutait tant.

14. — *VOTRE SOMMEIL : CHER PETIT OREILLER*

Vous vous couchez. Pouvez-vous éviter à tout coup de prendre en dormant des attitudes néfastes pour vos vertèbres? Ce n'est pas évident. Il y a tout un rituel du sommeil, hérité de la première enfance et confirmé au fil des années, qui vous a littéralement conditionné à prendre certaines positions : sur le côté en chien de fusil (c'est irritant pour la charnière dorso-lombaire si elle n'est pas souple), sur le ventre (la colonne cervicale est tordue), la tête sous le bras (attention à la nuque), etc. Ces habitudes tiennent au plus profond de vous. Il serait vain de prétendre vous en débarrasser, même si elles ne sont pas les meilleures pour votre colonne.

Ne vous cassez pas le cou. Du moins pouvez-vous agir sur les conditions matérielles de votre sommeil. Nous ne reviendrons pas sur la fermeté du lit, sinon pour dire qu'il est indispensable de retourner le matelas tous les deux jours s'il s'agit d'un matelas de laine (attention à ne pas vous coller un lumbago en pratiquant cet exercice!). Mieux vaut à cet égard les matelas à ressort. Mais il faut souligner les dangers que vous courez en vous cassant littéralement le cou sur un oreiller et un traversin trop hauts, qui cisaillent votre nuque, au grand dam des vertèbres cervicales. C'est encore plus dangereux lorsqu'il s'agit d'un traversin conjugal, avec lequel vous n'avez même pas le choix de votre position. Si vous tenez à faire lit commun, adoptez au moins la solution du traversin individuel, chacun ayant sa rondelle et pouvant l'adapter à ses besoins tout au long du sommeil, dans les moments où le dormeur, remontant des profondeurs sans pour autant se réveiller, cherche instinctivement à faire son nid. Le repos nocturne est en effet constitué de phases de demi-sommeil alternant avec des phases profondes, et c'est au cours des premières qu'a lieu la recherche semi-consciente des positions favorites. Toutefois, la suppression pure et simple du traversin (en conservant l'oreiller) est généralement conseillée pour le bien-être de votre colonne cervicale. Que faire cependant si des habitudes tenaces ou des raisons d'ordre médical vous imposent de dormir la tête légèrement surélevée? Eh bien, placez donc tout simplement le traversin sous le matelas. Vous créerez ainsi un plan incliné qui vous donnera tous les avantages de votre position favorite ou obligée, sans avoir à en subir les inconvénients vertébraux.

Quant à l'oreiller, si vos rites de sommeil exigent que vous en ayez un, je vous conseille de le choisir assez long, pas trop haut et surtout très peu rempli afin de pouvoir le plier, le tire-bouchonner, le façonner à votre convenance, sans avoir à vous réveiller durant cette mise en forme.

Un lit de géométrie variable. A signaler, pour en finir avec le problème du repos allongé, qu'il existe désormais pour les malades vertébraux et pour les malades en général (cardiaques, porteurs de varices, victimes de thromboses ou de phlébites, hémiplégiques, grands alités, opérés récents, etc.) des lits à *changement automatique de position* qui constituent pour eux un progrès considérable. Leur sommier, articulé en deux endroits, est manœuvré par des vérins que meut un moteur commandé grâce à un petit boîtier, sur simple pression d'un poussoir. C'est le fonctionnement indépendant de chacune des articulations qui permet au lit de prendre toutes les inclinaisons possibles, regroupées autour de quatre positions essentielles :

1) couché à plat,
2) assis à 30 degrés,
3) couché jambes surélevées,
4) demi-couché, tête et jambes hautes.

Mais cela reste très individuel et ne concerne qu'un petit nombre de douloureux du dos.

15. — *VOTRE WEEK-END : GARE A TARZAN!*

Peut-être la nuit que vous allez passer est-elle celle qui vous sépare d'un week-end durement mérité. Si oui, attention! Il faut redire ici avec force ce que j'esquissais au début de cet ouvrage : rien n'est plus dangereux pour votre colonne que les travaux ou les activités pratiqués sans précautions le dimanche, et sollicitant brutalement, dans un organisme fatigué, des muscles qui toute la semaine sont restés endormis.

Un défoulement qui peut coûter cher. Sur ce point aussi la vie moderne nous joue des tours. Autrefois, les gens menaient une existence qui sans doute n'était pas toujours facile, mais qui demeurait relativement équilibrée. La détente alternait avec le travail, l'exercice physique, et notamment la marche, avait sa part, les rythmes étaient moins haletants, la tension nerveuse moins grande. Aussi chacun restait-il dans la logique de sa profession. L'idée ne serait jamais venue à un notaire de manier la pioche ou le marteau chaque dimanche! Aujourd'hui les habitants des villes sont tellement anxieux, tellement privés aussi de contact avec les choses de la vie qu'on les voit se précipiter, le week-end venu, sur des travaux qui les détendent, mais qui mettent en péril leur equilibre vertébral. Jouer les maçons ou les trappeurs quand on passe cinq jours par semaine assis à son bureau, avaler goulûment sa ration de sport parce qu'on en a été sevré du lundi au samedi, se transformer en Tarzan qui grimpe aux arbres et s'accroupit devant un barbecue pour oublier qu'on est un peu trop civilisé le reste du temps, constituent des formes de défoulement certes plaisantes mais risquées.

Surtout quand on commet l'imprudence, sous prétexte qu'on est en week-end, de tolérer dans sa maison de campagne, son chalet ou son cabanon, un degré d'inconfort, particulièrement en ce qui concerne le lit, dont on ne voudrait pas dans son habitation principale.

Ah, les lumbagos du lundi!...

16. — *ET POUR TERMINER, QUELQUES MESURES PRÉVENTIVES*

Cette évocation de la vie quotidienne de votre dos ne serait pas complète si je n'y ajoutais pas quelques recommandations d'ordre pratique pour vous aider à éviter les ennuis qui vous guettent. Elles sont tournées, pour l'essentiel, vers l'entretien de votre musculature. Nous avons eu l'occasion, tout au long de ce livre, de vérifier à quel point des muscles en bon état constituent pour vous la meilleure des assurances contre les accidents vertébraux. Ne vous contentez donc pas de penser à vos muscles une fois par semaine ou une fois par an, à l'occasion des parenthèses sportives que vous vous accordez en week-end ou en vacances, mais faites-les participer activement à la prévention des douleurs de dos.

Comment vous tester sur le plan musculaire

« Soi-même, on se voit trop pour se connaître bien », affirmait le chansonnier Léo Charley. Il n'empêche qu'en matière de pratique quotidienne du dos, il serait bien utile de pouvoir se tester sur un plan musculaire, en jugeant de l'efficacité des principaux groupes de muscles qui assurent le bon fonctionnement de notre corps. Est-ce possible? Oui. Différents procédés ont été mis au point. Un des plus intéressants est celui qui a eu pour initiateur un Américain, le Dr Kraus, qui avait été le médecin du président

Kennedy avant d'être remplacé à ce poste par mon amie le Dr Janet Travell.

Le Dr Kraus a imaginé, avec le Dr Sonia Weber, une procédure très simple d'auto-évaluation permettant à chacun, homme ou femme, de se rendre compte si son système musculaire est ou non en condition acceptable. Nous verrons plus loin comment compléter cette procédure. Mais il faut souligner dès à présent que la validité de ces tests semble étayée par un fait très simple : dans les expérimentations auxquelles ont procédé Kraus et Weber, ceux qui n'arrivaient pas à y satisfaire étaient pour la plupart des douloureux du dos ; à l'inverse, les malades qui, après un premier essai infructueux, parvenaient ensuite à les exécuter grâce à la rééducation, voyaient leurs douleurs disparaître ou diminuer.

Il faut souligner que ces tests ne constituent qu'une orientation générale et qu'il est indispensable de les affiner pour les adapter à chaque mode de vie, chaque profession. Il est néanmoins intéressant de les connaître. Les voici, ils sont au nombre de six. Il est indispensable de les exécuter lentement, en respirant et en expirant la bouche ouverte, bien régulièrement.

1) *Pour tester les fléchisseurs de la hanche* (les muscles psoas) : à plat dos, jambes tendues et mains derrière la nuque, décollez les pieds du sol ; il faut tenir dix secondes, les pieds à 30 cm du sol.

2) *Pour tester ensemble les abdominaux et les fléchisseurs de hanche :* à plat dos, mains derrière la nuque, jambes tendues, pieds engagés sous un meuble pour vous aider, redressez le buste *lentement ;* si vous pouvez le faire 5 fois de suite vos muscles sont corrects ; si vous n'y arrivez qu'avec les bras croisés sur la poitrine, c'est juste ; si vous n'y parvenez pas, il est grand temps de vous entraîner.

3) *Pour tester les abdominaux seuls :* même mouvement que précédemment, mais genoux pliés ; et mêmes remarques.

4) *Pour tester les muscles du dos :* à plat ventre, avec deux coussins sous le ventre et toujours mains derrière la nuque, vous demandez à quelqu'un de vous tenir les pieds et en tirant vos coudes vers l'arrière ; vous décollez successivement du sol le menton puis le buste ; tenez dix secondes. Attention ! Ce mouvement peut être douloureux chez certains lombalgiques. Il ne faut alors pas s'y risquer.

5) *Pour tester les muscles lombaires :* toujours à plat ventre, toujours deux coussins sous le ventre et les mains derrière la nuque, tandis que quelqu'un appuie d'une main sur le haut de votre dos, de l'autre sur vos reins, juste au-dessus de la ceinture, vous devez décoller les pieds et les cuisses du sol, jambes tendues, et tenir là encore, dix secondes.

6) *Pour tester l'élasticité des muscles postérieurs des jambes,* s'il n'y a pas de problème lombaire : debout jambes raides, vous devez essayer de toucher le sol mais *sans forcer,* juste dans un mouvement souple et détendu. Ces muscles dits ischiojambiers sont souvent raides chez les lombalgiques ; il faut les assouplir, mais surtout pas avec ce mouvement test qui met en danger votre charnière lombaire. De bons muscles des cuisses protègeront vos lombes : ils feront à leur place les mouvements pour vous baisser, vous tourner, etc.

A ces six tests, j'en ajouterai personnellement un *septième* destiné à combler ce qui me semble être le grand manque de cette évaluation : la vérification de l'état des extenseurs des genoux auxquels j'attache une importance considérable car leur bon usage (et ils sont faciles à entraîner) protège bien le dos. Pour les tester, placez-vous debout, mains aux hanches, puis accroupissez-vous le buste droit en fléchissant les genoux, jusqu'à ce que vos fesses touchent vos talons, remontez, et recommencez dix fois. Le faites-vous facilement? Non? alors il est temps de vous y mettre.

Comment entraîner vos abdominaux pour protéger votre colonne

Quoi qu'il en soit de votre bilan musculaire, une chose est sûre : si vous voulez vous prémunir contre les ennuis de dos, il vous faut de bons muscles abdominaux. Leur contraction, quand nous faisons un effort, protège la colonne et diminue de plus d'un tiers la pression que doivent subir les disques! C'est dire à quel point leur parfait état de fonctionnement est indispensable à l'équilibre de la colonne. Il ne faut donc pas s'étonner si leur renforcement figure au programme de toutes les rééducations de lombalgiques.

Sauf cas de hernie hiatale. Il est certain que les modalités de ces rééducations sont variées, et qu'elles doivent être adaptées à chaque cas. C'est le rôle de votre kinésithérapeute. Voici néanmoins, à titre d'exemple, un type de mouvements qui sera généralement valable et que vous pouvez pratiquer sans problème — sauf si vous souffrez d'une hernie hiatale (hernie du diaphragme), affection qui tolère mal les efforts abdominaux. Les exercices que je vous suggère sont au nombre de quatre.

Toujours les genoux pliés. Premier exercice : allongez-vous à plat dos, *genoux pliés,* mains aux épaules, avec les pieds sous un meuble pour vous servir de contrepoids, et relevez-vous jusqu'à quarante-cinq degrés, en vous maintenant dans cette position pendant dix secondes, avec des oscillations de quelques degrés en avant et en arrière. Allongez-vous lentement. Respirez profondément deux ou trois fois. Recommencez en augmentant progressivement le nombre de mouvements, selon vos possibilités : 10 est une bonne moyenne.

Deuxième exercice : prenez la même position, à plat dos, genoux pliés, mais cette fois sans vous aider d'un meuble; mains aux hanches, soulevez alors le buste et ramenez les cuisses sur le ventre, genoux toujours fléchis, en faisant comme si vous vouliez que vos genoux viennent au contact du thorax, *mais le dos restant décollé le plus possible du sol.* Maintenez cette position six secondes en contractant vos abdominaux au maximum puis revenez dos au sol, les genoux restant toujours pliés, et détendez-vous tout en respirant profondément deux fois. Recommencez. Attention! Vous devez toujours tenir la tête renversée en arrière comme si vous tâchiez de voir le mur derrière vous. A défaut de cette précaution, cet exercice risque d'aggraver les choses pour ceux qui ont mal au cou ou au haut du dos.

Troisième exercice : C'est toujours la même position et le mouvement est sensiblement le même, mais au lieu de ramener les genoux ensemble, vous les faites venir alternativement au contact du thorax, pendant deux secondes chacun; et en même temps que le genou se rapproche, vous faites en sorte par une contraction puissante des abdominaux que le thorax fasse une partie du chemin à sa rencontre du même côté que lui, sans que pourtant vous imposiez à votre buste une torsion trop forte. Durant ce mouvement, la cuisse qui ne travaille pas reste pliée, très proche de l'autre; on ne la repose pas au sol. Même conseil que précédemment en ce qui concerne la position de la tête.

Quatrième exercice : il a pour but de renforcer un muscle dont l'intérêt vous apparaîtra aussitôt si je vous dis que c'est lui qui, bien entretenu, fait le ventre plat; ce muscle constitue la couche profonde de la paroi de l'abdomen et ses fibres sont transversales; on l'appelle pour cette raison le muscle transverse; il est l'antagoniste du diaphragme; chez les lombalgiques, on le trouve souvent en état d'insuffisance. C'est pour y remédier que vous vous placerez debout, jambes tendues, devant une table les mains appuyées sur celle-ci, donc le buste fléchi. Inspirez profondément en gonflant votre ventre, puis fermez la bouche au maximum pour faire avec vos lèvres le plus petit trou possible à la manière d'un joueur de trompette, et soufflez sur une bougie imaginaire en gonflant vos joues aussi fort et en faisant durer l'expiration aussi longtemps que vous pouvez. C'est votre transverse qui effectue le travail. Si vous le palpez d'une main, sous le nombril, vous devez le sentir se durcir pendant l'expiration.

Je tiens à vous faire une remarque qui, peut-être, vous surprendra : se mettre sur le dos, tendre les jambes au ras du sol et faire à toute vitesse des battements de pieds ou des cercles ne fait pas tellement travailler les abdominaux, contrairement à ce qu'on croit couramment. En revanche, cet exercice est le plus souvent nocif pour les douloureux du dos. Si vous voulez éviter une mésaventure vertébrale quand vous effectuez ce type d'effort, respectez les règles que voici : l'angle des cuisses avec le sol doit toujours être de plus de 45°, genoux pliés pour éviter de tirer sur le nerf sciatique; les mouvements doivent être très lents; chaque contraction des abdominaux doit être intense, durer six à sept secondes, et être suivie d'un repos d'au moins dix secondes.

Comment vivre en bonne intelligence avec votre cou

Pour l'assouplir, effectuez très lentement, de préférence sous une douche chaude, des rotations droites, puis gauches. Faites-les en vous inclinant sur l'épaule droite puis gauche, en flexion puis en extension. Surtout ne forcez à aucun moment, mais insistez un peu sur chaque mouvement, tout en évitant toujours le sens douloureux. Après vous être essuyé, frictionnez-vous à l'alcool et placez autour de votre cou une grosse serviette-éponge que vous conserverez environ un quart d'heure. Si vous devez sortir, évitez refroidissement et courants d'air; foulard conseillé.

Pour le détendre et l'étirer, placez-vous dos et tête collés contre un mur, l'œil fixé sur l'horizon, et sans plier la tête en avant rentrez le menton dans le cou, en adoptant la position qu'a rendue célèbre le port de tête de l'officier prussien. Ce faisant, poussez vers le haut comme pour grandir sous la toise, tout en laissant vos épaules pendantes vers le bas. Maintenez cette position, 8 à 10 secondes, relâchez-vous 10 secondes, recommencez.

Pour le muscler — ce qui généralement ne présente aucun caractère de nécessité, mais permet de détendre les muscles opposés à ceux qu'on fait ainsi travailler — effectuez des mouvements statiques c'est-à-dire sans bouger, mais en développant votre effort contre résistance immobile. Pour cela, placez-vous en position assise, mains sous le menton et coudes sur la table; puis effectuez d'intenses contractions comme pour fléchir votre tête — qui ne doit pas bouger, empêchée qu'elle est par la résistance de vos avant-bras calés sur la table. Six secondes de contraction et six secondes de repos. Recommencez cinq à dix fois selon votre entraînement, mais à une condition formelle : vous ne devez avoir mal ni pendant ni après cet exercice.

Dans le même esprit, vous pouvez appliquer la résistance de vos mains sur le front qui pousse en avant; sur l'occiput qui pousse en arrière; sur le côté droit ou gauche du menton tandis que la tête essaie de tourner; enfin contre la région temporale pour s'opposer à l'inclinaison à droite et à gauche. Toujours en séquences de contraction de six secondes, alternant avec des phases de relâchement de 6 à 8 secondes.

Comment avoir des jambes agiles et fortes pour économiser votre dos

Il faut avoir de bonnes jambes, sinon pour avoir un bon dos, du moins pour éviter au maximum les « casus belli » avec celui-ci. Il est clair que moins les muscles des jambes travaillent, plus la colonne est sollicitée, et réciproquement. C'est pourquoi on recommande toujours aux lombalgiques de se baisser, non pas en fléchissant le tronc, jambes tendues, mais en pliant les genoux. Et la même recommandation vaut pour ceux qui se croient à l'abri des problèmes de dos : inutile de tirer pour rien sur la mécanique!

Or, si l'on demande à des individus pris au hasard d'exécuter lentement une quinzaine de flexions des genoux, buste droit, on constate que beaucoup éprouvent des difficultés à le faire ou, s'ils y parviennent, le payent de fortes courbatures des quadriceps, les muscles du devant de la cuisse.

Vivent les bonnes jambes, donc, capables de se plier, et de porter votre poids dans n'importe quelle position, de telle sorte que votre colonne reste à l'abri, en toutes circonstances possibles. Mais ces piliers à la fois souples et forts, vous ne les obtiendrez pas en restant assis à votre bureau : il faut les entraîner, les muscler et pour cela, profiter de chaque occasion pour faire, dans la journée, dix ou vingt mouvements de flexion dont voici différentes variantes :

— Vous pouvez faire l'exercice complet en descendant lentement à fond, jusqu'à ce que les fesses touchent presque les pieds, puis en remontant aussi lentement, buste droit. Il n'est pas toujours facile au début de conserver l'équilibre : assurez-le en vous tenant à une table du bout des doigts d'une main. Évitez autant que possible de creuser les reins.

— Mais vous pouvez aussi faire l'exercice décomposé, en arrêtant la descente à mi-parcours puis en remontant.

— Et vous pouvez entreprendre une autre série de mouvements, en partant cette fois de la position accroupie pour remonter genoux demi-fléchis, et redescendre.

— Au début, vous ne forcerez pas et vous vous contenterez de quelques flexions. Mais l'entraînement vous permettra rapidement d'augmenter le nombre.

— Autre recette efficace : marcher les genoux pliés, comme tous les enfants qui jouent aux Indiens.

Enfin un exercice lui aussi très utile : lire au mur! Adossez-vous tout simplement contre une cloison, debout, en lisant votre journal. Pliez les genoux tandis que votre dos garde le contact avec la cloison et, lorsque vos genoux sont à moitié fléchis, poursuivez sans bouger votre lecture durant une minute : la politique ou les faits divers, ou les courses, en sollicitant votre esprit, vous aideront à garder la position. Vous pouvez varier les degrés de flexion.

Comment éviter les mouvements de gymnastique dangereux pour les lombalgiques

Par principe, tout exercice qui réveille ou provoque une douleur vertébrale est à proscrire. Ces interdits sont donc très individuels, et ce sera à votre médecin ou à votre kinésithérapeute de vous conseiller. Mais disons qu'en règle générale les exercices contre-indiqués pour les lombalgiques sont de trois sortes :

1) Les mouvements du type sixième test de Kraus (toucher le sol jambes raides), qui vous font tirer inutilement sur votre charnière lombaire. On n'a jamais renforcé une porte en tirant sur ses gonds.

2) Les exercices qui exigent des *torsions lombaires*, et davantage encore quand vous avez du mal à les faire : par exemple, celui qui consiste, à plat dos et bras en croix, à plier les genoux pour les laisser tomber sur la droite puis sur la gauche du corps.

3) Les *exercices en extension*, comme deux des tests 4 et 5 de Kraus (à plat ventre, en décollant soit le buste, soit les jambes du sol). Bien souvent les lombalgiques ne peuvent les supporter, et ils suffisent chez eux à déclencher la douleur. Pourtant il arrive que ces mêmes mouvements soient bien tolérés par certains et se révèlent au contraire des plus favorables pour eux. Ils sont alors à faire, avec leurs variantes.

4) Enfin, les *torsions du cou*, ou les mouvements qui étirent les bras vers l'arrière, sont à éviter pour ceux qui souffrent de *douleurs du milieu du dos.*

Comment soulager ses lombes en se suspendant à une barre

Pour nombre de douloureux des lombes, le fait d'être suspendu à une barre ou à un barreau d'échelle, apporte un soulagement temporaire mais appréciable, et permet même, parfois, de faire avorter une poussée douloureuse.

Malheureusement, il existe des cas inverses. Prudence donc. Si vous êtes un(e) lombalgique chronique, vous pouvez, à l'occasion d'une poussée bénigne, faire l'essai de la suspension et voir l'effet qu'elle produit sur vous.

Si la douleur a tendance à augmenter nettement, il faut cesser aussitôt, vous allonger sur le sol, attendre que vos muscles se décontractent, que la douleur s'atténue, et ne jamais recommencer!

Si au contraire la suspension atténue votre gêne, et si au bout de trente à quarante secondes vous vous sentez mieux, vous pouvez renouveler l'opération, voire l'utiliser régulièrement pour vous détendre et à titre préventif.

Pour qu'elle soit efficace, il faut se suspendre jambes détendues, molles, et fesses desserrées afin que le poids de la partie inférieure du corps exerce une traction réelle sur la colonne. Vous pouvez d'ailleurs améliorer le procédé. On trouve dans le commerce des barres qui se fixent par simple serrage entre les deux cloisons d'un couloir. Achetez-en une et placez-la assez haut pour y adapter deux boucles — comme celles qu'utilisent les acrobates de cirque — dans lesquelles vous engagez vos mains. Vous pourrez ainsi être vraiment suspendu avec un effort minimum des mains et des bras, tandis que tous les muscles du tronc et des jambes seront parfaitement relâchés. Il faut vous arranger pour que dans cette position, seule la pointe de vos pieds affleure le sol. Vous y parviendrez en montant sur un petit banc ou sur deux ou trois livres pour vous mettre en position de départ.

Durée de la suspension : une minute — à répéter deux ou trois fois avec des intervalles de repos.

17. — *VIVENT LES PETITS MOYENS*

Au terme de cette revue de détail de vos occupations courantes et de celles qui le sont moins, une conclusion s'impose : c'est qu'en matière de prévention vertébrale, le bon sens, la vigilance et les petits moyens jouent un rôle essentiel. Ce qui ne veut pas dire, évidemment, qu'il faut en cas d'incident récuser les thérapeutiques que la science médicale met à votre disposition; ce serait absurde; et par parenthèse je trouve bien dangereuse la mode qui consiste actuellement à crier haro sur les médicaments, sous prétexte que des erreurs ou des abus ont été commis ici ou là; une fois de plus, on laisse l'arbre cacher la forêt, et on rejette en bloc les bavures avec les immenses progrès dont elles sont le prix. Mais dans la vie de tous les jours, en attendant de faire appel au médecin ou plutôt pour essayer d'éviter d'avoir recours à lui, ce sont souvent les recettes les plus simples qui fonctionnent le mieux.

Six trucs bien faciles à utiliser. En fait chacun doit essayer de « faire avec » sa colonne au prix d'un certain nombre de précautions, de procédés ou de « trucs » bien faciles à mettre en œuvre. Nous les avons plus ou moins déjà évoqués au passage, mais il n'est pas mauvais de les récapituler :

— la planche de contre-plaqué sous le matelas;

— la planchette de contre-plaqué sous les fesses, en voiture ou pour exorciser les dangers d'un siège bas et mou (vous pouvez la glisser dans un porte-documents pour en rendre l'usage plus discret);

— la ceinture chaude autour des lombes quand il fait froid, et toujours à la portée de la main pour parer à toute éventualité;

— un sous-vêtement chaud si vous êtes dorsalgique ou si vous avez mal aux épaules;

— la serviette de toilette pliée en bande pour vous servir de minerve, la nuit, si vous avez attrapé un torticolis ou si vous ressentez une douleur aiguë entre les épaules (elle a souvent son origine au niveau du cou). Ce collier doit être assez long (1 m), assez épais, et large de 10 à 15 cm selon la morphologie de votre cou. Enroulez-le en serrant bien, et si votre douleur est d'origine cervicale haute — mais seulement dans ce cas — faites en sorte qu'il prenne le menton. Vous devez vous sentir confortable dans ce gros manchon, que vous maintiendrez en place avec un large adhésif du genre sparadrap; il doit vous immobiliser parfaitement le cou;

— enfin, si la crise vous prend par surprise, un simple journal plié peut vous dépanner en faisant office de collier improvisé.

La revanche de la planche. Notez qu'il est parfois difficile de faire comprendre aux intéressés que des accessoires aussi prosaïques puissent transformer leur existence. S'il y a des gens qui se méfient des médicaments, il en existe d'autres qui ne croient, en matière de santé comme dans les autres domaines, qu'à la technologie triomphante. Excès inverse. Et par exemple la planche, la brave petite planche à effacer les douleurs, est parfois l'objet d'un scepticisme aussi compréhensible, de ce point de vue, qu'injustifié. Je n'en veux pour preuve parmi d'autres que cette histoire qui apportera à ce chapitre une conclusion bien dans la note.

Un de mes amis vient me consulter un jour. « J'ai mal depuis plusieurs mois dans la région lombaire. » Je l'examine, lui fais faire des radios et constate que son problème est des plus mineurs.

— Tu n'as pratiquement rien.

— Ah bon! Pourtant je souffre.

— Tu souffres d'une lombalgie au réveil?

— Oui. C'est très pénible le matin; ça s'arrange ensuite et puis ça revient vers midi.

— Comment est ton fauteuil de bureau?

— J'ai un fauteuil vraiment très confortable.

— Tu as un lit ferme?

— Assez.

— Avec une planche sous le matelas?

— Non. D'ailleurs ma femme ne le supporterait pas.

— Eh bien, tu vas commencer par changer tout cela. Mets une planche sous ton matelas, et remplace ton fauteuil, ou alors colle-toi une petite planchette avec un petit coussin dessus sous les fesses. Ensuite, nous reparlerons de ta lombalgie.

— Tu plaisantes ou quoi?

— Non, c'est sérieux.

Il me quitte mi-figue mi-raisin, et je n'entends plus parler de lui. Deux mois plus tard, il me téléphone.

— Je voudrais te demander quelque chose, dit-il. L'autre jour tu m'as reçu en ami. Reçois-moi en patient: je te réglerai comme tel. Et donne-moi un vrai traitement.

— Mais je t'ai donné un vrai traitement. Tu souffres toujours?

— Oui.

— Tu as mis ta planche?

— Non. C'est ridicule, voyons. Mon lit est ferme, le problème n'est pas là.

— Mets ta planche. Je ne te reverrai que quand tu auras mis ta planche. D'ici là, inutile de me demander un autre rendez-vous.

Il se vexe, raccroche sèchement et disparaît de ma vie pendant plusieurs mois. Et puis un jour je l'ai de nouveau au téléphone.

— Écoute, me dit-il, je voudrais te faire toutes mes excuses. Je suis vraiment confus. Je ne sais comment te dire.

— Qu'est-ce qui t'arrive?

— Eh bien voilà, tu m'avais dit de mettre une planche et je ne t'ai pas cru. J'ai suivi différents traitements, j'ai fait de la gymnastique, et j'avais toujours aussi mal. Et puis il y a un mois, en désespoir de cause, je me suis dit : « Et si je l'écoutais? » J'ai mis la planche. Depuis, je n'ai plus mal.

Il avait enfin trouvé sa planche... de salut.

18. — *RÉGIME ET DOS*

Les patients demandent souvent si un régime peut influencer leurs douleurs de dos. La réponse est « non » dans l'immense majorité des cas. Bien entendu il faut combattre l'excès de poids par un régime approprié : c'est essentiel. Mais il n'est pas d'aliment spécialement nocif ou bienfaisant pour le mal de dos, comme il en est dans la goutte.

Toutefois, nous devons rappeler le cas des spasmophiles dont le nombre semble croissant. Il est très vraisemblable que les régimes d'amaigrissements déments que s'infligent certaines femmes décompensent ou révèlent une spasmophilie latente, qui va favoriser les maux de dos. Rappelons le rôle du calcium, la nécessité d'un régime équilibré en ce domaine (laitages, fromages — particulièrement le comté — viandes), et l'importance du magnésium, hélas trop rare dans notre nourriture courante actuellement. Est-ce dû aux engrais et à la croissance trop rapide qu'ils infligent aux plantes? Je ne sais. Mais le fait est là. Il faut y remédier par la prise systématique de magnésium. Quant à celui qu'apportent certains aliments qui en sont riches (noix, dattes, pois cassés, lentilles, haricots blancs, chocolat, fromages à pâte sèche) il n'est pas dit qu'il s'y présente sous une forme facilement assimilable, contrairement à ce qui se passe pour le calcium. Par ailleurs, les bains de soleil, s'ils ne conduisent pas à avoir une peau noire et tannée qui arrête tout effet bienfaisant, exercent dans ce domaine une influence heureuse.

Il est des cas particuliers : un de mes patients, médecin des hôpitaux, souffrait de douleurs de cou que je soulageais, mais incomplètement. Il nota un jour que la prise d'une seule goutte d'alcool (bière ou autre) entraînait pour lui la douleur et la gêne, avec sensibilité précise de la même articulation. Depuis, bien d'autres malades ont pu, sur mon conseil, bénéficier de cette remarque, qui n'est malheureusement — ou heureusement — valable que pour une infime partie des douloureux de la colonne.

Un des grands méfaits de la civilisation presse-bouton est qu'elle tend à nous faire perdre la conscience de notre corps. A la fois nous lui faisons subir de mauvais traitements et nous ne nous intéressons plus vraiment à lui, sinon pour des raisons d'ordre esthétique qui ne vont pas toujours de pair avec une saine conception de son équilibre. Et le corps oublié se venge de différentes façons, dont certaines sont d'ordre vertébral. C'est bien à reprendre conscience de votre colonne que vous invite cet ouvrage, et notamment le chapitre que vous venez de lire. Il ne s'agit pas, bien sûr, de ne plus penser qu'à elle jusqu'à l'obsession, mais de la replacer dans une vision harmonieusement globale de votre existence physique.

IX

LES SPORTS DE VOTRE DOS

Le sport peut être l'ami de votre colonne, en contribuant à développer la protection musculaire dont elle a besoin. Il peut aussi devenir son ennemi, par les accidents qu'il risque de provoquer, ou les mauvaises postures dont sa pratique peut s'accompagner. C'est affaire de sport mais aussi de colonne et, pour un individu donné, de façon de s'adonner à son sport favori. La natation, *généralement conseillée, n'a pas que des avantages pour tous les dos. Le* judo, *sport magnifique, est contre-indiqué pour qui présente une quelconque fragilité vertébrale. Le* rugby *moderne expose la colonne cervicale. Le* football, *par le jeu de tête, peut être à l'origine de céphalées. L'*aviron *sollicite durement les lombes. Le* hockey sur gazon *amène la colonne à se tourner en position de déséquilibre. La* gymnastique de compétition *est fertile en traumatismes. Le* ski, *sauf chute grave, offre peu d'inconvénients, si ce n'est certaines douleurs lombaires à cause des rotations. Le* ski nautique *est beaucoup plus dangereux. L'*escrime *n'a pas tous les torts qu'on lui attribue parfois. Le* cyclisme *en fortifiant les jambes est utile à la colonne, mais il arrondit le dos. Le* golf *peut soigner certaines douleurs et en aggraver d'autres, selon que le mouvement de rotation* *agit dans le bon ou le mauvais sens. L'*haltérophilie *pratiquée avec mesure constitue une excellente éducation pour la colonne. L'*équitation *favorise les lombalgies, mais une excellente technique constitue une protection. Le* tennis *enfin sollicite beaucoup la colonne et surtout provoque des douleurs de coude, le fameux « tennis-elbow ». Ces avantages et ces inconvénients propres à chaque sport exigent que chacun sache les apprécier en fonction de ses capacités propres, s'y préparer par un bon entraînement physique et se donner les moyens d'acquérir la technique nécessaire. Cela passe, notamment, par une* nouvelle politique du sport à l'école *dont nous esquissons les bases. Et cela débouche sur une* pratique du sport après quarante ans *pour laquelle nous vous donnons dix conseils utiles.*

Puisque nous avons évoqué, au chapitre précédent, les excès des sportifs du dimanche, profitons-en pour dresser ce qu'on pourrait appeler le lexique vertébral de quelques sports parmi les plus répandus, en signalant leurs avantages et leurs inconvénients principaux. C'est à la condition, naturellement, de ne pas perdre de vue ce qui doit rester une des clés de cet ouvrage, et de votre approche des problèmes du dos : il n'existe pas deux colonnes identiques, ni donc de sport qui puisse convenir, ou être déconseillé à tous de la même façon. Là comme ailleurs, gardons-nous d'énoncer des règles absolues mais sachons qu'il appartient à chacun, en s'aidant s'il le faut des conseils du médecin, de trouver chaussure à son pied, c'est-à-dire un sport bien adapté à son cas.

1. — *LA NATATION : TRÈS BIEN, SOUS CERTAINES CONDITIONS*

La natation est réputée exercer une bonne influence sur toutes les colonnes, à condition qu'on la pratique sur le dos et en utilisant le crawl. Cela demande quelques nuances. Il est exact qu'il s'agit là d'un sport excellent. Mais tout dépend de la façon dont on y a recours.

L'eau vous porte. Elle supprime les effets néfastes que la pesanteur peut avoir sur vos vertèbres. Si elle est suffisamment chaude, elle permet à vos muscles de travailler en détente, sans avoir à contrôler en même temps l'équilibre de la colonne, ni à supporter les contraintes que leur imposent la gravité et les efforts. En fait, l'eau vous fait oublier votre corps et ses problèmes.

Il y a nage et nage. Mais à partir du moment où, même sur le dos, vous faites autre chose que flotter à la paresseuse, et où vous entreprenez de nager vraiment, cela implique des positions et des mouvements bien précis que tel supportera et pas l'autre.

Le crawl sur le ventre exige une cambrure lombaire qui se révélera intolérable pour celui-ci, parfaitement confortable pour celui-là. Même remarque à propos du mouvement du cou qu'entraîne la torsion de la tête pour respirer.

Quant à la brasse, elle vous amène à redresser la tête pour respirer, et certaines colonnes cervicales s'en accommodent médiocrement.

En fin de compte, seule la nage sur le côté, dite à l'indienne, est tolérée par tous ceux qui souffrent de la colonne, sous réserve qu'ils choisissent bien leur côté — celui, bien entendu, de la non-douleur.

Mais toutes ces indications restent sans valeur si on ne tient pas compte de la qualité technique du nageur, et si l'on ne fait pas intervenir le but poursuivi.

Si le nageur est un débutant, crispé, anxieux, dominé par la crainte de « boire la tasse », il ne profitera absolument pas des bienfaits de l'eau mais risque au contraire d'y trouver une nouvelle fatigue musculaire; aussi faut-il lui conseiller de ne s'y lancer que soutenu par des bouées; à cette seule condition, il pourra détendre ses muscles et accomplir des mouvements faciles. Si par contre il s'agit d'un nageur confirmé, la même remarque que nous avons faite à propos des sports en général vaut ici : sachant maîtriser ses mouvements, il saura tirer le meilleur parti des avantages que l'eau apporte à sa colonne.

Sport ou détente? Tout est là. Enfin il faut savoir ce qu'on veut demander à la natation. La considère-t-on comme un exercice sportif, destiné à faire travailler les muscles du dos au maximum? Le moins qu'on puisse dire est que ce n'est pas toujours souhaitable pour toutes les colonnes à problèmes. Ou bien y cherche-t-on une possibilité de détente physique et morale, dans un milieu agréable, en laissant tous ses muscles se relaxer et toutes ses tensions... se noyer? Alors aucune contre-indication n'est à formuler. C'est d'ailleurs de ce processus que relève la rééducation en piscine.

Deux précautions essentielles quand on a une colonne fragile : il faut s'assurer que l'eau est à bonne température; il faut aussi s'essuyer et se sécher sitôt sorti du bain.

Une réserve finale : la natation ne fait pas travailler les abdominaux — c'est-à-dire les muscles qui en ont généralement le plus besoin dans la protection vertébrale.

2. — *LE JUDO : PRUDENCE!*

Porté par les succès flatteurs de nos judokas de compétition sur la scène internationale, ce sport est actuellement en plein épanouissement en France. Les quelque 4000 clubs où il se pratique ne comptent pas moins de 300000 adhérents en activité, dont 10 % de femmes. Les jeunes fournissent une part non négligeable de ces effectifs : 70 % des judokas ont moins de seize ans.

Autant le préciser tout de suite : la colonne est une grande victime du judo. Aussi convient-il de vous montrer prudent, quels que soient l'attrait et la valeur éducative de ce sport, avant de le conseiller à vos enfants. Et si un examen détecte chez eux des signes quelconques de fragilité vertébrale, mieux vaudra les en détourner.

Il suffira pour vous convaincre de citer quelques faits, quelques chiffres et quelques témoignages autorisés.

La java des vertèbres. Les faits : le spondylolisthésis (glissement vertébral antérieur touchant essentiellement la cinquième lombaire) se révèle quatre fois plus fréquent au même âge chez les pratiquants du judo que chez les non-pratiquants. On nous objectera que cette malformation, souvent bien supportée, a été détectée chez des champions, qui n'en souffrent pas. Soit. Mais il ne faut pas faire de l'exception une règle. Il ne faut pas non plus nier l'évidence : ce sont les chutes répétées sur le sol qu'exige le judo qui sont essentiellement à l'origine de ce problème.

Les témoignages et les chiffres. Un médaillé olympique de judo, J.-C. Brondani, médecin rhumatologue écrit : « Il s'avère incontestable que la pratique du judo a des conséquences importantes sur la croissance du rachis... Chez les enfants, les ennuis lombaires ou cervicaux sont fréquents. On trouve parmi eux un pourcentage tout à fait impressionnant de dysplasies vertébrales (développement anormal des os) : 43 % de vertèbres aplaties, 91 % de vertèbres cunéiformes, témoignent des chocs répétés lors des mouvements stéréotypés et des chutes. » Même les plus jeunes ne sont pas à l'abri des douleurs : un sur six a des ennuis du cou, un sur dix des problèmes lombaires.

Un autre judoka-médecin, le Pr Vuillaumay, ceinture noire et rhumatologue, trouve 64 % de douloureux des lombes chez les ceintures noires. Étudiant un échantillon de pratiquants de 25 à 40 ans, il y découvre 11 % de spondylolisthésis contre 3 % chez les non-pratiquants, et 49 % d'affaissements discaux au lieu de 7 %!

Il faut vous faire une raison : si vous êtes tant soit peu menacé d'ennuis vertébraux, le judo n'est pas pour vous. Sinon, c'est un sport magnifique.

3. — *LE RUBGY : DES RISQUES*

Sport « viril » par excellence, le rugby est aussi un sport de « contacts » : placages entraînant des chutes violentes à pleine vitesse, chocs, torsions, mêlées en porte à faux. La colonne peut évidemment en être victime.

Il est vrai que les pratiquants appartiennent en général au modèle solide et résistant. Mais de peser un quintal et d'être baraqué en proportion ne met pas forcément à l'abri des ennuis vertébraux. La colonne peut se révéler moins robuste que les muscles.

Il semble à cet égard que l'évolution actuelle du jeu expose davantage la colonne cervicale aux traumatismes qu'autrefois : les « rentrées en bélier » avec plusieurs mètres d'élan ne sont certes pas faites pour la ménager. Pour supporter ces chocs, on s'efforce de renforcer les muscles du cou par des exercices de plus en plus sévères. Cela limite les risques mais ne les exclut pas.

Réprimer le jeu dur. D'une façon générale, on peut souhaiter pour les colonnes des pratiquants que les arbitres sachent se montrer plus sévères à l'encontre du « jeu dur »; car si le rugby n'a rien à gagner à ses excès, les rugbymen ont beaucoup à en redouter pour leurs vertèbres. Il faut fermer la « boîte à gifles »!

Quant aux accidents gravissimes, c'est-à-dire les fractures cervicales entraînant une paralysie, voire la mort, il s'en produit malheureusement. Mais ils restent très rares — plus rares peut-être que ne l'imagine le grand public, sensibilisé par le retentissement que la presse a donné à quelques cas récents.

Plus fréquentes, en revanche, sont les douleurs cervicales ou lombaires, soit durant la période où les joueurs sont en activité, mais davantage encore après l'âge de la retraite sportive. Et du côté de Béziers, de Lourdes, d'Albi ou de Clermont se promènent sans doute plus d'une lombalgie et d'une cervicalgie venues en droite ligne du Championnat ou du « Du Manoir ».

Deux recommandations pour les jeunes : avoir une colonne impeccable, et avant tout acquérir une bonne technique.

4. — *LE FOOTBALL : ATTENTION LA TÊTE!*

Tout le monde a entendu parler des problèmes méniscaux, des contractures et des tendinites des footballeurs : c'est le tribut qu'ils payent fréquemment à leur sport favori. Mais leur colonne n'a rien de particulier à en craindre, sauf sur un point.

Le jeu de tête est en effet une occasion de traumatisme cervical répété. Le joueur entraîné, possédant une bonne technique de « verrouillage » des muscles, peut limiter les risques. Néanmoins ceux-ci existent et, pour un sujet prédisposé, ne sont pas tout à fait négligeables.

La migraine du ballon rond. Le mécanisme de la migraine du footballeur ne vous est pas inconnu : c'est celui des maux de tête cervicaux dont nous avons parlé. Mais il peut se compliquer d'une irritation du système circulatoire vertébro-basilaire lorsque celui-ci est insuffisant, c'est-à-dire pour les individus chez qui l'irrigation de la partie postérieure du cerveau, assurée par les artères vertébrales, est diminuée en raison d'anomalies congénitales.

Au joueur victime de tels maux, on ne peut donner qu'un seul conseil : arrêter.

5. — *L'AVIRON : NE TIREZ PAS SUR LES LOMBES!*

Voici un grand responsable de douleurs lombaires. Peu de pratiquants y échappent totalement, tant le travail lombaire est considérable lorsqu'il faut tirer sur la pelle dans l'eau. En outre, ce mouvement d'extension alternant avec une flexion qui fait bâiller les vertèbres s'accompagne d'une rotation du tronc quand l'effort est violent.

Les lombes qui viennent du froid. Aussi ce sport est-il à déconseiller à tous les enfants qui présentent des risques de fragilité vertébrale. Quand on le pratique, il est indispensable de prendre un certain nombre de précautions : veiller à se faire une bonne musculature abdominale; éviter le froid sur les lombes, surtout lorsque le maillot est mouillé; savoir décontracter ses muscles après l'effort, en position allongée, les reins au chaud... et savoir interrompre la pratique de l'aviron si des incidents se produisent à répétition.

6. — *LE HOCKEY SUR GAZON : TORSION ET FLEXION*

Peu répandu en France, ce sport est moins dangereux qu'on pourrait le croire en voyant les joueurs manier leur crosse et taper sur une balle dure qui, lancée à pleine vitesse, devient un véritable projectile.

Toutefois, si les accidents graves restent l'exception, les traumatismes sont nombreux, et d'autant plus sérieux que le niveau du jeu se fait plus élevé. En outre, la colonne est soumise à de puissants mouvements de torsion dans des positions de déséquilibre et de flexion. Et les douleurs lombaires s'en trouvent favorisées.

7. — *LA GYMNASTIQUE DE COMPÉTITION : QUELQUES ANICROCHES*

Rien à voir bien entendu avec la gymnastique de M. Tout-le-monde. C'est le sport dont Nadia Comaneci a apporté la révélation à des centaines de millions de téléspectateurs à travers le monde, lors des Jeux olympiques de Montréal, avec ses défis à la pesanteur et sa façon de « danser l'espace ».

Vertèbre vole. Dans la pratique de cette voltige, les articulations des membres, les muscles et les tendons, sont évidemment victimes de traumatismes et de microtraumatismes répétés. Mais les vertèbres aussi peuvent être touchées : cervicalgies, lombalgies, voire tassements vertébraux, sont la conséquence de l'introduction de l'acrobatie dans les mouvements, ou de mauvaises réceptions au sol. Les professeurs d'éducation physique, qui souffrent souvent de lombalgies, les doivent en partie au fait que leurs programmes comportent désormais ce type d'exercices.

8. — *LE SKI : PLUTÔT A RECOMMANDER*

Il faut là encore distinguer le ski de compétition du ski d'amateur, pratiqué en père de famille. Le premier comporte des risques indéniables, dont la télévision fournit l'illustration spectaculaire lorsqu'elle montre descendeurs, slalomeurs ou sauteurs effectuant des cabrioles vertigineuses après avoir quitté la trajectoire, mais aussi lorsqu'elle met en évidence les trépidations que doit affronter la colonne lors des descentes à grande vitesse. Le second est peu traumatisant pour la colonne. Il peut même exercer sur elle des effets bénéfiques, et il arrive que des lombalgiques se sentent mieux après avoir descendu quelques pentes. En tout, il est rare que cette cure d'altitude et de neige aggrave leur cas.

Une recrudescence. Il semble toutefois que les nouvelles techniques et les nouvelles chaussures amènent le skieur à solliciter davantage que dans le passé les rotations de sa colonne. Ce qui expliquerait la relative recrudescence des douleurs lombaires après ski que l'on enregistre actuellement.

9. — *LE SKI NAUTIQUE : PLUTÔT A PROSCRIRE*

Il est beaucoup plus traumatisant que l'autre. Tous ceux et celles qui en ont tâté savent à quel point l'eau ressemble à de la tôle ondulée quand on glisse sur elle à toute allure, et combien retentissante est la gifle qu'elle vous assène lorsqu'on tombe. D'où torsions et latéro-flexions innombrables pour compenser les chocs dûs à la vitesse, et traumatismes provoqués par les chutes, pour les débutants. De nombreuses lombalgies s'ensuivent au retour des vacances.

Sciatique sur Léman. Je connais une sciatique paralysante qui a pris sa source sur le lac Léman... où elle a éclaté un an plus tard aux vacances suivantes. Il s'agissait, il est vrai, de quelqu'un qui avait pratiqué dans les plus mauvaises conditions : après plusieurs années d'interruption sportive, donc avec une colonne complètement déshabituée.

10. — *L'ESCRIME : ACCUSÉE PARFOIS A TORT*

Comme il s'agit d'un sport asymétrique par excellence, on lui a longtemps imputé la responsabilité d'aggraver les scolioses. C'est une légende. La scoliose vraie n'est pas la conséquence des mauvaises positions, et la fausse n'a pas besoin de l'escrime pour se manifester. Mais l'escrime peut favoriser des douleurs lombaires ou sciatiques, et surtout des épicondylites, à l'origine desquelles la colonne cervicale n'est pas toujours étrangère.

11. — *LE CYCLISME : LE DOS ET LES JAMBES*

Le vélo offre un avantage certain : il fait travailler les jambes, évite les inconvénients de l'arthrose et de la rouille des genoux, et muscle les cuisses. Nous connaissons déjà l'intérêt d'avoir des jambes suffisamment solides pour servir de relais à la colonne dans tous les mouvements de ramassage au sol. Ce sport remplit donc une fonction utile à l'équilibre vertébral.

Les douloureux du guidon. Mais par ailleurs le cyclisme présente des inconvénients certains en raison des vibrations qu'il inflige et des malpositions qu'il fait prendre, surtout lorsque le vélo est muni d'un guidon de course avec freins en bas du guidon : le dos s'arrondit tandis que la tête se redresse pour voir la route, ce qui n'est pas bien supporté par tous les douloureux du dos.

12. — *LE GOLF : TOUT DÉPEND DU SENS*

J'ai déjà attiré votre attention sur les caractéristiques très particulières de ce sport qui, par le mouvement de rotation nécessaire pour frapper la balle, toujours le même, agit comme une sorte de manipulation... dans le bon ou dans le mauvais sens ! De là vient que certains n'hésitent pas à vous dire : « Le golf me guérit de mon mal de dos », tandis que d'autres constatent : « Je ne peux plus y jouer. » Quant à ceux qui ne souffrent que d'une simple rouille articulaire, le golf ne peut que les améliorer aussi. J'ajoute que s'agissant d'un sport auquel on accède souvent à un âge relativement avancé, les pratiquants sont suffisamment raisonnables pour comprendre qu'ils ont intérêt à ne pas rechercher à tout prix la performance. En outre il est évident qu'une bonne technique peut permettre au joueur moyen de s'adapter et de ménager sa colonne.

Un problème de pivot. Si les golfeurs ne sont pas exempts de problèmes discaux dans la région lombaire, c'est plus souvent leur charnière dorso-lombaire qui, d'après mon expérience, est responsable de leurs douleurs. C'est elle en effet qui sert de pivot au mouvement de torsion du tronc, base du swing du golf, avec une rotation droite (qu'on peut limiter) pour armer le mouvement, et une rotation gauche (forcément totale) pour assurer un bon « finish » : cela, bien entendu, dans le cas d'un droitier. Surveillez donc votre douzième dorsale!

13. — *L'HALTÉROPHILIE : UNE BONNE ÉDUCATION*

Ne vous laissez pas impressionner par les mastodontes, pour ne pas dire les monstres, aux muscles gonflés à coup d'anabolisants, que vous montrent de temps à autre les reportages télévisés. Ils constituent l'extrême pointe, en forme d'exception, de ce sport dont la pratique normale — c'est-à-dire bien dirigée, jamais solitaire, et sans viser les performances qui « déforment » — constitue pour votre colonne une excellente éducation.

Ainsi que nous l'avons signalé au passage, c'est en effet la position de départ de l'haltérophile, jambes fléchies et dos droit, qui sert de modèle aux méthodes de prévention gestuelle enseignées dans les écoles de manutention. Elle doit vous servir de modèle également. L'action des jambes est essentielle pour « lever » un poids; ce sont les masses musculaires les plus puissantes du corps. Quant au dos plat, il permet d'éviter que la pression s'exerce uniquement au niveau des dernières vertèbres lombaires, et la répartit équitablement sur l'ensemble de la colonne vertébrale. Mais j'ai connu un ex-haltérophile de classe internationale qui a déclenché une mauvaise lombalgie en mettant un petit paquet dans le coffre de sa voiture!

A condition de garder la mesure. Pratiquée avec excès au rythme infernal de la compétition (mais c'est vrai de toutes les disciplines sportives) l'haltérophilie peut nuire à la croissance des adolescents. Utilisée avec mesure et méthode, une fois la croissance terminée, elle favorise au contraire leur développement équilibré, du point de vue tant moral que physique, en raison des qualités qu'elle encourage : il faut d'abord lutter contre soi. Elle est, d'ailleurs sous des formes variées, à la base des techniques de musculation qui sont si à la mode aujourd'hui. Mais, là encore, des excès ont été commis; il arrive que la musculation, quand elle dépasse certaines limites, nuise à la détente indispensable dans nombre de sports.

C'est dire la nécessité d'une surveillance attentive, exercée par un entraîneur compétent, qui saura enseigner la technique et doser les charges comme le rythme et la répétition des mouvements.

14. — *L'ÉQUITATION : DES PROBLÈMES POUR LES APPRENTIS JOCKEYS*

L'équitation, il est facile de le comprendre, sollicite particulièrement la colonne par les secousses qu'elle lui inflige (surtout le trot) mais aussi par la position arrondie qu'elle donne aux régions lombaires et dorsales. Toutefois, il convient une fois encore de nuancer l'analyse, selon qu'il s'agit de pratiquer l'équitation en amateur ou en professionnel.

A. Allemandou a consacré un travail intéressant aux jeunes apprentis jockeys. Sur 60 d'entre eux, âgés de 14 ans, il a constaté 12 cas de lombalgies, dont 5 ayant duré plus d'un an. C'est beaucoup, mais cela reste sans doute inférieur à la réalité. Comme le fait remarquer cet auteur, la motivation des enfants pour leur métier est telle qu'elle pousse bon nombre d'entre eux à refuser de consulter quand ils ont un ennui vertébral, et qu'elle conduit les autres à supporter des douleurs qui, dans beaucoup de professions, entraîneraient un arrêt de travail. Ces jeunes apprentis ont par ailleurs à accomplir bien d'autres efforts dangereux pour leur colonne : porter des seaux d'eau, soulever des bottes de paille à la fourche, etc... Cette rude existence n'a certes rien à voir avec la monte de concours hippiques, encore moins avec celle du cavalier de week-end qui monte une fois ou deux par semaine.

Le cheval qui soigne. Chez les cavaliers qui pratiquent beaucoup, la lombalgie est fréquente. Ce n'est pas étonnant. Ce qui peut le paraître davantage, c'est que certains ne trouvent de soulagement réel à leurs maux de dos que sur un cheval, ou lorsqu'ils montent régulièrement. C'est le cas d'un de mes patients, cavalier de concours, qui est sur sa monture quatre heures par jour, et qui souffre des lombes au bout d'un quart d'heure de station debout, ou lorsqu'il reste deux jours au repos.

On peut dire, au bout du compte, qu'un très bon cavalier n'est pas exempt de problèmes vertébraux, mais s'accommode parfaitement de ses douleurs à cheval. En revanche, un débutant chez qui le fait de monter aggrave ses douleurs doit s'arrêter.

Dans ce sport comme dans les autres, une excellente technique est la meilleure protection qui soit contre les ennuis vertébraux, ainsi qu'une bonne éducation physique.

15. — *LE TENNIS : DES REVERS POSSIBLES POUR LA COLONNE!*

Sport de compétition ou de loisir, le tennis est prisé dans tous les pays du monde. Bien que les problèmes vertébraux ne figurent pas parmi les conséquences majeures de sa pratique, plus d'un lumbago a démarré à la suite d'un service qui se voulait « canon » ou pendant un revers un peu appuyé.

Aussi convient-il de se montrer particulièrement attentif à l'égard de ce sport quand on est atteint de fragilité vertébrale. Avec ses déplacements rapides, ses arrêts brusques, ses contre-pieds, son service, le tennis sollicite beaucoup la colonne. Nombre de lombalgiques ont dû y renoncer parce que chaque partie se traduisait pour eux par un cruel rappel à l'ordre, soit en cours de jeu, soit le lendemain.

La lombalgie des petits joueurs et la cervicalgie des champions. Pourtant, comme nous avons déjà eu l'occasion d'en faire la remarque à propos d'autres sports, le problème ne sera pas le même pour le joueur qui dispose d'une excellente technique et maîtrise bien ses mouvements, mais demande davantage à sa colonne, que pour celui qui « renvoie les balles ». En schématisant, on peut dire que la lombalgie est plus fréquente chez les pratiquants de petit niveau, alors que ceux de haut niveau ont plus facilement des problèmes avec leur colonne cervicale, durement sollicitée au moment où ils frappent leurs services.

Le passionné de tennis qui vient de subir une crise de sciatique se demande avec angoisse s'il pourra reprendre le chemin des courts, et presse son médecin de lui en donner l'autorisation. Mais le médecin, à juste titre, se montre réservé. Il sait, comme nous ne l'avons que trop répété, que la victime d'un lumbago, à plus forte raison d'une sciatique, loin d'être immunisée contre une nouvelle attaque, se trouve au contraire beaucoup plus vulnérable qu'un autre. Mieux vaut donc attendre quelques semaines, voire quelques mois de plus, après une rééducation sérieuse, pour reprendre progressivement.

Mieux vaut aussi, quand c'est toujours le même mouvement — souvent le service — qui réveille la sensibilité vertébrale, savoir ne pas attendre le point douloureux, et limiter sagement l'extension du rachis.

Pour protéger les dos fragiles. Cette précaution particulière ne doit pas être la seule. En voici quelques autres, dont les vertèbres fragiles (et les autres) se trouveront bien :

— éviter les « quicks » trop durs, responsables de microtraumatismes répétés sur la colonne;

— débuter en survêtement et bien échauffer ses muscles avant l'effort;

— protéger ses lombes du refroidissement dès la fin de la partie, avec un pull-over noué autour de la taille ou avec une ceinture chaude comme on en trouve dans le commerce, et si possible une douche prolongée, à bonne température, sur la colonne;

— ne pas s'asseoir n'importe où et n'importe comment pour récupérer après l'effort.

16. — *UNE VEDETTE DES COURTS : LE « TENNIS-ELBOW »*

Mais le mal qui répand la terreur, la grande vedette des courts, est la douleur du petit relief osseux qui siège à la partie externe du coude, l'épicondyle. C'est le fameux « tennis-elbow », ou épicondylite, ou épicondylagie, que nous avons décrite au chapitre « Catalogue des douleurs » de la région cervicale.

Sans doute le tennis n'est-il pas le seul sport, ni même la seule activité, qui puisse déclencher l'épicondylite. L'escrime, à un moindre degré, le fait aussi. Et la taille des rosiers, ou le serrage des boulons peuvent avoir les mêmes conséquences pour un amateur peu entraîné. Mais c'est incontestablement la pratique tennistique, sans doute parce qu'elle touche un plus grand nombre de gens, qui en fournit l'illustration la plus fréquente et la plus spectaculaire. Lorsqu'elle est vive, l'épicondylite interdit de serrer la raquette ou de verser à boire. Plus modérée elle se manifeste surtout à l'occasion des revers ou au bout d'un certain temps de jeu, mais s'améliore parfois à mesure que les muscles s'échauffent.

Quoi qu'il en soit, elle est la hantise des amateurs et plus encore des professionnels, qui ont toujours dans leurs relations un ami obligé, « malgré tous les traitements », d'interrompre ses activités sur les courts à cause d'une épicondylite tenace.

Origine : l'irritation des tendons. D'où vient cette affection mineure mais redoutable? Il est habituel de considérer qu'elle est la conséquence du tiraillement excessif des tendons des muscles puissants qui s'attachent sur une toute petite surface d'os. Aussi la classe-t-on dans les maladies dites « d'insertion ». On la traite par des infiltrations locales d'anesthésique et de cortisone. Les cas rebelles, surtout aux États-Unis, sont opérés.

Les résultats de ces traitements sont divers. Les infiltrations se traduisent assez souvent par des succès : au bout d'une, deux, trois ou quatre injections, le patient se trouve soulagé et peut reprendre le cours de ses activités; mais on enregistre aussi des déboires nombreux, avec des récidives de plus en plus rebelles aux injections. Quant à la chirurgie, peu pratiquée en France, elle compte des réussites mais aussi beaucoup d'échecs. A mon avis elle ne convient qu'à un nombre infime de cas.

Une autre explication. Je vais plus loin : je ne pense pas que le mécanisme classiquement admis (irritation des tendons qui s'attachent sur l'os) corresponde à la majorité des cas. J'ai eu l'occasion de raconter au début de cet ouvrage l'histoire d'un champion qui fournit, parmi d'autres, un bon exemple de ce que j'avance.

En fait, j'ai pu remarquer que dans près des deux tiers des épicondylites il existe une vive sensibilité de l'articulation entre la cinquième et la sixième vertèbre cervicale, du même côté que l'épicondylite. Et j'ai pu constater que le traitement cervical — en premier lieu la manipulation si elle est possible, ou l'infiltration — apporte alors une amélioration parfois immédiate, souvent rapide (deux à cinq traitements), de la douleur du coude, même dans des situations très anciennes.

Dans d'autres cas, il existe un problème de coincement dans l'articulation du coude (8 à 10 % des épicondylites) et certaines manipulations dudit coude, associées ou non à l'infiltration de quelques gouttes de cortisone dans l'articulation, peuvent apporter le soulagement.

Ailleurs encore, l'articulation semble avoir perdu son jeu par suite d'une réaction de l'enveloppe articulaire (la capsule); c'est alors la mobilisation de cette articulation, conjuguée ou non à une infiltration intra-articulaire, qui vient à bout de la douleur.

Enfin, il existe des cas où il semble bien que ne se pose aucun problème de fonctionnement du cou et du coude, mais seulement une véritable douleur d'insertion, qui méritera l'infiltration du point douloureux.

Le facteur cervical. Comme on le voit, l'hypothèse couramment admise comme étant la grande, voire l'unique explication des épicondylites, ne rend compte en réalité que d'une minorité de cas. Et le traitement habituel, l'infiltration de l'épicondyle ne saurait donc suffire à tout résoudre. Cette infiltration peut cependant, au passage, soulager des douleurs procédant d'origines cervicales, ou d'avatars mécaniques du coude. Mais les récidives restent alors fréquentes, ainsi qu'une certaine fragilité résiduelle quand il existe, par exemple, un problème cervical.

Le facteur cervical en effet, s'il ne provoque pas directement l'épicondylalgie agit, selon moi, comme élément facilitant, dans des proportions qui dépendent du degré d'irritation de cette zone, variable dans le temps, et aussi de l'ampleur des sollicitations auxquelles le bras est soumis. C'est ainsi qu'il n'est pas rare de découvrir chez un sujet quelconque, au cours d'un examen supplémentaire, une sensibilité en C5-C6 accompagnée, du même côté, d'une douleur à la pression de l'épicondyle (comparée à l'autre côté), qui reste complètement ignorée du joueur, lequel pratique son sport favori sans problème et sans gêne. Mais que survienne un mouvement mal coordonné; ou que l'intéressé change sa raquette pour une autre plus lourde ou équilibrée en tête (il n'est pas inutile de signaler à cet égard que les raquettes en métal, avec un dispositif anti-vibratoire, semblent moins agressives pour les coudes fragiles); ou encore qu'il se mette à jouer avec des balles plus dures, voire renforce la tension de son cordage, et voilà que la douleur apparaît! Il est clair que s'il n'y avait pas eu cette facilitation par irritation minime de la racine nerveuse cervicale qui va à l'épicondyle, les mêmes tendons auraient été plus résistants, et que les mêmes causes n'auraient pas produit les mêmes effets.

17. — *UN TEST POUR LA DOULEUR DE COUDE DES JOUEURS DE TENNIS... ET DES AUTRES*

Pour apprécier l'intensité de la douleur épicondylienne, j'utilise les tests que voici : le patient me serre la main, fortement, et tandis que je lui oppose une résistance, tourne le poignet en dehors puis en dedans. Ces mouvements peuvent être plus ou moins douloureux, voire impossibles, et c'est le degré de difficulté de leur accomplissement qui constitue l'échelle du test.

On cote en effet : 0 s'il n'y a pas de douleur, 1 si elle est légère, 2 si elle est forte, 3 si le mouvement est impossible.

Un troisième mouvement est alors essayé : celui qui consiste à redresser le dos de la main, doigts tendus, contre la résistance que j'oppose avec ma propre main.

Les trois mouvements, rotation externe, rotation interne, extension de la main, sont testés dans un premier temps sur l'avant-bras plié à quatre-vingt-dix degrés, coude collé au corps, ensuite sur l'avant-bras étendu.

Quand la douleur a 20 sur 20. Au total, chacun des trois mouvements essayé dans ces deux positions fournit donc, à raison de 3 points par mouvement, un score maximal de 18, auquel vient s'ajouter une note de 0 à 2 pour mesurer la douleur qui se manifeste quand le bras est au repos. Soit une cotation finale de 0 à 20.

Cette cotation permet de juger avec précision de l'évolution de l'épicondylite, et aussi de l'efficacité immédiate de chaque traitement. Supposez, par exemple, que l'épicondylite paraisse relever d'une facilitation cervicale parce qu'on note du même côté une sensibilité de l'étage C5-C6 ou C6-C7. Si l'on cote 12 avant manipulation du cou et 6 immédiatement après, ce qui n'est pas rare, la preuve est faite : il existe bien un facteur cervical qu'il va falloir traiter.

Un problème voisin est posé par les douleurs d'épaule pour lesquelles l'examen révèle la responsabilité d'un ou plusieurs tendons, dont je cote la souffrance d'une manière similaire à celle que j'utilise pour l'épicondylite.

Ces tendinites d'épaule, fréquentes chez les lanceurs et les volleyeurs, sont souvent facilitées par un problème cervical qui rend plus sensibles les tendons soumis à contrainte. Le traitement cervical, s'il est justifié, peut transformer la situation. Encore faut-il qu'il soit bien fait.

18. — *LE SPORT ET LES ENFANTS : DES RÉFORMES INDISPENSABLES*

A quel âge prévoir l'initiation au sport et surtout l'entrée dans la compétition pour les jeunes? De nombreux facteurs entrent en jeu, notamment la nature du sport et l'état physique de l'enfant. Il n'est pas si facile d'en décider de façon rationnelle.

Les directeurs sportifs sont en général d'accord pour fixer à 8 ou 9 ans les débuts de la pratique, à 11 ou 12 ans ceux de la compétition. Des exceptions toutefois : l'aviron (dont nous avons vu l'influence qu'il exerce sur la colonne lombaire) et l'haltérophilie ne devront pas être abordés avant 14 ans; ni la lutte et la boxe avant 15 ans.

En fait, il ne saurait y avoir de règle absolue. Tout dépend :

1° de la façon dont le sport est pratiqué : intensive? mesurée? occasionnelle?

2° du niveau de l'enfant : est-il moyen? ou témoigne-t-il de qualités exceptionnelles? Auquel cas il sera tenté d'aller au-delà de lui-même, et par ailleurs subira la pression du milieu sportif qui l'entoure : entraîneurs, dirigeants du club, voire ses propres parents.

Pour une vraie surveillance médicale. La seule façon de résoudre correctement le problème, et d'éviter des erreurs qui pourraient se révéler dramatiques, est de soumettre l'enfant à des examens médicaux sérieux — cardiovasculaire et rachidien en particulier — puis d'assurer tout au long de la pratique, compétitive ou non, une bonne surveillance médicale. Ce qui implique un certain nombre d'évolutions et de mesures d'intérêt général.

Actuellement en effet, à ma connaissance, aucune fédération, aucune réglementation n'obligent les pratiquants — excepté les candidats au professorat d'éducation physique — à subir un examen radiographique systématique de la colonne vertébrale. Ce serait pourtant une précaution utile.

Dans le même esprit, il serait souhaitable de faire en sorte que l'éducation physique soit le sas d'entrée et la préparation à toute pratique sportive. Elle en est capable. Devenue attrayante, ayant rompu avec la gymnastique fastidieusement analytique d'autrefois, elle peut parfaitement se donner une finalité sportive, et former à des mouvements qui se retrouveront dans la discipline choisie, tout en donnant une base solide et une résistance accrue. On éviterait ainsi bien des mécomptes.

En effet, la pratique trop précoce du sport, sans éducation posturale préalable, fait presque toujours travailler la colonne lombaire en hyperlordose, c'est-à-dire en hypercambrure. Seuls de bons muscles abdominaux peuvent neutraliser cet effet, et c'est dans les premières années qu'il faut les acquérir; un travail musculaire entrepris à l'âge adulte, aussi intensif soit-il, n'aura pas le même résultat correcteur qu'une musculature abdominale solidement constituée avant l'adolescence, et fournissant l'élément essentiel de la protection vertébrale.

Entraîner le cœur aussi bien que les muscles. Ce ne sont pas seulement les muscles qu'il faut préparer tôt. Le cœur aussi doit être progressivement entraîné dans la première jeunesse, faute de quoi l'intensité de l'effort exigé par la pratique sportive risque d'avoir des conséquences sérieuses. La compétition moderne est ainsi faite qu'elle rend indispensable aussi bien une technique parfaite qu'une longue et précoce préparation.

Il ne faut pas se laisser abuser, à cet égard, par l'évolution que manifeste la jeunesse actuelle dans son apparence physique. Si l'on consulte les statistiques de l'armée, on constate que la taille moyenne des conscrits s'est accrue d'un centimètre tous les six ans entre 1900 et 1974. Mais cette élévation de stature s'est accomplie au détriment de la robustesse. Moins rustique qu'autrefois, notre jeunesse est plus vulnérable.

Une preuve parmi d'autres en est le nombre de ruptures de tendons d'Achille, accident naguère exceptionnel qui est devenu fréquent, même quand on ne peut pas en accuser le dopage ou les anabolisants.

Une mutation indispensable. Tout cela réclame une transformation profonde de nos attitudes et de nos méthodes face au sport.

Il faut que davantage de médecins se consacrent à la médecine sportive.

Il faut que cette discipline, qui n'est actuellement qu'une compétence acquise en un an, devienne une spécialité comme les autres, et qu'elle soit sanctionnée par un « Certificat d'Études Spéciales » (C.E.S.) préparé trois années durant après la fin des études médicales.

Il faut que les médecins de médecine sportive soient rémunérés en conséquence, et qu'ils cessent de travailler bénévolement, comme le font aujourd'hui la quasi-totalité d'entre eux.

Il faut que les entraîneurs et les éducateurs mettent au point des méthodes d'initiation adaptées.

Il faut surtout — c'est l'essentiel — que l'éducation physique soit la clé de voûte de tout cet édifice sportif, que les parents sachent le comprendre et qu'ils encouragent les enfants dans ce sens, au lieu de se faire, trop souvent, leurs complices pour « sécher » les cours.

Encourager le sport de masse. C'est le sport de masse en effet qu'il convient de considérer dans toute cette affaire, parce qu'il intéresse le plus grand nombre et parce qu'il est indispensable à l'épanouissement de l'enfant. Non seulement il développe en lui le goût de l'effort, mais il l'intègre à un groupe, à une équipe, en l'habituant à limer ses aspérités à celles des autres. Car s'il lui donne envie de vaincre, il lui enseigne également qu'on trouve toujours plus fort que soi et qu'il peut être plaisant ou exaltant, même si on n'est pas le meilleur, de participer à une œuvre collective.

19. — *LE SPORT APRÈS QUARANTE ANS : CONNAÎTRE SES LIMITES*

Si l'initiation des enfants au sport ne laisse pas de poser problème, il en va de même pour cette deuxième initiation qui constitue, après la quarantaine, le retour à des activités que l'on avait abandonnées. Tableau classique : Antoine P... a été dans sa jeunesse un athlète très convenable. Il sautait gentiment les haies, jouait arrière-gauche dans l'équipe de foot de son école de Commerce, et l'été venu connaissait des succès flatteurs en tennis dans les tournois de plages. Puis il est entré dans la vie professionnelle, s'est marié, installé à Paris. Pris par une activité intense, il a complètement délaissé le sport, se contentant de quelques longueurs de piscine au cours des brèves vacances qu'il s'accordait. Avec le récit quelque peu mythique de ses exploits d'antan, dont il régalait ses enfants dès qu'ils eurent l'âge d'apprécier, c'était là sa seule concession aux exercices physiques qu'il avait naguère si volontiers pratiqués.

L'homme qui s'est rencontré dans une glace. Les années ont passé, l'âge est venu. Avec lui, les kilos. Un jour au réveil, dans la lucidité amère du petit matin, Antoine P. s'est rencontré au détour d'une glace. Stupéfait. Ce profil empâté, cette brioche débordant de la ceinture du pyjama, ces muscles flasques, c'était lui? « Ce n'est pas possible! » s'est-il écrié. « Je vais m'y remettre. Et un peu sérieusement! »

Antoine P. est un homme de caractère qui, une fois prise une décision, s'y tient. Ses collaborateurs le savent, sa famille aussi. Il s'y est effectivement remis. En athlète. Recommençant à sauter des obstacles dans les bois qui avoisinent sa maison de campagne. Nageant comme à 20 ans, ou presque. Entraînant ses fils dans des compétitions de tennis enragées. Et pour faire bonne mesure, entreprenant de refaire lui-même le toit d'une grange.

Je l'ai vu arriver trois mois plus tard dans mon cabinet. Il traînait un très, très méchant lumbago. Après l'avoir soigné, comme il se plaignait par ailleurs d'un essoufflement tenace, je l'ai adressé à son cardiologue. Celui-ci, l'ayant examiné, lui a fermement conseillé d'interrompre au plus vite le cours de ses exploits, pour s'en tenir à des activités et surtout un rythme plus en rapport avec son état physique.

Trois ans de sciatique pour une demi-heure de ski. Un autre exemple typique est celui d'Anne-Marie M..., auquel je faisais allusion à propos des dangers du ski nautique. Anne-Marie M... était dans sa jeunesse une montagnarde très entraînée. Mère aubergiste dans un chalet proche du massif du Mont-Blanc, elle skiait comme d'autres font du lèche-vitrine et pour nourrir ses pensionnaires montait et descendait chaque jour des reliefs très pentus, un sac empli de provisions au dos. Mais lorsque Anne-Marie M... a quitté sa Savoie pour devenir journaliste et écrivain à Paris, elle a quitté aussi, sans espoir de retour, les activités physiques qui avaient tenu une si grande place dans sa vie. Participant en pleine jungle parisienne à toutes les tensions de la vie moderne, jonglant avec le temps pour mener de front sa carrière et l'éducation de ses trois filles, elle avait bien autre chose à faire qu'à penser au sport! Ce qui ne l'empêchait pas de conserver, à 50 ans, une silhouette intacte et un « cœur gros comme ça » de montagnarde qui n'a peur de rien.

Ce dynamisme a fini par jouer un très vilain tour à Anne-Marie M... En vacances à Évian, elle relève le défi d'un de ses gendres qui l'invitait à faire du ski nautique avec lui. Effectivement, en bonne skieuse de neige qu'elle a été jadis, elle réussit pour ses débuts un premier parcours très convenable, tout juste sanctionné par une ou deux chutes, sévères il est vrai. Fin de l'épisode. Mais de retour à Paris une lombalgie se déclare. Anne-Marie M... consulte un rhumatologue. Radios. Un bâillement en L4-L5 montre un disque qui a mal supporté ce traitement un peu rude. Mais comme il s'agit d'une femme, et d'une femme très nerveuse, on souligne la composante prétendument psychosomatique du problème. En fait de psychosomatique, après avoir traîné toute l'année une douleur rebelle Anne-Marie M..., revenue pour les vacances sur les bords du lac Léman, presque un an jour pour jour après son exploit, s'offre une magnifique, une spectaculaire sciatique hyperalgique qui dégénérera en sciatique paralysante. Aujourd'hui guérie, elle n'a pas complètement récupéré l'usage de ses muscles releveurs du pied. Mais elle s'est juré qu'on ne l'y reprendrait plus : ni à faire du sport de façon inconsidérée, ni à se laisser rouiller aussi complètement.

20. — *LES DIX COMMANDEMENTS DU « PLUS DE 40 »*

Ces deux cas illustrent bien les dangers d'une reprise trop brutale de l'activité physique, et plus généralement les limites que doivent s'imposer, la quarantaine passée, ceux qui pratiquent tel ou tel sport. Ces limites relèvent d'une prise de conscience qu'il est indispensable de faire, ou de refaire — en dix points :

I. — *Tout le monde y passe.* Après 30 ans se produit un vieillissement physiologique qui intéresse tout l'organisme, tous ses appareils, tous ses organes, tous ses tissus. Ce vieillissement, dans l'état actuel des connaissances, est inéluctable. Il ne vous épargne pas, même si dans les moments d'euphorie vous vous imaginez le contraire.

II. — *Dès la vingtième année.* Votre capital osseux en particulier se dégrade à partir de la vingtième année. Vos tendons deviennent plus fragiles. Vous pouvez être sujet à des atteintes cardio-vasculaires d'autant plus redoutables qu'elles ne sont pas toujours dépistables. Dans le même temps vos muscles, qu'ils soient bien ou mal entraînés, sont l'élément de votre corps qui vieillit le moins : d'où le risque de conflits entre eux et le reste de votre « carrosseur ».

III. — *Moins vite à 40 qu'à 20.* Il faut donc vous rendre à l'évidence : vous ne pourrez pas égaler vos anciennes performances. A 40 ans, on ne saute pas aussi haut, on ne court pas aussi vite ni aussi longtemps qu'à 20 ans — même si dans l'intervalle vous avez continué à pratiquer quotidiennement. C'est la loi implacable du sport — la loi de la vie.

IV. — *Attention aux reprises.* A plus forte raison est-il vain de vouloir marcher sur la trace de vos succès d'antan si vous avez interrompu la pratique sportive des années durant. Vain et dangereux. Des articulations rouillées et des muscles qui jouent la Belle au bois dormant, des kilos superflus, une respiration qui se transforme vite en souffle de forge vous rendent bien évidemment beaucoup plus vulnérable aux ennuis de tout genre, y compris les ennuis vertébraux.

V. — *Pas de paroxysme sportif.* Méfiez-vous, pour les mêmes raisons, des « accès sportifs » auxquels vous succombez de temps à autre lorsque vous sacrifiez l'espace d'un week-end, d'un séjour à la neige, ou de vacances au bord de mer, à des activités — natation, tennis, ski, voile, etc. — qui sont à la fois inhabituelles et intenses.

VI. — *Pas de sport-parenthèse.* Il est indispensable, pour limiter les risques, que vous fassiez précéder, puis que vous accompagniez, votre activité sportive d'un entraînement régulier grâce à la culture physique. Vraie à tout âge, cette règle l'est bien davantage encore après 40 ans. Le sport ne doit jamais être une parenthèse. Il doit prendre place dans un ensemble complet, et continu d'activités physiques.

VII. — *Mener une vie saine.* De même, le sport ne peut porter ses fruits — et vous épargner ses inconvénients — que s'il est le couronnement d'une vie équilibrée et saine : sans tabac, sans alcool, sans surmenage de toute sorte. En revanche vous devez apprendre à boire beaucoup d'eau lorsque vous pratiquez un sport, car la transpiration élimine celle dont votre rein a besoin pour dissoudre vos déchets.

VIII. — *L'endurance plutôt que la vitesse.* Après 40 ans, choisissez un sport d'endurance et de fond plutôt qu'un sport de pointe exigeant des efforts brutaux : ce qui vous amènera le plus souvent à choisir une autre discipline que celle que vous pratiquiez autrefois.

IX. — *Ne forcez pas.* Naturellement fuyez par-dessus tout l'esprit de compétition qui risquerait de vous amener à « forcer » et à dépasser vos limites. Vous ne devez matcher ni contre vous-même; ni contre les autres — et surtout pas contre les jeunes générations.

X. — *Faites établir votre « ordonnance sportive »*. Naturellement, ne commencez rien sans vous être plié à un contrôle médical très sérieux, notamment du point de vue de vos possibilités cardiorespiratoires durant l'effort. D'une façon générale seul le médecin est capable de vous indiquer avec précision les disciplines que vous avez intérêt à pratiquer, et dans quelles limites, à quel rythme, à quelles doses. Et tous les problèmes que pose le sport à un organisme qui a déjà beaucoup vécu et beaucoup lutté — comme aussi tous les bienfaits qu'il peut lui apporter — relèvent d'une consultation débouchant sur une « ordonnance sportive » assortie, dans le domaine qui nous intéresse, d'une « ordonnance vertébrale ».

Le sport est précisément une de ces occasions privilégiées de rencontre avec le corps dont nous évoquions la nécessité à la fin du précédent chapitre. Encore faut-il ne pas la rater, par impréparation, méconnaissance de soi ou excès. Au fond, le sport ressemble à l'amour; l'attention et l'adresse y sont le gage de la réussite. Il est vrai que l'amour, à sa manière, est un sport

X

PETIT WHO'S WHO DE LA MÉDECINE DU DOS

Qui est qui? C'est parfois évident et parfois ce ne l'est pas, dans un domaine complexe, encore souvent mal défini, et où s'entrecroisent des spécialités au nom savant. Aussi avons-nous jugé utile de vous donner une définition aussi claire et complète que possible des compétences et des attributions de chacun de ceux qui, à un titre ou un autre, à des niveaux différents, et parfois avec plus ou moins de bien-fondé, s'occupent des problèmes du dos.

1. — *DOCTEUR EN MÉDECINE*

Tout le monde sait ce qu'est un docteur en médecine. Il ne devrait pas y avoir de confusion sur le terme, ce qui n'empêche pas certains de se prévaloir, parfois, d'une qualification médicale qu'ils sont loin de posséder. Rappelons donc que la médecine demande sept ans d'études, après le baccalauréat, et que ce long parcours est assorti, chaque année dans toutes les matières, d'examens qui, les premières années, sont particulièrement éliminatoires.

2. — *MÉDECIN RHUMATOLOGUE*

C'est un médecin qui a obtenu sa qualification en rhumatologie, par l'obtention d'un Certificat d'Études Spéciales (en abrégé C.E.S.) en rhumatologie. Délivré au bout de trois années d'études — qui se font à la fin des sept années de médecine — ce certificat intervient à l'issue d'un examen donnant à ceux qui le réussissent le diplôme de spécialiste. Une autre voie, plus brillante, consiste à passer le concours de l'internat — difficile — d'une ville de faculté, et à faire son internat dans des services de rhumatologie.

Le domaine du rhumatologue, en France, est très étendu. Il couvre toutes les affections ostéo-articulaires qui ne relèvent pas de la chirurgie : vaste programme! Il peut s'agir aussi bien de rhumatismes « vrais » (par exemple pelvispondylite rhumatismale et polyarthrite rhumatismale, etc.) que d'affections métaboliques (la goutte) et dégénératives (l'arthrose). Mais ce spécialiste consacre une grande partie de son activité au diagnostic et au traitement des affections de la colonne qui sont de nature mécanique (lumbagos, torticolis, maux de reins, etc.), statique, posturale ou traumatique, ainsi qu'aux maladies du collagène (des tissus conjonctifs).

Autres pays, autres mœurs. La différence est spectaculaire avec ce qui se passe aux États-Unis, où le champ d'intervention du rhumatologue est très restreint : il ne s'y occupe que du rhumatisme vrai, justifiant *stricto sensu* son titre. Les maladies métaboliques et du collagène, elles, sont du ressort de la médecine dite « interne ». Enfin les affections vertébrales non rhumatismales, dans le système américain, sont confiées à l'orthopédiste, qui est avant tout un chirurgien — ce qui n'est pas toujours l'idéal; aussi certains médecins de médecine physique se sont spécialisés dans ce domaine.

3. — *MÉDECIN DE MÉDECINE PHYSIQUE*

Ce spécialiste, qui existe depuis longtemps dans les pays anglo-saxons, est en France un nouveau venu. Son titre officiel chez nous est « spécialiste en rééducation et réadaptation fonctionnelles » mais au lieu de cette appellation un peu longue, l'usage prévaut d'utiliser la traduction littérale de l'anglais. « physical medecine », ou de dire « médecin rééducateur ».

Pour acquérir cette spécialité, celui qui a terminé ses études de médecine va suivre le même processus que pour la rhumatologie . trois années d'études débouchant sur un examen national qui délivre un diplôme de spécialiste. C'est en 1965, à Paris, qu'a été créé le premier C.E.S. dans cette branche (Pr Grossiord). Depuis, dix facultés en France ont créé un enseignement qui y conduit.

Mais là aussi existe l'autre itinéraire : celui qui passe par l'internat, dont le concours se prépare durant les études de médecine, à partir de la quatrième année. Au bout d'une préparation de deux ans, le candidat se présente à l'internat d'une ville de faculté. Licence lui est donnée de concourir dans trois facultés, avec la possibilité de tenter sa chance trois années de suite avant d'être forclos. L'épreuve est très difficile, et on la réussit rarement du premier coup. Beaucoup de candidats, peu d'élus.

L'interne qui veut se spécialiser en médecine physique cherche à se faire admettre, en fonction de son rang, dans des services de rééducation et réadaptation fonctionnelles. Par la suite, s'il choisit de faire sa carrière dans la voie hospitalo-universitaire, il peut essayer de devenir chef de clinique assistant (c'est l'étape suivante); puis — mais les places sont très rares — maître de conférences agrégé (professeur agrégé) avec la possibilité, à partir de ce titre, d'être nommé chef de service, s'il existe un service libre, dans un hôpital universitaire (C.H.U.); et enfin professeur. Ceci est d'ailleurs vrai pour toutes les disciplines, y compris la médecine générale et la chirurgie.

Le médecin rééducateur dispose de plusieurs orientations. Son domaine de compétence couvre aussi bien le champ de la neurologie (paralysies de toute nature, hémiplégies, paraplégies, etc.), que ceux de l'orthopédie (rééducation des fractures, des traumatismes), de la rhumatologie (rééducation des handicaps du rhumatisme), ou de l'appareil respiratoire et cardiovasculaire. C'est que sa formation le conduit à être expert dans le fonctionnement des muscles, le déficit des nerfs, la rééducation par le mouvement avec toutes ses modalités et dans tous les compartiments. Mais le plus souvent il se spécialise et se dirige vers l'une ou l'autre de ces trois voies :

1) *Rééducation neurologique :* c'était autrefois la polyomyélite

qui était dans ce domaine la responsable numéro un des déficits; elle est aujourd'hui en voie d'extinction grâce à la vaccination; ce sont désormais les accidents de voiture, de deux-roues, ou les accidents vasculaires qui provoquent les grands handicaps.

Un autre domaine est celui des enfants handicapés par des lésions du système nerveux (infirmes moteurs, cérébraux, etc.).

2) *Rééducation des affections rhumatismales et orthopédiques :* ractures, scolioses, affections vertébrales.

3) *Rééducation respiratoire ou cardiovasculaire.*

Mais ce qui fait le domaine privilégié du médecin rééducateur, quelle que soit sa spécialisation, c'est l'étude des *techniques de médecine physique*. On désigne ainsi tout ce qui utilise des moyens physiques, matériels, pour le traitement et même le diagnostic : exercices thérapeutiques, thérapeutiques manuelles, massages, mobilisations, manipulations; utilisation des ressources de l'hydrothérapie, de la chaleur, du froid, de l'électricité, etc. Ce sont les médecins de rééducation qui ont mis en honneur l'ingénieux système de testing musculaire grâce auquel il est possible d'analyser les muscles un par un en cotant avec précision leur force respective.

4. — *CHIRURGIEN ORTHOPÉDISTE*

Il est spécialisé dans la chirurgie des os et des articulations. Il est passé par le concours de l'internat, et a effectué son internat dans des services spécialisés en orthopédie et traumatologie. Il a même été obligé, pour devenir un bon chirurgien, de prolonger son stage de trois ou quatre ans comme chef de clinique assistant. Après quoi, il choisit soit la voie de la clientèle privée, soit celle de la carrière hospitalo-universitaire, s'il pense avoir une chance d'obtenir l'agrégation qui, seule, lui permettra peut-être un jour d'avoir un service hospitalier à lui.

Dans le domaine qui nous intéresse, c'est le chirurgien orthopédiste qui opère les hernies discales, qui traite les grosses scolioses, qui fait les greffes vertébrales — comme nous le savons, celles-ci sont moins nombreuses qu'autrefois et ne s'appliquent plus qu'à des cas très sélectionnés.

5. — *NEUROCHIRURGIEN*

Il a la même formation et suit le même parcours que le précédent, mais dans des services de neurochirurgie. Il pratique la chirurgie du cerveau, de la moelle et des nerfs, et bien entendu opère les hernies discales.

6. — *MASSEUR-KINÉSITHÉRAPEUTE*

Ou simplement kinésithérapeute, ainsi que beaucoup préfèrent désormais s'intituler. C'est un auxiliaire médical, qui est au médecin de rééducation ce que la sage-femme est au gynécologue accoucheur. Il fait trois années d'études après le baccalauréat, ce qui marque une évolution par rapport à l'ancien système, où les études ne duraient que deux ans et où seule la première partie du bac était obligatoire: encore pouvait-elle être remplacée par un examen, dit d'équivalence, qui était en réalité des plus simples. Le niveau de recrutement s'est donc élevé.

La formation du masseur-kinésithérapeute porte sur l'application des massages et des techniques de rééducation dans différentes affections neurologiques, orthopédiques, respiratoires ou rhumatismales. Cette formation est dispensée en vue d'une fonction bien précise : il s'agit pour le kinésithérapeute d'exécuter les traitements qui lui sont obligatoirement prescrits par un médecin. Il ne peut, légalement, traiter aucun patient à défaut de cette prescription qui doit être à la fois qualitative (nature des soins) et quantitative (nombre de séances).

L'essor de la rééducation au cours de ces vingt dernières années a créé un besoin considérable en kinésithérapeutes, si bien que la profession a vu ses rangs se gonfler de façon spectaculaire. C'était devenu, en réalité, une profession à la mode, avec toutes les caractéristiques qui s'attachent à ce genre de phénomène : les études y étaient courtes (deux ans à l'époque), les débouchés fructueux, la demande en expansion. Dans la brèche ainsi ouverte se sont précipités nombre de jeunes filles qui trouvaient là une occupation susceptible de se prêter facilement au mi-temps, et quantité de garçons à qui était refusée la possibilité d'entreprendre des études plus longues ou plus difficiles ou qui, s'étant fait recaler en médecine, ne voulaient pas quitter pour autant le milieu médical.

Les choses ont changé depuis. Les postes vacants ayant été pourvus, les études allongées et rendues plus ardues, la profession trouve son point d'équilibre, avec un statut désormais transparent. Il est évident que le masseur-kinésithérapeute ne possède pas l'ensemble des connaissances requises pour établir régulièrement des diagnostics. Il n'en a pas le droit. Les actes qu'il est autorisé à pratiquer sont clairement établis par des circulaires ministérielles : il s'agit de massages, rééducation, application de chaleur et de certains courants électriques, à condition qu'ils soient prescrits par une ordonnance médicale. Et il peut utiliser des machines à traction vertébrale sous la réserve expresse que ce soit en présence d'un médecin « pouvant intervenir à tout moment ».

En aucun cas, par contre, le kinésithérapeute n'a le droit de pratiquer des manipulations vertébrales. S'il le faisait, il serait coupable d'exercice illégal de la médecine et en cas d'accident ou d'incident son assurance professionnelle ne le couvrirait pas. Il n'a d'ailleurs aucune compétence pour pratiquer ces techniques. Savoir faire craquer un dos est une chose. Utiliser rationnellement et à bon escient ces manœuvres complexes, en est une autre, qui relève du domaine médical. Votre kinésithérapeute peut être amené à traiter votre colonne s'il y a prescription de votre médecin, par exemple pour des séances de massages et de rééducation. Il doit se limiter à ce qui est ainsi défini, et ne pas couvrir du mot pudique de « mobilisation » ce qui est souvent, en réalité, une manipulation camouflée. Tout le risque serait pour vous.

Cela dit, il est très compréhensible que les masseurs-kinésithérapeutes aient envie de manipuler. Leur formation les y encourage : elle leur apprend à utiliser leurs mains. Mais les plus intelligents et les plus compétents savent que derrière les gestes — qu'ils sont parfaitement capables d'apprendre et de maîtriser — se cache ce qui est beaucoup plus important : une source de connaissances complexes qu'ils n'ont pas. Si votre kinésithérapeute ne veut pas vous manipuler, vous pouvez être sûr que vous avez affaire à un honnête homme. Il pourrait comme beaucoup vous faire une simili-manipulation, avec un peu de craquement, sans grand risque et sans grand effet ; vous seriez content et il ne passerait pas à vos yeux pour un attardé. S'il s'en abstient volontairement, c'est qu'il a de la probité mais aussi qu'il est instruit : car il faut beaucoup d'ignorance et d'inconscience pour manipuler la colonne vertébrale des gens sans formation médicale. Les accidents ne sont peut-être pas très fréquents, mais quand ils arrivent, ils arrivent bien.

Oui, faites confiance aux kinésithérapeutes qui ne manipulent pas.

7. — *CHIROPRACTEUR*

De ce que nous traitons des manipulations dans ce livre, s'ensuit-il que nous parlons de chiropraxie? En aucun cas. La chiropraxie utilise, il est vrai, certaines techniques manipulatives. Mais elle les enrobe d'une théorie sur le fond de laquelle nous ne nous prononcerons pas ici (nous l'avons suffisamment fait au passage ici et là) : pour elle toutes les affections trouvent plus ou moins leur origine dans des subluxations vertébrales ; la chiropraxie est donc davantage une conception de la maladie qu'un ensemble de procédés.

La question à laquelle il convient de répondre dans ce « who's who » de la médecine du dos est celle, si souvent posée, de savoir si « *Ce docteur en chiropraxie, diplômé de l'université Palmer de Davenport, est bien médecin?* ». Non. Il n'est pas médecin. Et l'université Palmer n'est pas une université. C'est une école privée que ses fondateurs ont baptisée « university », d'un mot qui, aux États-Unis n'a pas du tout le même sens qu'en France.

« *Mais pourtant il est bien docteur?* » Il l'est dans l'acception américaine du mot, qui est également différente de la nôtre. Aux États-Unis, un médecin se dit « physician » et a pour titre Medical Doctor : M.D., pour bien marquer la différence avec les « doctors » de toutes sortes qui fleurissent là-bas. Il existe par exemple des « doctors » en « naturopathy » qui ne soignent que par les éléments naturels et qui n'ont derrière eux que deux ans d'études, parfois moins. Tout comme on trouve des « Ph.D. en chiropraxie » qui ne doivent évidemment pas leur titre aux universités traditionnelles, mais se le sont délivré eux-mêmes, entre eux ! Or le titre de Ph.D. (docteur en philosophie) est le plus haut degré universitaire américain, dans toutes les matières scientifiques et littéraires.

« *Cependant ces chiropracteurs sont parfaitement légaux aux États-Unis. Ils peuvent y exercer. Ils sont même reconnus par le gouvernement. C'est mon chiropracteur qui me l'a dit.* »

Tout à fait exact. A l'exception de quatre ou cinq États qui les ont très longtemps refusés, les chiropracteurs ont pu exercer sur tout le territoire des U.S.A.; ils y sont acceptés au même titre que les naturopathes. C'est, encore une fois, qu'il s'agit d'un pays anglo-saxon, où les coutumes et les réglementations sont fort éloignées de ce que nous connaissons. N'importe qui peut s'y installer comme guérisseur en se parant de titres ronflants, délivrés par une faculté que l'intéressé, pour plus de sûreté aura créée lui-même. C'est facile et c'est légal, particulièrement en Grande-Bretagne aussi. A Londres, par exemple, vous pouvez si vous le désirez, ouvrir librement un cabinet, vous affubler du titre de professeur pour peu que vous vous le soyez attribué vous-même, et soigner comme « docteur » les gens qui se confieront à vous. La loi anglaise exigera seulement que vous ne vous fassiez pas appeler « Medical Doctor », et que vous ne cherchiez pas à faire croire à vos patients que vous l'êtes. Sous cette unique réserve, vous êtes en droit de vous faire l'apôtre d'une méthode que vous aurez inventée — appelons-la « titillothérapie », la science qui guérit par les chatouilles — et qu'éventuellement vous pourrez enseigner dans votre appartement à quelques adeptes. Du coup, vous aurez le privilège d'être professeur et directeur de l'Institut ou de la faculté de titillothérapie. Et vous pourrez même délivrer des diplômes de docteur en titillothérapie de la faculté de titillothérapie de Londres! Pourvu que vous payiez votre loyer et vos impôts, personne ne vous dira quoi que ce soit, et nul ne vous attaquera.

Cette tradition d'extrême libéralisme a imprégné l'Amérique à ses débuts et elle en conserve quelque chose. On peut s'en étonner ou sourire, la critiquer ou l'approuver, peu importe. L'essentiel est de savoir ce que les mots veulent dire ici et là, et de ne pas appliquer aux titres américains les critères qui servent à juger les nôtres. C'est de cette confusion fondée sur l'ignorance que jouent certains.

Est-ce que les chiropracteurs, aux États-Unis, sont traités par les médecins comme des collègues? Il n'y a aucun contact entre chiropracteurs et médecins, ceux-ci considérant ceux-là comme des charlatans. Cette opinion sévère ne procède de leur part d'aucun a priori, mais se fonde sur ce qu'ils voient et sur ce qu'ils lisent dans les dépliants édités par les chiropracteurs. Le code de déontologie américain interdit par ailleurs aux médecins, sous peine d'exclusion, d'avoir aucune relation professionnelle avec des chiropracteurs. Ceux-ci, en quatre-vingts ans d'existence, ont proliféré, atteignant le chiffre de 25 à 30 000 sur le territoire des États-Unis (où l'on compte 250 000 médecins). Mais ils ne sont jamais parvenus pour autant à faire reconnaître leur théorie comme une science valable, en dépit d'appuis politiques habiles et efficaces, et malgré des résultats évidents lorsque le traitement manipulatif était indiqué et qu'ils l'ont correctement appliqué. C'est que leur pratique est noyée dans un fatras de théories infantiles, inacceptables et qui, utilisant abusivement des termes techniques inadéquats, sont loin d'être sans risques. Cela sans compter les cas où les manipulations auxquelles ils procèdent s'exercent sur des subluxations imaginaires, pour des affections qui n'ont rien à voir avec la colonne. L'ignorance médicale des chiropracteurs leur interdit, en effet, de reconnaître les cas où la manipulation peut être dangereuse. Et cela, c'est grave.

« *Mon chiropracteur m'a pourtant dit qu'il a fait quatre ans d'études, autant qu'un médecin aux États-Unis.* » Il est possible que votre chiropracteur ait suivi durant quatre ans les cours — théoriques — des écoles de chiropraxie. Mais des enquêtes multiples ont montré que beaucoup de ceux qui exercent aux États-Unis n'ont reçu que deux ans de formation, ou moins. Au surplus, il faut savoir de quoi l'on parle; ce qu'on enseigne et à quel niveau se situe l'enseignement. Est-ce qu'une année d'études a le même poids et la même valeur partout : sur les bancs d'une boîte à bachot, à l'École polytechnique ou à Normale supérieure? En outre le niveau d'entrée est aussi bas et facile dans les écoles de chiropraxie qu'il est élevé et ardu dans les écoles de médecine après 2 ou 3 ans de préparation. En fait, les quatre années d'études médicales aux U.S.A. ne représentent que la période intensive de l'apprentissage théorique et il faut y ajouter trois ou quatre ans au minimum de formation pratique à plein temps. Si bien qu'au bout du compte, le temps total est comme partout dans le monde de sept à huit années, sans compter les stages complémentaires de deux à quatre ans qu'effectuent la plupart des étudiants.

« *Et dans l'armée et l'administration américaines, y a-t-il des chiropracteurs?* » Non, le chiropracteur qui fait son service militaire n'est pas traité autrement que le plombier ou le paysan.

« *Les choses n'ont-elles pas évolué récemment?* » Effectivement, une orientation nouvelle, timidement, se dessine aux U.S.A. Les écoles de chiropraxie, tout au moins certaines d'entre elles, tendent à améliorer leur niveau, et à s'écarter des billevesées des décennies passées. Parallèlement, les médecins américains deviennent un peu moins agressifs vis-à-vis des chiropracteurs. Ils sont d'ailleurs les grands responsables de l'implantation et du succès de ceux-ci : ils leur ont laissé le champ libre en négligeant l'étude médicale des manipulations. Ils commencent à présent à mesurer l'étendue de leur erreur. Par ailleurs les quelques 25 ou 35 000 chiropracteurs exerçant aux U.S.A. posent un problème social. Que faire d'eux dans un système de santé qui va se restructurer? Il est bien difficile de les caser dans l'état actuel de leurs connaissances. Aussi apparaît-il très vraisemblable que le gouvernement américain, dans les années à venir, fera pression pour que les écoles de chiropraxie élèvent progressivement leur niveau et se médicalisent, tout en abandonnant leur pseudo-philosophie. Alors il deviendra peut-être possible de leur faire suivre le même chemin que les ostéopathes, dont nous évoquons ci-après l'histoire.

« *Mais alors, quelle est la position des chiropracteurs diplômés des U.S.A. qui exercent en France?* » La situation est claire : ils sont purement illégaux. Sans même discuter de la valeur de leur doctrine — nous avons vu qu'il y a de quoi — bornons-nous à constater que toute personne qui exerce en France l'art de soigner doit être, d'une part docteur en médecine diplômé en France, d'autre part de nationalité française. Les chiropracteurs diplômés aux U.S.A. tombent donc sous le coup de la loi. Il en irait de même, d'ailleurs, pour un Français ayant obtenu aux États-Unis, en Angleterre ou au Japon le titre de docteur en médecine : il lui serait interdit d'exercer en France avant d'avoir repassé les examens français, ce qui est normal. Cela ne lui poserait pas de problème particulier, sinon de temps, car le niveau des connaissances est sensiblement le même dans ces différents pays. Mais pour les chiropracteurs, c'est un obstacle infranchissable. Il est bien évident qu'aucun d'entre eux n'est capable de passer un examen de médecine.

« *Il est donc déconseillé de s'adresser à un chiropracteur?* » Allez chez un chiropracteur si cela vous fait plaisir et tant mieux s'il vous soulage. Mais allez-y les yeux ouverts. Leur doctrine pseudoscientifique est débile et leurs techniques de manipulation (discipline qu'ils n'ont pas inventée, quoi qu'ils prétendent) ne sont ni uniques ni les meilleures.

8. — *OSTÉOPATHE*

Dans l'historique des manipulations, l'ostéopathe précède le chiropracteur. Il a aussi évolué différemment. Créée en 1874 aux États-Unis par le Dr Still, la première école d'ostéopathie se voulait une école de médecine normale. Elle mettait seulement l'accent sur l'importance de la colonne vertébrale dans les problèmes de santé. Mélangeant un peu tout, ce qui était excusable à l'époque, ces ostéopathes des origines nourrirent beaucoup d'illusions mais créèrent des techniques manipulatives remarquables. Ils ne s'écartaient d'ailleurs pas vraiment des chemins habituels de la science, et s'ils avaient fondé aux U.S.A. des écoles dissidentes, délivrant des diplômes de D.O., « docteur en ostéopathie », c'était pour y enseigner la médecine et la chirurgie orthodoxes, qu'ils essayaient d'éclairer de « philosophie ostéopathique »

Peu à peu, d'ailleurs, à mesure que la connaissance médicale progressait, les ostéopathes américains, à l'exception de quelques doctrinaires rigides, commencèrent d'abandonner leurs idées, ce qui était une bonne chose, mais aussi leurs manipulations, ce qui était regrettable. C'est ainsi qu'il y a quinze ans, l'École de médecine et de chirurgie ostéopathique de Los Angeles, en Californie, a abjuré : elle s'est convertie en École de médecine qui désormais délivre des titres de Medical Doctor (M.D.) et non plus de D.O., en obtenant le droit de troquer ce titre-ci contre celui-là pour tous ceux de ses anciens diplômés qui le désireraient. Certains ont refusé, fidèles à leur école et, plus ou moins, à leur doctrine. Mais beaucoup ont accepté un échange qui leur paraissait prestigieux, et le mouvement va sûrement gagner d'autres établissements. De toute façon, la puissante American Medical Association, qui groupe l'ensemble des M.D. américains, et qui est en quelque sorte, tout ensemble, un Conseil de l'Ordre, un syndicat, une association scientifique, a définitivement signé la paix avec les dissidents et considère désormais que les D.O. doivent avoir exactement les mêmes droits que les M.D. Fin d'un schisme.

Avant que l'École de Los Angeles se transforme, il y avait environ 15 000 ostéopathes aux États-Unis. Il doit en rester 8 000 en activité qui ont donc fait des études médicales complètes, simplement teintées d'une philosophie différente. Certains sont chirurgiens, d'autres spécialistes. J'en connais qui sont neurophysiologistes, ou électromyographistes. Ceux qui se sont évadés de la tradition n'utilisent plus les manipulations, car à leurs yeux elles faisaient partie intégrante de la philosophie ; abandonnant celle-ci, ils font une croix sur celles-là. Mais certains restent dans le droit fil de la doctrine : vertèbres et manipulations au premier plan, médicaments et chirurgie ensuite si nécessaire. Et le dernier carré des D.O. traditionnalistes déploie des efforts considérables pour essayer de démontrer, à la lumière des découvertes de la neurophysiologie moderne, que tout n'était pas faux dans les idées de Still et de ses disciples.

Je ne crois pas qu'ils y parviennent, car ils font fausse route. La place des manipulations n'est pas là. Elles ne sauraient avoir l'ambition de constituer, comme le professent les ostéopathes, une méthode capable de remédier à des maladies organiques en traitant certaines disrégulations vertébrales qui en seraient responsables. Elles sont seulement des gestes thérapeutiques qui s'appliquent à des dérangements vertébraux mineurs, engendrant des douleurs locales ou télécommandées — mais seulement des douleurs et la gêne qui s'ensuit. C'est tout et c'est beaucoup. La différence de conception semble une simple querelle de chapelle au lecteur non informé. Elle est en réalité fondamentale et modifie du tout au tout les indications et le mode d'emploi de ces traitements, comme la vision des progrès qu'on peut accomplir dans ce domaine. Il est permis de discuter aussi bien l'esprit de système des D.O. intransigeants que le renoncement de ceux qui n'ont pas conservé les manipulations, pour n'avoir pas su les appliquer à ce que je considère comme leurs seules indications valables : les dérangements mécaniques douloureux de la colonne.

Les médecins ostéopathes français

L'ostéopathie, même si l'on conteste ses approches théoriques, a le mérite de former un corps de doctrine cohérent. C'est pourquoi ceux des médecins français qui se sont intéressés aux manipulations ont immédiatement été attirés vers elle, et non vers la chiropraxie, aux théories infantiles et inacceptables pour un esprit scientifique. En outre, les techniques ostéopathiques leur ont paru d'emblée plus intéressantes que celles de la chiropraxie.

Le premier Français connu qui pratiqua l'ostéopathie fut, avant la guerre de 1914-1918, le Dr Moutin. Il a laissé un petit livre actuellement introuvable. Puis le Dr Lavezzari, venu de l'homéopathie, fut vers 1924 et pendant des années, le seul ostéopathe français. Mais autour de lui se forma progressivement un petit groupe de médecins qui se passionnaient pour les techniques manipulatives, et qui d'eux-mêmes s'intitulèrent « ostéopathes », bien que n'adoptant pas toutes les théories dont se réclamait cette école.

Après la deuxième guerre mondiale, dans les années 50, quelques jeunes médecins travaillant dans divers services où l'on étudiait les affections ostéoarticulaires, se rendirent compte sans s'être concertés de l'impuissance des traitements classiques qu'on utilisait dans diverses affections vertébrales courantes. Ayant entendu parler de l'ostéopathie par des voies variées, ils se retrouvèrent soit aux U.S.A., soit à Londres, où le groupement américain des écoles ostéopathiques avait créé une antenne pédagogique animée par des ostéopathes réputés; il s'agissait de répandre les idées ostéopathiques auprès des médecins européens, en cherchant auprès des M.D. d'Angleterre et d'ailleurs les points d'appui que l'ostéopathie ne trouvait pas aux États-Unis. Mais les quelques médecins français qui suivirent ces cours intensifs d'une année conservèrent les techniques... et lâchèrent la philosophie.

Par la suite, il m'appartint, sur la base des techniques ostéopathiques mais avec un point de départ tout différent, de construire un nouveau système de manipulations fondé sur des critères objectifs et des règles simples.

En 1951 s'était créé la « Société française d'ostéopathie », tous ces médecins se nommant volontiers ostéopathes, qu'ils acceptassent ou non la doctrine. Mais ensuite, ceux qui, pratiquant les manipulations, entendaient se démarquer de toute philosophie ostéopathique, se regroupèrent pour éviter toute confusion, au sein de la « Société française de médecine orthopédique ». Mais les biappartenants sont nombreux.

Voilà pour les médecins ostéopathes français.

Les masseurs ostéopathes ou les ostéopathes non-médecins

Il y a quelques années on vit apparaître des kinésithérapeutes qui s'intitulèrent d'eux-mêmes « masseurs ostéopathes » puis « ostéopathes » tout court, en toute simplicité. Ils se firent délivrer, ou se délivrèrent, des diplômes de « D.O. », initiales prêtant à confusion avec le sigle américain de « Doctor of Osteopathy », qui signifiaient tout bonnement « diplômé d'osthéopathie », ou même « Doctor »... comme notre docteur en titillothérapie. Ces parchemins, cela va sans dire, n'avaient rien à voir avec ceux qui sanctionnaient les études d'ostéopathie dans les écoles réservées aux médecins dont nous parlions; ils étaient dispensés dans des établissements privés, en Angleterre et en Suisse et même, pour un temps, en France, où fonctionnait une de ces usines à diplômes, peu exigeantes sur le niveau puisque certaines d'entre elles n'hésitent pas, en Grande-Bretagne, à accorder le fatidique D.O. après quelques cours de fin de semaine! Il est vrai que ces ostéopathes d'un genre particulier ne s'en contentaient pas toujours, quelques-uns poussent l'inconscience jusqu'à s'intituler non seulement « D.O. », mais « Ph. D. » : c'est aux États-Unis, en toutes disciplines, le grade scientifique le plus élevé de l'Université, une sorte de doctorat universitaire particulièrement difficile à obtenir.

Attention donc aux osthéopathes non-médecins.

9. — *MÉDECIN MANIPULATEUR*

Il est médecin et il est manipulateur. Encore faut-il qu'il soit aussi bon manipulateur que bon médecin. Certains généralistes se sont perfectionnés dans la connaissance de la pathologie vertébrale et ont appris avec persévérance les techniques manipulatoires. Ils peuvent y atteindre un degré de compétence digne d'estime. Néanmoins, il est évident qu'un médecin qui a subi une formation spéciale en matière de pathologie osseuse et articulaire comme le rhumatologue, est plus à même de poser un diagnostic difficile et de suivre un problème délicat. Il en va de même pour le médecin spécialiste en rééducation et réadaptation fonctionnelles, ou médecine physique : il est amené à s'occuper de la rééducation de ces affections, il est expert en techniques gymniques et il a appris à se servir de ses mains. Cette formation lui fournit une excellente base pour apprendre bien, et appliquer au mieux, les techniques manipulatives.

Depuis longtemps, certains départements de rhumatologie ou d'orthopédie, aussi bien à Paris qu'en province, se sont attaché les services de médecins manipulateurs de qualité. Et ceux-ci, dans la mesure de leurs moyens, ont chacun formé quelques disciples qui en ont instruit d'autres. Espèce de course de relais de la connaissance : toutes les spécialités ont commencé ainsi. Puis les thérapeutiques nouvelles firent leur première apparition officielle dans un programme d'enseignement spécialisé. Ce fut pour commencer dans celui du Certificat d'Études Supérieures (C.E.S.) de rééducation et réadaptation fonctionnelles de Paris, où elles se développèrent sous forme de stages de 6 mois jusqu'à ce qu'apparût la nécessité de les constituer en programme indépendant, plus complet; malgré la formation médicale poussée des étudiants qui entreprennent de s'initier à ces techniques, une année de cours et de travaux pratiques intensifs n'est pas de trop pour les leur enseigner avec leur juste application; il semblait difficile de prélever cette année pour les seules techniques manipulatives, sur les trois que dure le C.E.S. de rééducation et réadaptation fonctionnelles. D'où cette réforme, et la création en 1970, grâce aux doyens Grossiord et Milliez, du « diplôme d'université en médecine orthopédique et thérapeutiques manuelles » à la faculté Broussais Hôtel-Dieu (Université Paris VI) dont j'ai la charge avec mon équipe. Un enseignement similaire a par la suite été créé à Marseille par des collègues amis (Pr Bardot).

Avec le temps, il est vrai, les choses ont évolué et la matière s'est enrichie. La méthode a été complétée. Le mécanisme de certaines douleurs vertébrales a pu être clarifié. Les traitements à leur opposer ont vu considérablement s'accroître leur précision et leur efficacité. Aux thérapeutiques classiques puis aux thérapeutiques manipulatives sont venues se joindre des procédures tantôt originales, tantôt constituant des variantes de traitements existants, mais toujours simples dans leur conception. C'est cet ensemble qui constitue ce qu'on appelle la *médecine orthopédique,* expression clairement adaptée au traitement médical de la colonne et des articulations qui présentent des problèmes de nature mécanique, ainsi qu'aux moyens physiques dont ce traitement est constitué en bonne part.

Ainsi la manipulation trouve sa place dans un ensemble de mesures. Elle peut suffire à elle seule. Elle peut, à l'inverse, se révéler contre-indiquée. Elle est le plus souvent associée en proportion variable à d'autres mesures utilisées simultanément ou successivement, mais toujours dans un ordre adapté à chaque cas. Bref, c'est un acte médical, dépendant du diagnostic et fondé sur les constatations du moment.

10. — *NATUROPATHE*

Les tenants de cette doctrine sont la vivante preuve qu'à partir de réflexions raisonnables, on peut déboucher sur des actions qui le sont beaucoup moins. La naturopathie dont ils se réclament prétend utiliser exclusivement des moyens naturels pour traiter et guérir les malades. Malheureusement ces praticiens ne sont pas médecins, et comme toujours, les titres ronflants dont ils se parent sont en proportion inverse du niveau de connaissance qu'ils possèdent. Diverses écoles ou soi-disant « universités » fabriquent ces « docteurs en naturopathie ». Il en existe une en banlieue parisienne dont les diplômes se prétendent valables en Angleterre. De quoi impressionner les populations quand on ne sait pas — comme vous le savez désormais — que chez nos amis britanniques n'importe qui peut se qualifier docteur en n'importe quoi, et exercer librement, à la seule condition de ne pas se faire passer pour docteur en médecine. Affaire de traditions et de mœurs.

Ces groupes de naturopathes comptent sûrement dans leurs rangs des esprits bien intentionnés. Aussi longtemps qu'ils se contentent de prôner une vie saine, ils ne font de mal à personne, et même peuvent être collectivement utiles en rappelant certains préceptes de bon aloi... Mais à partir du moment où l'on entreprend de s'attaquer à la maladie, il serait sans doute préférable... de connaître un peu la médecine!

11. — *ÉTIOPATHE*

L'étiopathie est la dernière venue au royaume des pseudo-médecines, dites « parallèles », dont l'actuelle floraison, au même titre que celle des sectes, constitue une manifestation de plus du désarroi de nos contemporains face aux menaces qui pèsent sur le monde, et de leur recherche d'une nouvelle magie, ou d'un nouveau sacré. Comme l'Église, la médecine a ses schismes et ses caricatures, voire ses sorciers.

L'étiopathie, quant à elle, n'est que le démarquage d'un mélange de chiropraxie et d'ostéopathie dans ce que cette dernière a de plus discutable. Mais à la différence des ostéopathes médecins, qui se donnent le mal d'acquérir une vraie connaissance médicale, les étiopathes reçoivent leurs diplômes d'une école privée, en Suisse. Rien de très sérieux, d'ailleurs, dans ce qu'ils professent. Certes ils peuvent parfois soulager lorsque par chance leur manipulation est faite à bon escient dans un cas approprié, mais pour le reste beaucoup de délire. Ne prétendent-ils pas traiter certaines affections en « réajustant » les os du crâne qui se seraient déplacés les uns par rapport aux autres! Tout à l'avenant. Leur programme s'étendrait sur quatre ans... Mais chaque année ne comporte que deux mois d'études.

L'outrecuidance intellectuelle de certains pratiquants de cette « méthode » semble n'avoir d'égale que leur méconnaissance médicale de la pathologie vertébrale. C'est normal. Mais rien n'est plus dangereux que cet étalage de fausse science. Mieux vaut, à tout prendre, pas de références scientifiques du tout que des références « bidon ». Les rebouteux, eux, au moins, ne cherchent pas à vous impressionner par leurs titres. Quant à moi, je me confierais beaucoup plus volontiers à l'un d'entre eux — s'il a fait ses preuves — qu'à tous ces « diplômés » sans diplôme.

EN GUISE DE CONCLUSION

ONZE APHORISMES POUR LE DOS

1. Ne forcez jamais une colonne douloureuse. Le petit théâtre vertébral ressemble à celui des armées, les téméraires y sont plus exposés que les autres.
2. Recherchez en toutes circonstances la position qui vous soulage : le masochisme vertébral n'a jamais arrangé une colonne.
3. Qui bien se connaît bien se protège. Une fois repérée la région fragile de votre dos, sachez la mettre à l'abri, et d'abord à l'abri du froid.
4. Lorsqu'en position assise vous avez à vous retourner, prenez garde de ne pas tordre votre colonne. Le dossier le plus urgent, la marche arrière la plus réussie et la plus jolie fille du monde (ou le plus beau garçon) n'ont jamais mérité un mal de dos ou de cou.
5. Sachez adapter votre sport favori aux possibilités de votre dos ; les stades sont pleins de lumbagos, de dorsalgies et de cervicalgies qui cherchent preneurs.
6. La gymnastique préventive ou rééducative ressemble aux placements en Bourse : si on ne la suit pas tous les jours, ses intérêts s'amenuisent.
7 Ne laissez pas traîner une douleur même légère qui n'en finit pas de vous tarabuster. Traînez-la plutôt chez le médecin.

8. Si vous avez le dos fragile, choisissez-vous une femme (ou un mari) tendre pour le soigner et des sièges fermes pour le protéger.
9. Les non-médecins qui prétendent soigner les douleurs vertébrales ont au moins deux points communs avec certains hommes politiques ils ne sont pas avares de promesses et c'est sur votre dos qu'ils les font.
10. La grande différence entre la gourmandise et la paresse, c'est que les caramels mous font mal aux dents, tandis que les lits mous font mal au dos.
11. On n'a jamais vu une rivière remonter à sa source ni une vertèbre usée se refaire. Vous n'avez qu'une colonne et on ne vous fera pas d'échange standard. Ménagez-la donc.

TABLE DES MATIÈRES

Troisième partie
LE CATALOGUE DES DOULEURS DE DOS

Quatrième partie
COMMENT GUÉRIR ET PRÉVENIR LE MAL DE DOS

La santé

Derniers titres parus
en **Marabout Service**

Scarsdale, régime médical infaillible

Dr Herman Tarnower & Samm Sinclair Baker

Perdre 8 kilos en 14 jours et ne plus jamais les reprendre est-ce un rêve ? Non, une réalité avec la méthode « Scarsdale ».
Conçue par l'éminent cardiologue Herman Tarnower, la méthode « Scarsdale » permet, par une alternance de régimes, de perdre rapidement des kilos, et d'acquérir des habitudes alimentaires qui vous mettront à l'abri des rechutes.
Un programme complet et varié : classique, gourmet, végétarien ou exotique, mais toujours efficace.
Plus de 70 menus et 100 recettes.

Marabout Service n° 459

Vaincre les diabètes

Maurice Frémont

Oui, on peut vivre heureux et être diabétique !
Cet ouvrage clair et précis répond à toutes vos questions :
— le mécanisme de la digestion : le rôle des lipides, glucides et protides, celui du pancréas, du foie, des reins
— les perturbations du métabolisme, les « maladies sucrées » : qui peut en être atteint, quels en sont les

symptômes ?
— comment soigner les diabètes : les cures thermales, les traitements allopathiques.
— l'insuline : quel est son rôle ? comment l'administrer ? tous les diabétiques en sont-ils dépendants ?

Sous le pseudonyme de Maurice Frémont se cache un journaliste scientifique connu, auteur de nombreux livres à grand tirage.

Marabout Service n° 526

Etes-vous spasmophile ?

Dr Henri Rubinstein

Des malaises vous rongent. Personne ne veut croire que vous êtes vraiment malade :
— vous êtes fatigué le matin, vous êtes anxieux et déprimé
— vous avez les cheveux fragiles, les ongles mous, la peau hyper-sensible
— vous avez des crampes musculaires, des fourmillements, les paupières qui sautent
— vous êtes frileux, vous avez l'impression d'étouffer, d'avoir « une boule dans la gorge »
— vous êtes constipé, vous avez une colite spasmodique, de l'aérophagie...

La spasmophilie est une maladie métabolique mal connue qui touche huit à dix millions de Français. Pour la première fois le docteur Henri Rubinstein fait le point sur cette affection et ses traitements.

Marabout Service n° 532

Le guide marabout de l'acupuncture à la psychanalyse

Dr Ch. Houri & Dr J.C. Hachette

Au-delà de l'aiguille, deux médecines se rencontrent. Si elles ont été contestées parfois, elles passionnent toujours.
— les grands principes de l'acupuncture
— les énergies, les méridiens et les points
— les valeurs symboliques de l'aiguille
— les rapports sado-masochistes : la pénétration
— l'importance du dialogue médecin-malade
Découvrez ainsi les possibilités insoupçonnées de l'acupuncture dans les traitements des névroses, des manifestations psycho-fonctionnelles et des affections psychosomatiques.

Marabout Service n° 516

Les hommes préfèrent les rondes

Dr Pierre Dukan

Les douces rondeurs de la féminité enfin réhabilitées.

Si vous êtes ronde sans être obèse, si la mode vous décourage parfois, lisez ce livre qui vous ravira, car :
— de tout temps les courbes féminines ont été louées
— si les hommes sortent avec les minces, ils rentrent avec les rondes
— Les magazines qu'ils feuillettent attentivement présentent des seins et des fesses...
Vous qui croyez avoir des « kilos en trop », avec beaucoup de bon sens, et d'humour, le docteur Dukan, auteur de plusieurs livres sur la nutrition, l'obésité et la cellulite, vous convaincra que la belle rondeur est le signe sexuel le plus authentiquement féminin.

Marabout Service n° 524

La conscience du corps

Moshé Feldenkrais

Pour tirer parti de la totalité de votre potentiel physique et intellectuel, Moshé Feldenkrais vous propose une méthode fondée sur les découvertes les plus récentes de la neurologie et de la physiologie.

— Prenez conscience de votre corps et de toutes ses fonctions
— Par des exercices appropriés, apprenez ce dont vous êtes capable et ce qui vous est bénéfique
— Par une volonté bien dirigée, accroissez votre vitalité et éloignez la maladie

En appliquant la méthode de M. Feldenkrais, vous développerez des qualités physiques nouvelles, vous verrez vos facultés intellectuelles augmenter et vous trouverez un équilibre psychique bienfaisant.

Marabout Service n° 540

La santé chez Marabout

Marabout Service

Le guide pratique d'**acupressing,** H. CZECHOROWSKI	MS 456 [04]
Le guide pratique de l'**acupuncture à l'acupressing,** Dr GRIGORIEFF	MS 422 [06]
Acupuncture et psychanalyse, Dr J.C. HACHETTE & Dr Ch. HOURI	MS 516 [06]
Le guide pratique des **aphrodisiaques,** Dr M. LENOIS	MS 394 [04]
Le livre des **bonnes herbes,** P. LIEUTAGHI T.1.	MS 323 [05]
Le livre des **bonnes herbes,** P. LIEUTAGHI T.2.	MS 324 [05]
Comment vivre sans tensions, BOIREL	MS 454 [04]
La **conscience du corps,** M. FELDENKREIS	MS 540 N
Vaincre les **diabètes,** M. FREMONT	MS 526 [04]
Diététique et art de vivre, J. TREMOLIERES	MS 393 [06]
Le guide de la **diététique,** Dr E.G. PEETERS	MS 166 [09]
Soigner notre **enfant**, Drs G. RATEL, J. RICHARD & Ph. SAGLIER	MS 434 [09]
Gastronomie de la diététique, Dr A.F. CREFF & L. BERARD	MS 420 [06]
Exercices de **hatha-yoga**, J. DIJKSTRA	MS 353 [06]
Le dictionnaire Marabout de l'**homéopathie,** C. HAUMONT	MS 348 [06]
Les **hommes préfèrent les rondes,** Dr DUKAN	MS 524 [04]
Kiai, guide pratique d'éveil et de relaxation, A.L. MEYER	MS 440 [04]
Le guide pratique des **massages,** H. CZECHOROWSKI	MS 333 [04]
Le guide Marabout de la **maternité**, G. GUIDEZ	MS 285 [06]
Le dictionnaire Marabout de la **médecine,** T.1.	MS 329 [10]
Le dictionnaire Marabout de la **médecine,** T.2.	MS 330 [10]
Le dictionnaire Marabout des **médecines naturelles,** T.1.	MS 238 [09]
Le dictionnaire Marabout des **médecines naturelles,** T.2.	MS 239 [09]
Le guide Marabout de la **médecine psychosomatique,** Dr J.C. HACHETTE & N. LEBERT	MS 364 [08]

La **pharmacie du bon Dieu,** F. BARDEAU	MS 366 [07]
100 **plantes**, 1000 usages, Y. ROCHER	MS 321 [09]
Les **pratiques chinoises de santé,** D. de WESPIN	MS 421 [04]
Le guide Marabout de la **relaxation et de la sophrologie,** C. HAUMONT	MS 382 [05]
Remèdes de grand-mère, G. MILLANVOYE	MS 444 [04]
Savoir **respirer,** M.F. ELLIOT	MS 493 [02]
Scarsdale, régime médical infaillible, H. TARNOWER & S.S. BAKER	MS 459 [06]
Les **secrets du docteur,** A. LEMAIRE	MS 363 [07]
Le guide pratique de la **sophrologie,** Y. DAVROU & J.C. MAQUET	MS 484 [04]
Etes-vous **spasmophile** ? Dr H. RUBINSTEIN	MS 532 N
Le guide Marabout du **Yoga**, J. TONDRIAU & J. DEVONDEL	MS 79 [07]
Le **Yoga des yeux,** M. DARST CORBETT	MS 373 [06]
Yoga pour elle, E. LONGUE	MS 399 [06]
Guides astrologiques de **santé**, G. CYRUS	
Bélier	MS 601 [01]
Taureau	MS 602 [01]
Gémeaux	MS 603 [01]
Cancer	MS 604 [01]
Lion	MS 605 [01]
Vierge	MS 606 [01]
Balance	MS 607 [01]
Scorpion	MS 608 [01]
Sagittaire	MS 609 [01]
Capricorne	MS 610 [01]
Verseau	MS 611 [01]
Poissons	MS 612 [01]

Marabout Flash

Allergies (les)	FL 363
Cellulite (la)	FL 374
Contraception (l'ABC de la)	FL 362
Forme (en pleine)	FL 13
Frigidité et impuissance	FL 406
Guérir mieux par la diététique	FL 320
Gymnastique chez soi (la)	FL 105
Gymnastique de détente à toute heure	FL 360
Gymnastique du 3e âge (la)	FL 437
Homéopathie (l')	FL 368
Infusions & tisanes (les)	FL 446
Insomnies (les)	FL 421
Maigrir sans larmes	FL 46

Maquillage et soins de la peau (ABC)	FL 418
Maux de dos (les)	FL 395
Médecines naturelles (les)	FL 376
Ménopause (la)	FL 432
Migraines et maux de tête	FL 394
Rhumatismes et névrites	FL 405
Santé par les plantes (votre)	FL 74
Vaccins (les)	FL 386
Vitamines naturelles (les)	FL 371
Yoga psychosomatique (le)	FL 422

Superflash

13 — Diététique
14 — Yoga
15 — Rhumatismes
16 — Votre foie
17 — Maux de tête
19 — Maigrir

Psychologie et sexualité chez Marabout Service

Psychologie

Acupuncture et psychanalyse, Dr J.C. HACHETTE & Dr Ch. HOURI	MS 516	[06]
Le guide Marabout de la **chiromancie,** MIR BASHIR	MS 374	[06]
Comment leur dire, Dr MARCELLI	MS 431	[04]
La **conscience du corps,** M. FELDENKREIS	MS 540	N
Les **dessins d'enfants** et leur signification, A. OLIVERIO FERRARIS	MS 297	[06]
La **dynamique mentale,** C.H. GODEFROY	MS 365	[07]
Vaincre la **dyslexie**, R.H. BORDESOULES	MS 500	[06]
Le guide Marabout de la **dyslexie,** P. LEUNEN	MS 542	N
Comment connaître son **enfant**, Dr A. RIDEAU	MS 438	[06]
Comprendre les **femmes**, P. DACO	MS 250	[09]
Connaissez-vous par la **forme de votre visage,** L. UYTTENHOVE	MS 525	N
Le guide Marabout de la **graphologie,** A.M. COBBAERT	MS 337	[06]
Le **langage efficace**, F. RICHAUDEAU	MS 360	[08]
La **lecture rapide,** F. RICHAUDEAU	MS 102	[07]
Les voies étonnantes de la **nouvelle psychologie,** P. DACO	MS 480	[09]
Développez vos **pouvoirs invisibles,** Y. BOURDOISEAU	MS 340	[04]
Les **prénoms**, un choix pour l'avenir, C. MERCIER & P. DACO	MS 369	[09]
Prophéties jusqu'à la fin du siècle, M. de SABATO	MS 543	N
Les triomphes de la **psychanalyse,** P. DACO	MS 29	[09]
Psychologie de la création, G. & B. VERALDI	MS 230	[06]
Les prodigieuses victoires de la **psychologie moderne,** P. DACO	MS 15	[09]
Que suis-je ? S. DURVILLE	MS 362	[09]
Répondre aux enfants jusqu'à l'adolescence, C. COTTI	MS 334	[05]
L'interprétation des **rêves**, P. DACO	MS 341	[07]
Le théâtre des **rêves,** L. UYTTENHOVE	MS 539	N
Le sommeil et les **rêves,** MONNERET	MS 455	[06]
Dictionnaire des **sciences occultes,** J. TONDRIAU	MS 491	[06]
Connaissez-vous par votre **signe astral,** J. de GRAVELAINE	MS 318	[04]

Connaissez-vous par votre **signature,**
L. UYTTENHOVE MS 521 [06]
Le **sommeil** et les rêves, MONNERET MS 455 [06]
Le dictionnaire des **superstitions et croyances populaires,** P. CANAVAGGIO MS 339 [06]
Les **surdoués,** R. CHAUVIN MS 350 [04]
15 **tests pour connaître les autres,**
M. & F. GAUQUELIN MS 477 [06]
20 **tests pour se connaître,** M. & F. GAUQUELIN MS 236 [06]
Tests pour mesurer l'intelligence de votre enfant,
G. WILSON & D. GRYLLS MS 314 [03]
Les **tests Psi,** R. de AMORELLI MS 349 [03]
Vaincre sa **timidité,** F. SUZZARINI MS 494 [04]

Sexualité

Choisissez vous-même le sexe de votre enfant,
Dr M. LENOIS MS 472 [04]
Clinique de l'harmonie sexuelle, P. & B. WYDEN MS 450 [06]
Les **difficultés de la vie sexuelle,** J. E. EICHENLAUB MS 262 [05]
L'**homosexualité** questions et réponses, G. MENARD MS 458 [04]
Les **mésententes sexuelles,** MASTERS & JOHNSON MS 439 [06]
Les **perspectives sexuelles,** MASTERS & JOHNSON MS 520 [04]
Le **plaisir partagé,** H.G. BISHOP MS 328 [05]
Les secrets de la **réussite sexuelle féminine,**
Dr R. EDOUARD MS 523 [06]
La **sexualité du couple,** Dr MICHEL & DAVROU MS 451 [02]
La **sexualité masculine,** aujourd'hui, B. ZILBERGELD MS 367 [06]
L'**union par le plaisir,** MASTERS & JOHNSON MS 381 [06]

Achevé d'imprimer sur les presses de **Scorpion,**
à Verviers, pour le compte des nouvelles éditions **Marabout.**
D. janvier 1983/0099/2
ISBN 2-501-00338-1